"一带一路"国家传染病风险评估与对策建议

主编　杨维中

U0199902

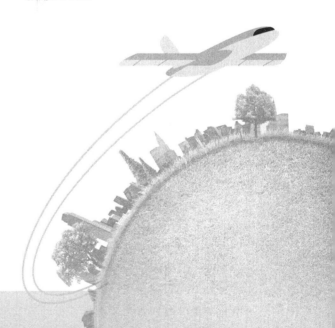

人民卫生出版社

图书在版编目（CIP）数据

"一带一路"国家传染病风险评估与对策建议 / 杨维中主编 . —北京：人民卫生出版社，2019

ISBN 978-7-117-28290-1

Ⅰ. ①一… Ⅱ. ①杨… Ⅲ. ①传染病防治 – 风险评价 – 世界 Ⅳ. ①R183

中国版本图书馆 CIP 数据核字（2019）第 047936 号

| 人卫智网 | www.ipmph.com | 医学教育、学术、考试、健康，购书智慧智能综合服务平台 |
| 人卫官网 | www.pmph.com | 人卫官方资讯发布平台 |

"一带一路"国家传染病风险评估与对策建议

主　　编：杨维中
出版发行：人民卫生出版社（中继线 010-59780011）
地　　址：北京市朝阳区潘家园南里 19 号
邮　　编：100021
E - mail：pmph @ pmph.com
购书热线：010-59787592　010-59787584　010-65264830
印　　刷：三河市潮河印业有限公司
经　　销：新华书店
开　　本：787×1092　1/16　印张：16
字　　数：389 千字
版　　次：2019 年 4 月第 1 版　2019 年 4 月第 1 版第 1 次印刷
标准书号：ISBN 978-7-117-28290-1
定　　价：52.00 元

打击盗版举报电话：010-59787491　E-mail：WQ @ pmph.com
（凡属印装质量问题请与本社市场营销中心联系退换）

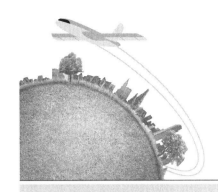

编写委员会

主编　杨维中　中华预防医学会副会长兼秘书长
　　　　　　　中国科协联合国咨商生命科学与人类健康专委会副主席

编者（按姓氏笔画排序）

　　　丁旭虹　中国疾病预防控制中心
　　　王丽萍　中国疾病预防控制中心
　　　王晓琪　中国疾病预防控制中心
　　　方立群　军事医学研究院微生物流行病研究所
　　　宁桂军　中国疾病预防控制中心
　　　伊赫亚　中华预防医学会
　　　刘凤凤　中国疾病预防控制中心
　　　苏琪茹　深圳市儿童医院
　　　李中杰　中国疾病预防控制中心
　　　杨婉琪　中国疾病预防控制中心
　　　肖　丹　军事医学研究院微生物流行病研究所
　　　张文慧　军事医学研究院微生物流行病研究所
　　　张洪龙　中国疾病预防控制中心
　　　陈秋兰　中国疾病预防控制中心
　　　罗会明　中国疾病预防控制中心
　　　金连梅　中国疾病预防控制中心
　　　施玉静　中国疾病预防控制中心
　　　涂文校　中国疾病预防控制中心
　　　崔富强　北京大学公共卫生学院
　　　赖圣杰　中国疾病预防控制中心
　　　廖巧红　中国疾病预防控制中心

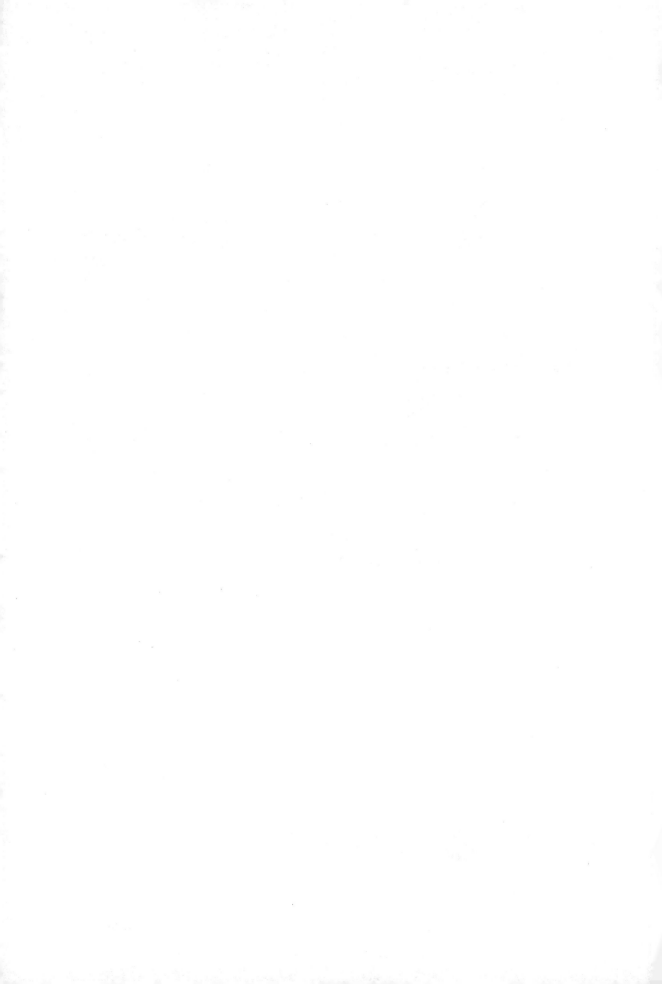

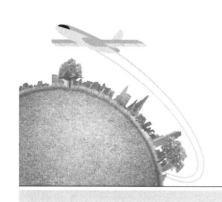

前　言

近年来,禽流感、埃博拉病毒病、寨卡病毒病、霍乱等疫情不断给全球卫生安全敲响警钟,它们不仅造成各国经济社会负担,还严重威胁国家安全,影响世界经济发展。在 2018 年第 71 届世界卫生大会上,世界卫生组织(WHO)公布了实现"3 个 10 亿"健康目标,用于指导 WHO 未来 4 年工作。其中要求在发生突发卫生事件时受到更好保护的人口新增 10 亿人。显然,维护全球卫生安全已成为全球治理的重大议题,也是各国落实 2030 年可持续发展议程卫生目标的重要保障。无数案例告诉我们,在全球化发展进程中,各国需要携起手来,共同防范新发突发传染病,保障全球卫生安全。2017 年初,习近平主席访问 WHO 总部,传递了中国与世界携手构建人类命运共同体的积极信号,彰显了中国对全球卫生安全事业的重视和支持。

深化"一带一路"卫生健康交流合作,打造健康丝绸之路,既有利于实施健康中国战略,也有利于"一带一路"沿线国家的公共卫生安全。2018 年 11 月,国家卫生健康委员会在《国家卫生健康委关于印发深入推进"一带一路"卫生健康交流合作指导意见(2018—2022)的通知》中指出,需深化与"一带一路"国家在传染病防控领域的交流合作,有效防范传染病威胁,为设施联通、贸易畅通和人员交流等提供坚实卫生安全保障。

为配合国家"一带一路"倡议顺利实施,了解"一带一路"国家传染病流行和防控现状,中华预防医学会在中国科协的支持下,组织专家通过查阅 WHO、UNICEF、GOARN、ProMED、USAID、大湄公河公报等国际组织网站;各国卫生行政部门、疾控中心及相关技术支持部门网站;万方、CNKI、PubMed、Medline 等国内外科技论文数据库,广泛搜集科技文献及学术著作等资料,分析研究各国基本国情、卫生体系、疾病监测系统、免疫规划、重点传染病流行现状及影响因素、与我国既往卫生合作基础等,系统地对"一带一路"国家 15 种重点传染病(寨卡病毒病、MERS、黄热病、登革热、疟疾、霍乱、艾滋病、结核病、白喉、脊髓灰质炎、麻疹、丝虫、麻风病、鼠疫、狂犬病)和该国需要特别关注的传染病进行风险评估。另外,针对"一带一路"国家主要传染病开展整体风险评估,并提出开展双边及多边合作建议及应对重点传染病综合防控的具体建议。

本书一共九章,第一章为概述。第二章介绍"一带一路"国家与中国的卫生合作历史。第三至八章主要内容是中亚地区、西亚地区、非洲地区、南亚地区、东欧地区及亚洲大洋洲地

区 34 个国家的基本国情、卫生体系、疾病监测系统,重点对上述国家传染病流行状况进行分析,并在此基础上进行风险评估和对策建议。第九章针对"一带一路"沿线国家可能存在的传染病,如霍乱、结核病等主要传染病开展风险评估和防控对策建议。

由于水平有限,组稿、统稿的时间比较紧张,数据来源大多依靠间接文献材料,本书难免存在疏漏之处,我们诚恳希望广大读者不吝指正。

本书的编写得到了国家卫生健康委员会、中国疾病预防控制中心的支持,在此一并表示感谢。最后,再次感谢本书所有作者的热情支持,感谢郇丛萱同志对本书付出的辛勤劳动。正是他们的无私奉献,才保证了本书能够如期面世。

杨维中

2018 年 12 月

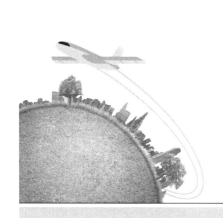

目　录

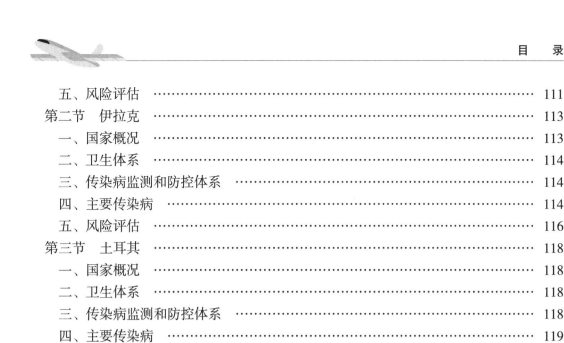

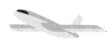

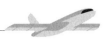

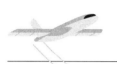

缩略词表

缩写	英文全称	中文名称
AFP	acute flaccid paralysis	急性弛缓性麻痹
AIDS	acquired immunodeficiency syndrome	获得性免疫缺陷综合征
APEC	Asia-Pacific Economic Cooperation	亚太经济合作组织
BCG	bacille calmette guerin	卡介苗
CI	confidence interval	可信区间
DF	Dengue fever	登革热
DT	diptheria, tetanus combined vaccine	白破疫苗
DTP	diptheria, tetanus and pertussis combined vaccine	百白破疫苗
EPI	expanded program on immunization	扩大计划免疫
GDP	gross domestic product	国内生产总值
HFMD	hand,foot and mouth disease	手足口病
HFRS	hemorrhagic fever with renal syndrome	肾综合征出血热
Hib	*Haemophilus influenzae* type b	b型流感嗜血杆菌
HIV	human immunodeficiency virus	人类免疫缺陷病毒
MMR	measles, mumps and rubella combined vaccine	麻腮风疫苗
PCR	polymerase chain reaction	聚合酶链反应
SARS	severe acute respiratory syndrome	严重急性呼吸综合征
TB	tuberculosis	结核病
UNICEF	United Nations International Children's Emergency Fund	联合国儿童基金会
WHO	World Health Organization	世界卫生组织

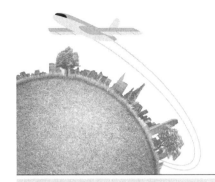

第一章

概　述

第一节　"一带一路"倡议的重要意义

一、"一带一路"倡议提出和形成

2013 年 9 月和 10 月,国家主席习近平在出访中亚和东南亚国家期间,先后提出了共建"丝绸之路经济带"和"21 世纪海上丝绸之路"(以下简称"一带一路")的重大倡议,该倡议得到国际社会高度关注。"一带一路"旨在借用古代丝绸之路的历史符号,高举和平发展的旗帜,积极发展与沿线国家的经济合作伙伴关系,共同打造政治互信、经济融合、文化包容的利益共同体、命运共同体和责任共同体。2015 年 3 月 28 日,国家发展改革委、外交部、商务部联合发布了《推动共建丝绸之路经济带和 21 世纪海上丝绸之路的愿景与行动》,该文件从时代背景、共建原则、框架思路、合作重点、合作机制等方面阐述了"一带一路"的主张与内涵,提出要以"政策沟通、设施联通、贸易畅通、资金融通、民心相通"为主要内容,促进沿线各国经济繁荣与区域经济合作,加强不同文明交流互鉴,促进世界和平发展,造福世界各国人民。

二、"一带一路"倡议的重大意义

"一带一路"构想是迄今为止中国区域合作的最重要倡议,顺应中国全面深化改革和全方位开放的需要,符合参与各方的根本利益。其秉承"共商、共建、共享"理念,旨在建成促进共同发展、实现共同繁荣的合作共赢之路。

三、中国与"一带一路"沿线国家

"一带一路"贯穿亚欧非大陆,一头是活跃的东亚经济圈,一头是发达的欧洲经济圈,中间广大腹地国家经济发展潜力巨大。丝绸之路经济带重点畅通中国经中亚、俄罗斯至欧洲(波罗的海);中国经中亚、西亚至波斯湾、地中海;中国至东南亚、南亚、印度洋。21 世纪海上丝绸之路重点方向是从中国沿海港口过南海到印度洋,延伸至欧洲;从中国沿海港口过南海

到南太平洋。

本书将与我国有政府间合作框架,经济联系紧密、人员交流频繁,发展空间广阔、有医疗卫生合作需求和合作前景,受传统宗教、文化观念、风俗等影响,不利于某些传染病防治等作为标准,选取亚洲太平洋地区蒙古、新加坡、马来西亚、泰国、印度尼西亚、菲律宾、文莱、柬埔寨、缅甸、老挝、越南,中亚地区哈萨克斯坦、乌兹别克斯坦、土库曼斯坦、塔吉克斯坦、吉尔吉斯斯坦,西亚地区伊朗、伊拉克、土耳其、以色列、沙特阿拉伯、阿联酋,南亚地区阿富汗、巴基斯坦、印度、孟加拉国、斯里兰卡、马尔代夫、尼泊尔,东欧地区乌克兰、俄罗斯,非洲地区肯尼亚、埃塞俄比亚、埃及等34个"一带一路"国家作为重点研究对象。

第二节　卫生合作在"一带一路"建设中的意义

一、"一带一路"沿线国家与中国卫生健康合作概况

近年来,据不完全统计,中国与"一带一路"沿线国家在卫生领域合作紧密。中国与蒙古、菲律宾、老挝、柬埔寨、马来西亚、缅甸、新加坡、泰国、文莱、越南、印度尼西亚、巴基斯坦、尼泊尔、马尔代夫、孟加拉、斯里兰卡、印度、阿富汗、沙特阿拉伯、土耳其、伊朗、以色列、哈萨克斯坦、吉尔吉斯斯坦、塔吉克斯坦、土库曼斯坦、乌兹别克斯坦、俄罗斯、乌克兰、埃及等国家均签订过双边政府间卫生合作协议或谅解备忘录,合作内容覆盖了卫生人力资源开发、卫生管理、妇幼卫生、传染病防控、慢性病防控、健康教育、临床诊疗技术和医疗卫生服务等多个领域。除双边合作以外,中国与"一带一路"国家在世界卫生组织(World Health Organization,WHO)多边机制、中非卫生合作论坛、中国 - 东盟卫生合作论坛、中国 - 中东欧国际卫生部长论坛、中国 - 阿拉伯国家卫生合作论坛、金砖国家卫生部长会议、上海合作组织卫生部长会议、二十国集团卫生部长会议、澜沧江 - 湄公河合作机制、大湄公河次区域和亚太经合组织卫生工作组等交流与合作平台,通过开展高层互访、开展机制性交流与对话、实施合作项目、签署合作协议等多种形式,全面深化与相关国家的卫生健康合作,共同维护区域卫生安全。

二、卫生合作在"一带一路"建设中的作用

卫生合作以改善人民健康福祉为宗旨,是政治敏感度低、社会认同度高的合作领域,既是各国政策沟通的重要内容,也是各国民心相通的重要纽带。深化"一带一路"卫生健康交流合作,打造"健康丝绸之路",是实施健康中国的重要支撑,是实施"一带一路"倡议的民心基础和有力保障,是推动构建人类命运共同体的必然要求。2015 年 10 月,原国家卫生计生委印发《关于推进"一带一路"卫生交流合作三年实施方案(2015—2017)》,努力打造"健康丝绸之路",取得了初步成效。2017 年 1 月,习近平主席访问 WHO 总部,见证签署《中华人民共和国政府和世界卫生组织关于"一带一路"卫生领域合作的谅解备忘录》,对双方合作提高"一带一路"沿线国家健康卫生水平具有里程碑意义。2018 年 11 月,国家卫生健康委印发了《深入推进"一带一路"卫生健康合作交流指导意见》,明确了加强维护卫生安全、促进卫生发展和推动卫生创新重点领域的合作。

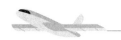

三、"一带一路"卫生健康合作交流主要内容

卫生健康合作交流内容具体表现为加强传染病防控和卫生应急能力建设、加强卫生体系、促进妇幼健康、提升医疗服务与管理、推动传统医药发展、推进健康老龄化、加强慢性病防控、推进医药科技与研发、发展健康产业等。卫生健康合作交流为护航"一带一路"倡议建设夯实安全和民意基础。

第三节 传染病仍然是全球面临的重要公共卫生安全问题

一、全世界面对新老传染病的双重威胁,传染病跨国跨洲的传播时有发生

近40年来,全世界面对来自新老传染病的双重威胁。很多古老的传染病,在历史上得到了显著的控制,后来因为自然灾害、自然生态改变、局部战争、公共卫生系统削弱等原因,死灰复燃或卷土重来。

2010年海地地震后几个月,发生了20世纪以来单个国家最大的霍乱暴发,共68万余人感染发病,8000余人死亡。

2017年8月,马达加斯加暴发鼠疫,发病2000多例,导致200多人死亡,成为"50年来鼠疫暴发最强年",引发全球广泛担忧。

2017年10月,美国发生近20多年来最大规模的甲型肝炎暴发疫情,600多人发病,20多人死亡。

2002年塔吉克斯坦宣布消除脊髓灰质炎,但2010年2—7月,塔吉克斯坦发生Ⅰ型脊髓灰质炎野病毒输入并导致暴发(病毒来自印度),报告458例脊髓灰质炎野病毒病例,分布于35个行政区域,其中26例死亡,且将疫情传播至俄罗斯(14例)、土库曼斯坦(3例)和哈萨克斯坦(1例)等3个无脊髓灰质炎国家。中国所在WHO西太平洋区于2000年宣布无脊髓灰质炎,但2011年发生输入脊髓灰质炎病毒引起的暴发疫情。

20世纪初以来,结核病(tuberculosis,TB)在很多国家的流行得到了有效的控制。但进入20世纪80年代后期,很多发达国家和发展中国家出现了结核病大幅度回升的趋势。以至于WHO不得不在1993年宣布"全球处于结核病紧急状态"。到目前为止,世界上很多的结核病发病率仍处于高位,局部地区不时发生暴发,结核分枝杆菌的耐药及其传播问题更是全世界的严峻挑战。

近40年来,全世界几乎每年都会发现新的传染病病原体或引起相应的疾病,有的造成大规模传播流行。20世纪70年代,非洲暴发埃博拉病毒病,此后不断暴发。2013年12月,西非的几内亚开始出现埃博拉病毒病暴发疫情,该病随后在利比里亚、塞拉利昂和尼日利亚等西非国家相继暴发。西非埃博拉病毒病暴发疫情的发病数与死亡数达到历史最高,传播的地方也最为广泛。WHO对此予以高度重视,于2014年8月8日宣布这起疫情"非同寻常",已构成"国际公共卫生紧急事件"。20世纪80年代,艾滋病(acquired immunodeficiency syndrome,AIDS)首先在美国被发现,之后在全球广泛流行,成为严重的公共卫生问题。2003年,SARS冠状病毒引起的严重急性呼吸综合征(severe acute respiratory syndrome,SARS)首

次在中国被发现,并在全球范围内迅速蔓延,导致 29 个国家报告了超过 8000 例感染病例,其中死亡病例超过 700 例。

1997 年,中国香港特别行政区发现了全球首例人感染高致病性禽流感 H5N1 病例,随后人禽流感 H5N1 疫情在东亚、东南亚和北非多个国家陆续发生,具有较高的病死率。2013 年 3 月,由新型 H7N9 禽流感病毒引起的急性呼吸道感染性疾病在中国上海首次被发现。2013—2017 年,人感染 H7N9 禽流感疫情已导致 1000 多人发病并具有较高的病死率。2009 年春天从墨西哥、美国开始的甲型 H1N1 流感大流行,在不到一年的时间就蔓延到全世界 214 个国家、领地和地区,发生了数千万病例,确诊死亡病例 18 449 例,相关的呼吸系统疾病死亡人数达 20 余万。

2012 年 9 月,沙特阿拉伯首次发现中东呼吸综合征(MERS)病例,随后亚洲、非洲、欧洲及美洲的多个国家先后出现 MERS 输入病例。2015 年 5 月,韩国有输入病例后,出现了聚集性 MERS 暴发疫情,共报告 186 例确诊病例,其中死亡 36 例,除 2 例可能为家庭内感染外,其余病例均为医疗机构相关场所感染;首发病例 1 例,二代病例 29 例,三代病例 125 例,四代病例 25 例,6 例的代数不详;除首发病例外,有 12 例发生了继发病例,其中 1 例传播了 84 例。2015 年 5 月下旬,中国广东省发现一例由韩国输入的 MERS 病例,经采取有效的公共卫生措施,未发生二代病例。

寨卡病毒病于 2016 年 2—11 月期间被 WHO 列为"国际关注的突发公共卫生事件"而备受关注。2007 年以前寨卡病毒病分布范围较为局限,主要在热带非洲和东南亚地区,此后 2013—2014 年在太平洋岛国有暴发报告。从 2015 年巴西报告该病后,寨卡病毒病的波及范围迅速扩散,截至 2017 年,已有 84 个国家存在通过媒介的寨卡病毒病传播。过去 50 年里,登革热的报告发病率增长了 30 倍,在亚洲、美洲、非洲、欧洲的 128 个热带和亚热带国家流行或高度流行,根据估算,全球每年有 3.9 亿人感染登革热,其中 9600 万人发病。黄热病过去主要在中南美洲和非洲的热带地区流行,亚洲地区无病例报告。安哥拉自 2015 年 12 月以来,发生了黄热病大范围流行,截止到 2016 年底,黄热病至少导致 376 人死亡,并波及周边的国家,导致刚果民主共和国发生至少 16 例死亡。中国自 2016 年起从国外输入 10 多例黄热病病例。目前已有约 30 多个国家发现裂谷热,该病主要分布于非洲东部和南部,包括肯尼亚、津巴布韦、赞比亚、纳米比亚、索马里等国家;亚洲的沙特阿拉伯、也门也曾发生暴发疫情。2016 年,中国发现首例输入性裂谷热病例。

二、传染病传播危险因素依然存在

现代化的交通,提供了世界各地人员、物资交流的便捷。全世界约有 5000 座机场,每周百万次航班,每年约 40 亿人次的旅行。病原体不需要签证,自由穿梭于全世界,给疾病传播带来风险。无论 SARS 还是 MERS,都曾因为旅行造成在短时间内快速的、跨国、跨洲的传播。人们砍伐森林、兴修大型水利、开采和运输石油、天然气工程,以及 CO_2 的排放导致全球变暖,生态环境改变,影响病原体和病媒生物的分布,带来经蚊子传播的登革热、寨卡病毒病等疾病发病增加或分布的改变,带来霍乱等经水传播的疾病的风险增加。自然灾害、意外事故等导致供水系统等公共卫生设施的保障技术措施失效,引起传染病暴发也时有发生。由于战争、自然灾害等因素削弱甚至破坏卫生体系,直接导致一些依靠良好的措施而得到控制的疾病再次发生流行,比如全世界消灭脊髓灰质炎的进程一推再推。

由于监管失效或意外事故导致的血液、生物制品不安全和诊疗行为的不安全,造成医源性的疾病传播甚至暴发。2003年中国的SARS和2015年韩国的MERS,都发生了严重的医院传播,造成社会经济的巨大损失和社会恐慌。

人以及家禽、家畜抗生素过度使用甚至滥用,造成病原体抗生素耐药并扩散,导致感染性疾病发生风险的增加。近10年来,全球许多国家报告了耐碳青霉烯类抗菌药物肠杆菌科细菌(CRE)感染病例,且感染呈快速增长趋势。来自环境和宿主的压力使得病原微生物发生变异,不致病株变为致病株,弱毒株变为强毒株或演变成新的病原株。

2001年,美国发生了"白色粉末"炭疽事件。恐怖分子制造的生物恐怖,也是传染病暴发的潜在风险。

原有的传染病危险因素不仅没有完全消除,一些新的危险因素还不断产生。传染病危险因素广泛存在,古老传染病没有退出历史舞台,新发传染病还层出不穷,加之目前我们对传染病病原体及其流行规律认识的局限性,传染病的发生和发展还存在高度的不确定性;传染病防控的形势依然严峻,我们时刻也不能掉以轻心。在实施"一带一路"倡议的过程中,做好传染病风险的评估,采取相应的对策措施,是非常必要和重要的。

第四节　传染病风险评估的基本过程及常用方法

风险评估作为风险管理活动的核心组成部分,是人们发现风险、认识风险,进而采取措施消除和降低风险的重要途径,以达到降低风险发生的目的,从而避免或减轻风险对社会经济发展的影响。

开展传染病的风险评估,需遵循风险评估基本准则,并紧密结合传染病自身特点,充分考虑开展传染病风险评估的背景或环境。影响传染病传播的传染源、传播途径和易感人群,以及环境因素、社会因素,是开展传染病风险评估时思考、研判的重点依据。

一、传染病风险评估基本过程

传染病风险评估基本过程包括风险识别、风险分析和风险评价3个步骤,是系统地运用相关信息来确定风险水平,并与风险准则相对比,从而确定风险严重性的过程。

(一) 风险识别

风险识别是发现、确认并描述风险的过程。传染病风险识别过程重在收集、整理所评估传染病相关的风险要素,包括传染病流行情况、病原体特性、临床表现、流行特征、传播关键环节(传染源、传播途径、易感人群)、影响因素(环境、社会等)、防控措施、当地的应对能力(检测、诊断、救治)等内容。

上述资料的收集方法:一是系统查阅文献,系统回顾目标传染病相关知识的历史文献资料;二是现有监测数据分析、工作资料整理;三是进行访谈或专家咨询。

(二) 风险分析

风险分析是指认识风险属性,并对发生可能性及后果严重性进行估计或赋值的过程。

1. 可能性分析　传染病事件发生可能性分析,主要考虑:

(1) 传染病病原体的毒力及致病力:决定疾病是否易于传播、感染后是否易导致重症后果。

（2）传染病的临床症状、潜伏期长短及潜伏期内的传染性：决定疾病是否容易被发现,传染源是否容易得到控制。

（3）环境因素、媒介生态、人群易感性、人群行为与卫生习惯及人口密度等因素：决定疾病是否易于在人群中播散等。

对于发生可能性的分析,有时需要参考工作实践或实际情况,以及经验性认知。如关注本地是否具备发生某类传染病事件的条件及特定风险因素、是否曾经发生过此类事件、周边地区是否发生过此类事件并造成危害等。如有类似的事件可参考,则可与理论知识相印证,强化风险分析的证据。

2. 发生后果严重性分析　"严重性"分析,需关注人群健康危害、社会影响两方面。一是传染病造成人群健康危害,可以发病率、病死率、住院率、慢性化或后遗症率以及病程长短、症状轻重等指标来衡量。二是传染病造成社会影响,可包含社会稳定性、经济发展影响两方面,其中社会稳定性可表现为对社会生活、生产秩序的破坏及对政府公信力的影响等,经济发展影响可表现为诊疗成本(直接成本与间接成本)、社会生产受损导致经济损失等。

传染病突发事件的"严重性"判断,有时难免带有经验性,综合多名专家的意见较为合理。另外,针对不同的传染病风险评估任务,可结合传染病流行状况、特定的社会背景等信息,为开展风险评估而进行个性化的设计。如开展"登革热输入并进一步传播的风险",其"严重性"主要在于输入病例的健康损害方面、导致本地疫情播散等。

3. 风险承受与控制能力

（1）风险承受能力：考虑个人、组织和政府在认知及心理层面对传染病风险的承受能力。

（2）风险控制能力：包括是否有处理类似事件或风险的经验;是否有诊断、治疗手段,收治能力;是否具备有效防控手段;是否有完善的应对组织与机制;是否有足够可利用资源(如人力、预防性药物和疫苗等)等等。

风险承受与控制能力高,则相应的"风险"偏低,反之亦成立。在多数情况下,风险承受与控制能力相关指标与疾病发生"可能性""严重性"指标相互交叉、相互影响,因此很少对"风险承受与控制能力"进行独立分析,而是与"可能性""严重性"结合起来进行综合分析。

（三）风险评价

风险评价是将风险分析结果与风险准则相对比,确定风险等级的过程。突发事件公共卫生风险评估中,可能并没有明确的风险准则或者尚未设立明确的风险准则。在这种情况下,风险评价将主要依据风险分析结果与可能接受的风险水平进行对照,确定具体的风险等级。风险矩阵是常用方法。

二、传染病风险评估常用方法

风险评估通常采用定量分析、定性分析以及定量与定性相结合的分析方法。在传染病风险评估工作中,常用的分析方法有：

（一）专家会商法

专家会商法是指通过专家集体讨论的形式进行风险评估。该评估方法依据风险评估的基本理论和常用步骤,主要由参与会商的专家根据评估的内容及相关信息,结合自身的知识和经验进行充分讨论,提出风险评估的相关意见和建议。会商组织者根据专家意见进行归纳整理,形成风险评估报告。

该方法的优点是:组织实施相对简单、快速,不同专家可以充分交换意见,评估时考虑的内容可能更加全面。但意见和结论容易受到少数"权威"专家的影响,参与评估的专家不同,得出的结果也可能会有所不同。

(二) 德尔菲法

德尔菲法是指按照确定的风险评估逻辑框架,采用专家独立发表意见的方式,使用统一问卷,进行多轮次专家调查,经过反复征询、归纳和修改,最后汇总成专家基本一致的看法,作为风险评估的结果。

该方法的优点是:专家意见相对独立,参与评估的专家专业领域较为广泛,所受时空限制较小,结论较可靠;但准备过程较复杂,评估周期较长,所需人力、物力较大。

(三) 风险矩阵法

风险矩阵法是指由有经验的专家采用定量与定性相结合的分析方法,对确定的风险因素导致风险发生的可能性和后果的严重性,进行量化评分,将评分结果列入二维矩阵表中进行计算,最终得出风险发生的可能性、后果的严重性,并最终确定风险等级。

该方法的优点是:量化风险,可同时对多种风险进行系统评估,比较不同风险的等级,便于决策者使用。但要求被评估的风险因素相对确定,参与评估的专家对风险因素的了解程度较高,参与评估的人员必须达到一定的数量。

(四) 分析流程图法

分析流程图法是指通过建立风险评估的逻辑分析框架,采用层次逻辑判断的方法,将评估对象可能呈现的各种情形进行恰当的分类,针对每一类情形,梳理风险要素,逐层对风险要素进行测量和判别,分析评估对象或情形的发生可能性和后果的严重性,最终形成风险评估的结果。

该方法的优点是:预先将不同类型事件的相关风险因素纳入分析判别流程,分析过程逻辑性较强。一旦形成逻辑框架,易使参与人员的思路统一,便于达成评估意见。但该方法在形成分析判别流程时,需要较强的专业能力和逻辑思维能力。

本书主要采用专家会商法、风险矩阵法和分析流程图法,系统对"一带一路"国家15种重点传染病(寨卡病毒病、MERS、黄热病、登革热、疟疾、霍乱、艾滋病、结核病、白喉、脊髓灰质炎、麻疹、丝虫、麻风病、鼠疫、狂犬病)和该国需要特别关注的传染病进行风险评估。另外,针对"一带一路"国家主要传染病开展整体风险评估,并提出开展双边及多边合作建议及应对重点传染病综合防控的具体建议。

第五节　资料来源

本书数据主要来源于WHO、联合国儿童基金会(United Nations International Children's Emergency Fund,UNICEF)、全球疫情警报和反应网络(GOARN)、ProMED、USAID、大湄公河公报等国际组织网站;各国卫生行政部门、疾控中心及相关技术支持部门网站;万方、中国知网(CNKI)、PubMed、Medline等国内外科技论文数据库。包括:

- 中国外交部网站:http://www.fmprc.gov.cn/web/
- 世界卫生组织(WHO)

各国基本卫生情况介绍:http://www.who.int/countries/en/;

传染病信息:http://www.who.int/topics/zh/;

各国卫生统计:http://www.who.int/gho/countries/en/;

各国疫苗相关疾病发病死亡及疫苗接种率:http://www.who.int/immunization/monitoring_surveillance/data/en/;

国际旅行建议:http://www.who.int/ith/en/。

- 世界地图:http://219.238.166.215/mcp/index.asp
- 全球疾病负担:http://www.healthdata.org/gbd
- 健康地图网站:http://www.healthmap.org/zh/
- 亚太经济合作组织(Asia-Pacific Economic Cooperation,APEC)相关信息 http://www.oecd.org/health/
- 美国疾病预防控制中心:http://wwwnc.cdc.gov/travel
- GOARN、Promedmail、联合国艾滋病规划署(UNAIDS)、大湄公河公报等网站。各国卫生行政部门、疾病预防控制机构网站及相关技术支持部门网站。
- 非政府组织、政府间组织年度报告,如 WHO、UNICEF、国际协力机构(JICA)。
- 万方数据知识服务平台、CNKI、PubMed 等国内外科技论文数据库,收集各国传染病防控相关研究文献。

参考文献

1. 人民网.弘扬人民友谊共创美好未来.http://www.people.com.cn/24hour/n/2013/0908/c25408-22842973.html,2013-09-08.
2. 人民网.习近平在印尼国会发表演讲:携手建设中国—东盟命运共同体.http://politics.people.com.cn/n/2013/1003/c1024-23101573.html,2013-10-03.
3. 苏格.全球视野之"一带一路".国际问题研究,2016(2):1-13.
4. 宋国友."一带一路"战略构想与中国经济外交新发展.中国社会科学院国际研究学部集刊,2017,10(00):255-267.
5. 推动共建丝绸之路经济带和 21 世纪海上丝绸之路的愿景与行动.[N/OL].新华网,2015-04-06.
6. 杨思灵."一带一路"倡议下中国与沿线国家关系治理及挑战.南亚研究,2015(2):15-34.
7. 杨洪伟."一带一路"构筑"健康丝路".中国卫生,2016(7):40-41.
8. 中华预防医学会.2016—2017 公共卫生与预防医学学科发展报告.北京:中国科学技术出版社,2018.
9. 杨维中.中国卫生应急十年 2003—2013.北京:人民卫生出版社,2014.
10. 中华预防医学会.2014—2015 公共卫生与预防医学学科发展报告.北京:中国科学技术出版社,2016.
11. 许树强,王宇.突发事件公共卫生风险评估理论与实践.北京:人民卫生出版社.2017.
12. World Health Organization. Rapid Risk Assessment of Acute Public Health Events[EB/OL]. 2012.http://www.who.int/csr/resources/publications/HSE_GAR_ARO_2012_1/en/(Accessed on 11 November 2015)
13. 中国国家标准化管理委员会.风险管理风险评估技术(GB/T 27921—2011).2011.
14. 卫生部.突发事件公共卫生风险评估技术指南.2012.

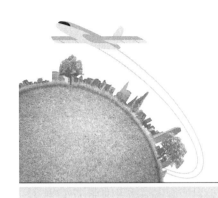

第二章

"一带一路"国家与中国在卫生领域的合作历史

第一节　东　亚　国　家

　　东亚的蒙古国和中国在卫生领域合作紧密。中蒙两国政府在20世纪90年代就签署了卫生合作协定。自2004年起,两国政府又连续签署了多个5年卫生合作执行计划,并在2017年8月,续签2017—2021年卫生合作执行计划。两国卫生部长互访多次。两国在传统医药、传染病防控和医疗卫生服务等领域有较多合作成果,包括开展临床医务人员和疾控人员培训、医学技术交流、建立医疗机构、蒙方患者来华就医等。两国还在多边机制下开展合作,如中亚区域经济合作(CAREC)机制、WHO多边机制等(表2-1)。

第二节　东 南 亚 国 家

　　东盟十国,即菲律宾、柬埔寨、老挝、马来西亚、缅甸、新加坡、泰国、文莱、越南和印度尼西亚10个东南亚国家与中国卫生合作较为密切。十国均与中国签订过双边政府间卫生合作协议或谅解备忘录。柬埔寨、老挝、马来西亚、新加坡、泰国和文莱卫生部长和中国卫生部长互访频繁。传染病防控是十国与中国的共同合作重点。除越南外,其他九国与中国的共同卫生合作重点还包括传统医学。根据自身特点,东盟各国与中国的卫生合作各有侧重,合作领域覆盖了卫生人力资源开发、卫生管理、妇幼卫生、慢病防控、食药安全、健康教育、临床诊疗技术和医疗服务提供等。

　　中国与东盟的卫生合作主要依托以中国政府投入为主的双边和区域性卫生基金项目,以及传统和新型多边合作机制,如东盟-中日韩(10+3)合作机制、中国-东盟(10+1)合作机制、大湄公河次区域(GMS)合作、澜沧江-湄公河合作机制(澜湄合作)、亚太经合组织(APEC)合作机制及WHO多边机制等,致力于促进卫生专业技术人员的深层次交流和学习,提高区域各国传染病防控机构能力建设,建立区域性传染病监测和协同应对机制,共同维护区域卫

生安全(表2-2)。

第三节 南 亚 国 家

巴基斯坦、尼泊尔、马尔代夫、孟加拉国、斯里兰卡和印度6个南亚国家中,巴基斯坦、马尔代夫和印度已与中国签署双边政府间卫生合作谅解备忘录,尼泊尔与中国签署过派遣中国医疗队赴尼泊尔工作的议定书,孟加拉国和斯里兰卡尚未与中国签署双边政府间卫生合作协议或谅解备忘录。

巴基斯坦和印度与中国在卫生领域合作相对较为密切。巴基斯坦与中国卫生高层间互访频繁,巴方曾援助中国抗击非典并支持2008年四川地震救助,中方也曾派公共卫生专家赴巴支持消灭脊髓灰质炎行动。印度与中国卫生高层互访多次,两国政府在金砖国家合作框架下积极推动部长级会议机制化、推动人口发展领域合作并倡导南南合作下的千年发展目标(MDG)和可持续发展目标(SDG)的实现。尼泊尔与中国接壤,故两国之间卫生合作较其他三国与中国的合作要多,主要合作模式是中方提供卫生援助,包括派遣中国医疗队、为尼方国家领导提供医疗服务、提供地震灾后应急救援和处置等。

自2013年"一带一路"倡议提出以来,中方进一步加强与南亚国家的卫生合作和联系,探索并开发新的卫生合作模式。南亚六国与中国的卫生合作需求凸显。中国与巴基斯坦在传统医药领域、与印度在金砖国家合作框架下的卫生合作逐步加强。2016年,尼泊尔、马尔代夫和孟加拉卫生部长访华,原国家卫生计生委副主任访问斯里兰卡。2014年9月,中国与马尔代夫两国政府签署了《中华人民共和国国家卫生和计划生育委员会与马尔代夫共和国卫生部关于卫生合作的谅解备忘录》。2016年,中国分别向马尔代夫和斯里兰卡派遣眼科专家开展"光明行"眼科义诊活动。2015年和2016年,中方在孟中印缅区域合作框架下举办孟中印缅卫生与疾控合作论坛,并邀请孟加拉国派员参会(表2-3)。

第四节 西 亚 国 家

阿富汗、阿联酋、沙特阿拉伯、土耳其、伊朗、伊拉克和以色列等7个西亚国家中,除阿联酋和伊拉克,其余国家均与中国签署过双边政府卫生协议或谅解备忘录。

以色列与中国的卫生合作紧密。自1993年两国政府签署卫生合作协定以来,两国持续签署卫生合作计划。2011年开始,两国卫生高层互访频繁,在医院管理、远程医疗、卫生应急管理及医疗卫生技术领域有切实和深入的合作。阿富汗及土耳其与中国的卫生合作较为密切。两国与中国的卫生部长互访多次,合作领域均涉及传染病控制等,并拟与中国建立卫生联合工作委员会。沙特阿拉伯、伊朗及伊拉克与中国的实质性卫生合作不多。中方曾派专家赴三国为其重要人物进行诊治(表2-4)。

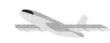

第五节 中 亚 国 家

中国与中亚五国(哈萨克斯坦、吉尔吉斯斯坦、塔吉克斯坦、土库曼斯坦及乌兹别克斯坦)均签署过双边政府卫生合作协议,但中国与中亚各国的卫生合作交流相对不多。五国与中国的合作重点包括传染病防治及传统医学,并根据各国国情不同,合作领域还涉及妇幼卫生、医学教育、卫生改革、药理学等。中国与中亚各国的卫生合作主要依托 WHO 多边机制及上海合作组织框架开展(表2-5)。

第六节 东 欧 国 家

俄罗斯、乌克兰与中国在卫生领域的合作紧密。两国均与中国签署过双边政府卫生合作协议或谅解备忘录。

除签署过综合性的卫生合作协议,俄罗斯与中国还在传染病防控、恐怖事件受伤儿童康复治疗、救灾医疗等领域签署合作协议或谅解备忘录,中俄两国卫生高层互访频繁。两国通过双边(中俄人文合作委员会卫生合作分委会等)、多边(包括 WHO、上海合作组织、金砖国家、亚太经合组织等)、非政府组织和民间机构等各种途径和渠道,积极开展卫生合作和医学交流活动,并在传统医学、传染病防控、医疗机构间专家互换等领域开展务实合作。

乌克兰与中国卫生高层互访数次。在卫生领域两国成立中乌政府间合作委员会卫生合作分委会,定期召开例会,推动两国在传统医学、老年人和妇幼卫生、医学人才培养等领域的合作(表2-6)。

第七节 北 非 国 家

埃及与中国签署过双边政府卫生合作谅解备忘录。在生物医学产业、疾病防治、卫生应急、人口和生殖健康、医保及初级卫生保健方面合作需求逐步凸显(表2-7)。

表2-1 中国与东亚重点国家卫生合作概况

国家	签署卫生协议	合作重点领域/需求	双边活动	合作机制、对口机构
蒙古国	• 1990年5月6日,中蒙双方共同签署了《中华人民共和国政府与蒙古国政府卫生合作协定》 • 2004年6月18日,中蒙卫生部共同签署了《中华人民共和国国家中医药管理局与蒙古国国家卫生部关于传统医药合作协议》 • 2004年卫生合作执行计划。双方持续签署5年卫生合作执行计划。2017年8月,中蒙两国签署了《中华人民共和国国家卫生和计划生育委员会和蒙古国卫生部2017年至2021年卫生合作执行计划》	• 传统医学 • 传染病防控 • 医疗卫生服务	• 两国卫生部长互访多次 • 传统医药领域合作:1)在中蒙中医药领域,双方合作主要方式为接收蒙古医学技术人员来华进修及接收蒙方患者来华就医。2)中国国家中医药管理局和蒙古国卫生部共同推动在乌兰巴托建立一家中医蒙医院。双方同意在建立医院之前先建立中医蒙医诊所,开展中医蒙医的临床治疗和培训工作 • 传染病防控领域合作:①2009年,蒙古国卫生部长桑朗巴清求中国生产的一定数量的疫苗以应对蒙古国内甲流疫情,中国协调国内外交部门为蒙方提供10万人份的疫苗,后因蒙方原因未能供出;②2010年1月,中方派员赴蒙古开展甲型H1N1流感防治交流活动;③蒙方派员来华参加各类培训和研讨会;④2016年10月,蒙古国家公共卫生研究所与中国疾控中心签署合作谅解备忘录 • 医疗卫生服务:2015年,航天科工集团下属航天中心医院与蒙古国第三医院建立合作关系,2016年,科工集团与蒙古国卫生部签署合作协议。双方同意以航天中心医院作为蒙在华指定国际医疗定点机构,为蒙患者提供高品质医疗卫生服务,并为蒙医务人员提供培训,帮助蒙结合本国需求开展远程医疗、移动医院等合作	• 中亚区域经济合作(CAREC) • WHO多边机制 • 亚洲区域合作专项资金

表2-2 中国与东南亚重点国家卫生合作概况

国家	签署卫生协议	合作重点领域/需求	双边活动	合作机制/对口机构
菲律宾	• 2008年10月中菲两国卫生部在菲律宾签署了两国卫生部合作谅解备忘录	• 传统医药 • 传染病防控	• 在东盟-中日韩(10+3)和中国-东盟(10+1)框架下,菲方派员参加中方举办的各类培训班和研讨会 • 2005年11月,应菲方请求,中国卫生部派神经外科专家走访菲为菲律宾提供紧急医疗保健 • 2013年11月,菲律宾遭受台风"海燕"袭击后,中方调动主要依托应急医疗救援队浙江队组建的中国政府应急医疗队50人前往菲律宾开展救援工作	• 东盟-中日韩(10+3)框架 • 中国-东盟(10+1)框架 • APEC合作机制 • WHO多边机制 • 亚洲区域合作专项资金
柬埔寨	• 2016年12月6日,中柬在柬埔寨首都金边签署了《中华人民共和国国家卫生和计划生育委员会和柬埔寨国家卫生部关于卫生合作的谅解备忘录》	• 突发急性传染病,尤其是新亚型流感防控 • 艾滋病防治 • 传统医学 • 创伤外科 • 疟疾防控	• 中柬两国卫生部门高层互访频繁 • 中方多次安排领导人来华体检治疗 • 2012年4月,中方派遣专家赴柬援助应对重症手足口病疫情 • 柬埔寨派员来华参加各类相关培训	• 东盟-中日韩(10+3)框架 • 中国-东盟(10+1)框架 • GMS框架 • 澜湄合作机制 • 亚洲区域合作专项资金
老挝	• 2006年11月,中国和老挝卫生部在老挝万象签署《中华人民共和国卫生部与老挝人民民主共和国卫生部关于卫生合作的谅解备忘录》 • 2011年3月17日,两国卫生部与老挝人民民主共和国卫生部签署《中华人民共和国卫生部与老挝人民民主共和国卫生部关于中方捐赠艾滋病初筛实验室合作的谅解备忘录》 • 2013年10月,中老两国在北京签署《中华人民共和国国家卫生和计划生育委员会和老挝卫生部关于卫生合作的谅解备忘录》	• 传染病控制、实验室检测技术与能力建设 • 传统医学 • 人力资源开发	• 中国和老挝两国卫生部长互访多次 • 在中国与大湄公河次区域(GMS)合作框架下,两国开展了多个跨境地区传染病防控合作项目,包括艾滋病防控合作机制、疟疾联防联控机制,登革热联防联控合作机制,疟疾跨境联防联控试点项目等 • 2011年3月,在中老边境地区艾滋病防控合作项目下,中国卫生部向老挝捐赠了一个艾滋病初筛实验室,实验室设在老挝南塔省	• 东盟-中日韩(10+3)框架 • 中国-东盟(10+1)框架 • GMS框架 • 澜湄合作机制 • 亚洲区域合作专项资金 • 中越缅老边境地区疾病联防联控合作机制

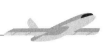

续表

国家	签署卫生协议	合作重点领域/需求	双边活动	合作机制,对口机构
马来西亚	• 2004年5月，中国政府与马来西亚政府在北京签署《中华人民共和国政府与马来西亚政府卫生与植物卫生合作谅解备忘录》 • 2005年12月，中国和马来西亚签署《中华人民共和国政府与马来西亚政府卫生合作谅解备忘录》 • 2011年9月，中国卫生部签署《中华人民共和国政府和马来西亚政府关于传统医学领域合作的谅解备忘录》	• 传统医药 • 传染病防治 • 食品安全 • 药品合作	• 中国和马来西亚两国卫生部门高层互访频繁 • 传染病合作:2009年6月，马来西亚派员来华参加甲型H1N1流感实验室检测技术培训班 • 食品安全标准谈判:①从2011年起，中马双方开始就马来西亚输华燕窝中亚硝酸盐限量问题进行谈判。经双方多轮磋商，中方较好地解决了马方关切的问题。②中方于2012年起就棕榈油标准科学开始与马方进行磋商，并建立了棕榈油标准相关标准交流机制，与马方相互通报关于棕榈油相关标准最新研究成果	• 东盟-中日韩(10+3)框架 • 中国-东盟(10+1)框架 • APEC合作机制
缅甸	• 2003年1月，两国在北京签署《中缅卫生医学合作协定》，每3年执行计划	• 卫生改革 • 传染病联防联控 • 突发事件卫生应急 • 传统医药 • 医学科研 • 边境地区卫生合作 • 边境地区传染病防控和计划免疫(吸需乙型肝炎、丙型肝炎疫苗,2015)	• 短期医疗队义诊 • 双边:云南省卫生计委与缅甸卫生部及其他相关邦卫生部门开展中缅边境地区联防联控跨境传染病传播项目大湄公河次区域合作框架:2005年起中方累计投入4050万元人民币开展"跨边境合作项目",由云南、广西卫计委执行，覆盖边境地区传染病防联控艾滋病、疟疾、登革热和鼠疫4个病种 • 中国-东盟公共卫生基金、亚专资项目经费支持开展各类培训和研讨 • 实施中国-东盟公共卫生人才培养百人计划(2014—2016);中国-东盟公共卫生高级行政管理人才培训班和流行病学专业人才培训班。湄公河流域传染病监测网络(中缅柬老越泰6国)。2015年5月签署新一轮合作谅解备忘录。降低湄公河流域传染病发病率和死亡率的区域性疾病监测和应对网络(中缅柬老越泰6国)	• 大湄公河次区域合作框架 • 中国-东盟合作机制:中国-东盟公共卫生基金、亚专资、中国-东盟海上合作基金(支持澜沧江-湄公河流域国家合作) • MBDS机制 • 建立国家级卫生官员沟通机制

续表

国家	签署卫生协议	合作重点领域/需求	双边活动	合作机制/对口机构
新加坡	• 1993年，中新卫生部在新加坡签署《中华人民共和国政府与新加坡共和国政府卫生合作谅解备忘录》。该备忘录长期有效 • 2009年11月，中国国家中医药管理局与新加坡卫生部签署了第4轮中新中医药合作计划书 • 2012年，中新卫生部签署了《关于卫生政策伙伴关系的谅解备忘录》。	• 传染病控制 • 传统医药 • 新方在华开医疗机构	• 中新两国卫生高层互访频繁 • 中新双方互派专家进行学术交流，共同开展卫生和医学领域的合作交流活动，卫生医院管理人员的培训，中医药执业医师的管理等 • 根据《关于卫生政策伙伴关系的谅解备忘录》，2013年，中新双方各派1名专家到对方机构进修，分享两国公共卫生政策方面的相关经验 • 新加坡服务提供者在华与中国合作伙伴合资设立医院	• 东盟-中日韩(10+3)框架 • 中国-东盟(10+1)框架 • APEC合作机制 • WHO多边机制
泰国	• 1996年4月，中泰卫生部在北京签署《中泰精神卫生合作备忘录》 • 1997年5月，中泰卫生部在北京签署《中华人民共和国卫生部和泰王国卫生医学科学和药品领域合作谅解备忘录》 • 2002年12月，中泰卫生部在曼谷签署了《中华人民共和国卫生部和泰王国卫生部精神卫生合作补充谅解备忘录》	• 精神卫生 • 传染病防控 • 传统医学 • 医改 • 医保制度建设 • 控烟	• 中泰卫生部门领导高层互访频繁 • 中泰两国在精神卫生领域互派考察组进行交流访问 • 泰方派员来华参加传染病防控相关各类培训 • 2004年12月26日印度洋地区发生强烈地震海啸后，中方紧急派出医疗队赴泰国实施医疗救援 • 2011年泰国参加了在中国广西召开的东盟人口与家庭发展论坛介绍了本国经验	• 东盟-中日韩(10+3)框架 • 中国-东盟(10+1)框架 • GMS框架 • 澜湄合作机制 • APEC合作机制 • 亚洲区域合作专项资金 • WHO多边机制
文莱	• 1996年10月，中国和文莱在斯里巴加湾签署《中华人民共和国政府和文莱达鲁萨兰国苏丹陛下政府关于卫生合作谅解备忘录》。在该政府间合作谅解备忘录框架下，中国和文莱两国卫生部分别于2000年、2002年、2005年、2007年相继签订了两国间卫生合作执行计划	• 传染病防治 • 医护人员输送 • 医院合作	• 2000年以来，中国和文莱两国卫生部高层互访频繁 • 1995年以来，中国在招聘中国护士赴文莱工作，友好医院（文莱中央医院与上海端金医院，上海国际和平妇婴医院）防治非典型肺炎，甲型H1N1流感等传染病合作，派遣专业医师和技术人员赴文莱指导操作高压氧舱设备等方面开展了有效合作	• 东盟-中日韩(10+3)框架 • 中国-东盟(10+1)框架 • APEC合作机制 • 亚洲区域合作专项资金

续表

国家	签署卫生协议	合作重点领域/需求	双边活动	合作机制、对口机构
越南	• 2002年12月，中越两国卫生部在河内签署《中华人民共和国卫生部和越南社会主义共和国卫生部2002—2004年卫生合作执行计划》 • 2011年12月21日，中越两国政府在河内签署《中华人民共和国政府和越南社会主义共和国政府卫生合作协定》	• 传染病防控	• 2008年，2012年和2017年越南卫生部高层领导访华 • 在中国与大湄公河次区域（GMS）合作框架下，两国开展了多个跨境地区传染病防控合作项目，包括艾滋病防控合作试点项目、登革热联防联控机制、疟疾联防联控试点项目等	• 东盟-中日韩(10+3)框架 • 中国-东盟(10+1)框架 • 大湄公河次区域(GMS)框架 • 澜湄合作机制 • APEC合作机制 • 亚洲区域合作专项资金 • 中越缅老边境地区疾病联防联控合作机制
印度尼西亚	• 2000年2月，中国和印度尼西亚卫生部在北京签订《中华人民共和国卫生部和印度尼西亚共和国卫生部卫生合作谅解备忘录》	• 人力资源开发 • 卫生管理 • 医疗技术 • 妇幼卫生 • 健康教育 • 传统医学 • 传染病控制	• 1999年,2000年,2017年印度尼西亚卫生部部长访华 • 2003年以来，中国和印度尼西亚加强了公共卫生领域的合作，在疾病防治和禽流感流行病控特别是在非典防治和人间禽流感防控方面，两国卫生部进一步加强了信息交流和技术交流 • 2005年1月，中方派出中国卫生救援队赴印度尼西亚班达亚齐等地区开展为期两周的海啸灾后医疗救援工作	• 东盟-中日韩(10+3)框架 • 中国-东盟(10+1)框架 • 中国-印度尼西亚人文交流机制 • APEC合作机制 • WHO多边机制

其他卫生合作协议签订情况：

1. 2001年11月，中国、柬埔寨、中国、缅甸、老挝、泰国和越南六国卫生部在昆明签订了《湄公河地区六国卫生部关于湄公河流域疾病监测项目谅解备忘录》。
2. 2007年5月，柬埔寨、中国、缅甸、老挝、泰国和越南六国卫生部部长在日内瓦签署《湄公河地区六国卫生部关于湄公河流域疾病监测合作第2个谅解备忘录》。
3. 2007年11月，中国政府与东盟在新加坡签署《中国-东盟关于加强卫生和植物卫生合作谅解备忘录》。

表 2-3 中国与南亚重点国家卫生合作概况

国家	签署卫生协议	合作重点领域/需求	双边活动	合作机制/对口机构
巴基斯坦	• 2006 年 2 月 20 日,中巴卫生部在北京签署《中华人民共和国卫生部和巴基斯坦伊斯兰共和国卫生部卫生领域谅解备忘录》 • 2010 年 7 月 7 日,中巴卫生部在北京签署《中华人民共和国卫生部和巴基斯坦伊斯兰共和国卫生部卫生领域谅解备忘录》	• 教育合作/培训及临床实践 • 传统中医药 • 公共卫生体系 • 病毒性疾病的预防 • 传染病监测体系合作 • 信息交换和专家交流 • 建立医院/特别治疗中心	• 两国卫生部长互访频繁 • 2003 年,巴基斯坦捐赠 5 万元物资支持中国非典防治 • 2008 年,巴方支持四川地震救援 • 2012 年,中方派专家赴巴支持脊髓灰质炎消灭行动 • 2016 年 12 月,中国甘肃省卫生计生委中医合作交流代表团访问巴基斯坦,与巴卫生部、医疗管理局等政府机构负责人进行座谈和交流,并为伊斯兰堡"岐黄中医中心"揭牌,进行义诊活动	• WHO 多边机制
尼泊尔	• 1998 年 7 月 28 日,中国和尼泊尔政府签署《关于派遣中国医疗队赴尼泊尔工作的议定书》,并于 2013 年 10 月 10 日续签	• 传统医药 • 卫生政策 • 初级卫生保健 • 医院卫生服务 • 传染病防控	• 自 1999 年 6 月起,中方派遣援外医疗队(河北省卫生厅承派)在尼泊尔长期工作 • 2009 年和 2016 年尼泊尔卫生部长访华 • 2006 年 5 月,中方派 2 名呼吸病专家赴尼泊尔为尼首相会诊 • 2013 年 12 月,尼泊尔医疗队代表团赴上海、北京两地参观了当地医院,了解医院建设和管理方面经验 • 2015 年 4 月,中方派遣专家赴尼泊尔参与尼泊尔地震后紧急医学救援和公共卫生应急处置	• WHO 多边机制
马尔代夫	• 2014 年 9 月 15 日,中国原国家卫生计生委与马尔代夫卫生部代表在马尔代夫签署《中华人民共和国国家卫生和计划生育委员会与马尔代夫共和国卫生部关于卫生合作的谅解备忘录》	• 医疗旅游 • 慢性非传染性疾病防治 • 传统医学	• 2014 年和 2016 年马尔代夫卫生部长访华 • 2016 年 1 月,中方派出眼科医疗队赴马尔代夫开展"光明行"眼科义诊活动	• WHO 多边机制

续表

国家	签署卫生协议	合作重点领域/需求	双边活动	合作机制/对口机构
孟加拉国	• 两国未签署政府间卫生协议	• 传染病防控	• 2002年和2016年孟加拉卫生部长访华 • 2015年和2016年,孟加拉国派员来华参加孟中印缅卫生与疾控合作论坛	• 孟中印缅区域合作框架 • WHO多边机制
斯里兰卡	• 两国未签署政府间卫生协议	• 传统医药	• 2005年和2007年斯里兰卡卫生部长访华,2016年原国家卫生计生委崔丽副主任访问斯里兰卡 • 2004年底海啸期间,中国卫生部派遣医疗队(包括中国澳门3人)于2005年1月赴斯执行医疗援助任务 • 2016年11—12月,健康快车赴斯开展"光明行"眼科义诊活动	• WHO多边机制
印度	• 1994年8月20日,中印卫生部在北京签署《中印政府卫生和医学科学合作协定》	• 传染病防治 • 传统医药 • 医疗技术 • 药品研发	• 双方卫生部长互访多次	• 金砖国家合作机制 • WHO多边机制

表2-4 中国与西亚重点国家卫生合作概况

国家	签署卫生协议	合作重点领域/需求	双边活动	合作机制/对口机构
阿富汗	• 2007年8月20日,中阿卫生部在北京签署《中阿卫生合作协议》 • 2017年8月,中阿两国政府签署《中华人民共和国国家卫生和计划生育委员会与阿富汗伊斯兰共和国卫生部关于卫生合作的谅解备忘录》	• 传染病防控及突发公共卫生事件应对 • 传统医药 • 医学和非医学人员交流 • 阿富汗要求派遣医疗专家,开展培训和提供药械	• 2007年以来双方卫生部长互访频繁 • 2009年,阿富汗派员参加原卫生部在新疆举办的"中亚地区人感染高致病性禽流感暴发应急桌面演练""中亚区域卫生合作研讨会" • 2015年11月,阿富汗派团参加中国疾控中心在北京承办的"中美联合-阿富汗卫生妇幼保健培训班"	• 拟建立联合委员会 • 中美合作框架下支持阿富汗医疗卫生人员在华培训 • WHO多边机制

续表

国家	签署卫生协议	合作重点领域/需求	双边活动	合作机制、对口机构
阿拉伯联合酋长国	● 两国未签署任何政府间卫生协议	—	● 应阿拉伯联合酋长国政府邀请,中国卫生部曾派两个医疗专家组赴其首都阿布扎比为该国领导人开展诊疗工作 ● 通过民间渠道,中国有少数医生、护士以劳务输出的名义派往阿拉伯联合酋长国医院从事医疗护理工作	● 中国 - 阿拉伯国家合作论坛框架 ● WHO 多边机制
沙特阿拉伯	● 2006 年 4 月,中沙两国政府签署《中华人民共和国卫生部和沙特阿拉伯王国卫生部关于卫生合作的谅解备忘录》	● 传染病防控 ● 卫生技术及劳务人员交流 ● 传统医药 ● 医疗器械和药品开发	● 2009 年 3 月,中国卫生部黄洁夫副部长组织北京协和医院、广安门医院的专家对沙特阿拉伯国王阿卜杜拉的姝妹 Seeta Al Saud 的病情进行会诊	● 中国 - 阿拉伯国家合作论坛框架 ● WHO 多边机制
土耳其	● 1992 年 10 月 10 日,中土两国卫生部在北京签署《中华人民共和国卫生部和土耳其共和国卫生部卫生合作协定》,有效期至 2000 年 10 月 10 日 ● 2009 年 4 月 23 日,中土两国卫生部在北京签署了《中华人民共和国卫生部和土耳其共和国卫生部卫生合作协定》,有效期至 2015 年 4 月 22 日	● 传统医学 ● 传染病控制 ● 医疗卫生技术	● 两国卫生部长互访多次 ● 两国在卫生和医学科学领域开展信息交换、互派代表团和卫生专家,派遣专家参加对方举办的研讨会和学术会议等	● WHO 多边机制
伊朗	● 2007 年 12 月 14 日,中伊两国卫生部长签署了《中华人民共和国卫生部和伊朗伊斯兰共和国健康与医学教育部卫生合作谅解备忘录》,已过期	● 传统医学 ● 医学科技交流 ● 医疗保险和医疗服务 ● 全民覆盖 ● 医学院校间交流	● 2005—2007 年两国卫生部门高层领导互访数次,2012 年伊朗卫生部长访华,2013 年后无卫生部长互访 ● 伊朗曾派多批留学生赴华研读传统医学课程,学习传统中医疗法,如针灸、推拿等 ● 2009 年 9 月 23 日,应伊朗方面请求,中国卫生部国际司协助向伊方提供了中医药治疗甲型 H1N1 流感和流感检测方案等材料,供伊方参考	● WHO 多边机制

续表

国家	签署卫生协议	合作重点领域/需求	双边活动	合作机制/对口机构
伊拉克	• 两国未签署任何政府间卫生协议	—	• 两国卫生部长于2000—2001年间互访 • 1997年底，中国卫生部应伊拉克政府的请求，派遣中日友好医院3名中医护人员赴伊为总统家属治病，为期3个月 • 1997年伊拉克卫生部邀请中方到伊举办中国医药与医疗器械展览会	• 中国-阿拉伯国家合作论坛框架 • WHO多边机制
以色列	• 1993年3月5日，中以两国卫生部长在北京签署了《中华人民共和国政府和以色列国政府关于医学科学合作协定》和《中华人民共和国卫生部和以色列国卫生部卫生和医学科学1993—1997年度合作计划》 • 1994年4月3日，中以两国卫生部长在北京签署了《中华人民共和国卫生部和以色列国卫生部卫生和医学科学1997年至2001年度合作计划》 • 2011年8月29日，中以两国卫生部长在耶路撒冷签署了《中华人民共和国卫生部和以色列国卫生部二〇一一年至二〇一五年度卫生和医学合作计划》 • 2014年5月19日，中以两国卫生部长在耶路撒冷签署了《中华人民共和国卫生和计划生育委员会和以色列国卫生部应急卫生合作执行计划(2014—2017年)》	• 医学研究 • 应急管理 • 远程医疗 • 数字卫生 • 公共卫生服务 • 医疗体系改革	• 自2011年起，中以两国卫生高层互访频繁 • 医院管理:2016年10月，中国医院协会和以色列MATAT高级专家组织在扬州联合主办第一届中以院长高端论坛，探讨公立医院精细化管理、卫生政策、医疗质量、服务质量、创新、人力资源管理、医联体管理模式等议题 • 远程医疗:2016年，常州市人民政府与以色列纳塔力公司签署关于远程医疗的合作框架协议，设立合资公司(常州市纳塔力远程技术服务有限公司)启动中以远程心电项目并将运营成功经验推广到更多城市，由心电管理拓展至更多的慢病管理领域 • 卫生应急:2014年9月和2015年10月，上海市卫计委及相关医院分别派出20人赴以色列参加卫生应急管理培训班。2017年8月，国家卫生计生委组织相关卫生人员赴以色列参加卫生应急管理培训班 • 医学技术:2015年甘肃省人民医院烧伤科成立中以国际合作创面修复中心;2015年苏北人民医院被以色列MATAT高级专家组织认定为"以色列驻中国医疗项目合作基地"，并与以色列特	• WHO多边机制

续表

国家	签署卫生协议	合作重点领域/需求	双边活动	合作机制、对口机构
	• 2016年3月28日,中以两国卫生部长在耶路撒冷签署了《中华人民共和国国家卫生和计划生育委员会和以色列国卫生部卫生和医学合作计划(2016—2018)》		拉维夫Sourasky医疗中心等医疗机构建立友好合作关系;2016年,中国医学科学院与以色列魏兹曼科学院开展造血干细胞与骨髓微环境项目合作;2016年11月,山东卫生计生委向以色列哈达萨医疗组织派出3名儿科医生进行为期90天的培训	

表2-5 中国与中亚国家卫生合作概况

国家	签署卫生协议	合作重点领域/需求	双边活动	合作机制、对口机构
哈萨克斯坦	• 2001年9月12日,中哈卫生部在阿斯塔纳签署《关于卫生与医学科学合作协定》	• 传染病防治 • 传统医学 • 医学科学 • 卫生经济 • 妇幼卫生 • 药理学	• 2009年哈萨克斯坦派团参加中国卫生部在新疆举办的"中亚地区人感染高致病性禽流感突发应急桌面演练""中亚区域卫生合作研讨会"	• 研讨建立本地区突发卫生应急沟通机制 • 与WHO和上海合作组织加强合作
吉尔吉斯坦	• 1992年5月,中吉卫生部在北京签署《卫生和医学科学合作协定书》 • 2006年6月,中吉卫生部在北京签署《关于卫生保健、医学科学和药学领域合作协议》	—	• 2010年11—12月,海南省接收50名吉南部发生骚乱地区儿童,对其进行心理康复疗养 • 2014年2月,吉卫生部长访华	• 上海合作组织机制 • WHO多边机制
塔吉克斯坦	• 1993年3月,中塔两国在北京签署《中塔政府卫生和医学科学合作协定书》 • 2006年9月15日,中塔卫生部在杜尚别签署《中塔卫生部关于卫生医学领域合作协议》	• 卫生改革 • 传染病防控 • 传统医学 • 医学教育	• 2018年11月,塔方应中国疾控中心邀请派专家访华参加"一带一路"鼠疫防控国际学术研讨会	• 上海合作组织机制 • WHO多边机制

续表

国家	签署卫生协议	合作重点领域/需求	双边活动	合作机制/对口机构
土库曼斯坦	• 1992年11月21日,中土两国政府在北京签署《中华人民共和国政府和土库曼斯坦政府卫生与医学科学合作协定》	• 传染病和寄生虫病 • 传统医学 • 妇幼保健 • 环境卫生 • 劳动卫生与职业病 • 药理学与制药学	—	• WHO 多边机制
乌兹别克斯坦	• 2011年4月20日,中乌两国卫生部在北京签署《中华人民共和国卫生部和乌兹别克斯坦共和国卫生部关于卫生和医学科学的合作协议》	• 流行病学监测 • 传染病防控		• 上海合作组织机制 • WHO 多边机制

表2-6 中国与东欧重点国家卫生合作概况

国家	签署卫生协议	合作重点领域/需求	双边活动	合作机制/对口机构
俄罗斯	• 1994年4月8日,中俄两国政府在北京签署《中华人民共和国卫生部和俄罗斯联邦国家卫生防疫监督委员会关于保障居民健康的卫生防疫领域合作协定》 • 1995年5月4日,中俄两国政府在日内瓦签署《中华人民共和国卫生部和俄罗斯联邦卫生与医学科学合作协定》 • 2003年9月16日,中俄两国卫生部在北京签订《中华人民共和国卫生部和俄罗斯联邦卫生部关于传染性疾病防控的合作计划》	• 传染病预防、边境地区等卫生防疫领域 • 灾害卫生应急 • 医药产品监管 • 采用传统医学进行疗养康复	• 中俄两国卫生部门一直保持密切的高层交往,自1991年至今,已有近30批次高层级组进行互访交流 • 2001年初成立中俄人文合作委员会卫生合作分委会,秘书处设在原国家卫生计生委国际合作司。截至2018年10月,卫生分委会召开了18次会议 • 中俄两国通过双边、多边(WHO、上海合作组织和民间机构等)、非政府组织和民间机构等各种途径和渠道,积极开展卫生合作和医学交流活动。双方派遣医务人员进行学术交流、专业考察,参加国际会议和专题研讨会等	• 中俄人文合作委员会合作机制 • 中俄医科大学联盟框架 • 中俄友好、和平与发展委员会医学理事会 • 金砖国家合作机制 • 上海合作组织机制 • WHO 多边机制 • APEC 合作机制

续表

国家	签署卫生协议	合作重点领域/需求	双边活动	合作机制/对口机构
	• 2003年12月17日,中俄两国签署《中华人民共和国卫生部国际合作司和俄罗斯联邦总统事务管理局医疗中心谅解备忘录》 • 2005年11月3日,中俄两国签订《中华人民共和国卫生部和俄罗斯联邦卫生与社会发展署关于别斯兰恐怖事件受伤儿童康复治疗的谅解备忘录》 • 2006年6月19日,中俄两国签订《中华人民共和国卫生部国际合作司与俄罗斯联邦国立单位"保护"全俄救灾医疗中心关于救灾医疗领域的谅解合作协议》		• 中俄友好、和平与发展委员会医学理事会于2014年10月成立,作为中俄民间交往主渠道医学,推动中俄医学机构密切联系,拟就传统医学、传染病防控、医疗机构间专家互换等领域开展务实合作	
乌克兰	• 1992年10月31日,中乌两国政府在北京签署《中华人民共和国卫生部和乌克兰卫生部卫生与医学科学合作协定》 • 2013年12月5日,中乌两国签署《中华人民共和国国家中医药管理局与乌克兰卫生部关于中医药领域合作的谅解备忘录》	• 老年人和妇幼健康保护 • 医学人才培养和医学科学合作 • 中国传统医学	• 中乌两国卫生部部长互访数次 • 中乌政府间合作委员会卫生合作分委会于2011年10月成立,定期召开例会,轮流在中、乌两国举办,目前已举办过三届卫生合作分委会会议	• 中乌政府间合作委员会卫生合作分委会合作机制 • WHO多边机制

表2-7 中国与非洲重点国家卫生合作概况

国家	签署卫生协议	合作重点领域/需求	双边活动	合作机制/对口机构
埃及	• 2006年11月7日,中埃两国政府签署《中华人民共和国卫生部和阿拉伯埃及共和国卫生与人口部卫生合作谅解备忘录》	• 生物医学产业(如生产疫苗、胰岛素及其他医药用品等) • 疾病防控和卫生应急 • 人口、生殖健康 • 发展医疗保险体系及弱势群体和贫困居民卫生保健	—	• 中非卫生合作论坛峰会 • 中国—阿拉伯国家合作论坛框架 • WHO多边机制

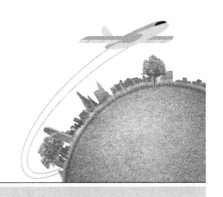

第三章

亚洲大洋洲地区各国传染病风险
评估和建议

第一节 蒙 古 国

一、国家概况

蒙古国(Mongolia),是位于亚洲中部的内陆国,东、南、西与中国接壤,北与俄罗斯相邻。其面积为 156.65 万 km²,是世界第二大内陆国家,耕地较少,大部分国土被草原覆盖,北部和西部多山脉,南部为戈壁沙漠。蒙古国气候属典型的大陆性气候,平均气温为 1.56℃,冬季最低气温可至 –50℃,夏季戈壁地区最高气温达 40℃,年平均降水量约 120~250mm,70% 的降雨量集中在 7—8 月;西北部地区属温带针叶林气候,高峰终年积雪。

全国划分为首都和 21 个省,首都为乌兰巴托,21 个省分别为后杭爱省、巴彦乌勒盖省、巴彦洪格尔省、布尔干省、戈壁阿尔泰省、东戈壁省、东方省、中戈壁省、扎布汗省、前杭爱省、南戈壁省、苏赫巴托尔省、色楞格省、中央省、乌布苏省、科布多省、库苏古尔省、肯特省、鄂尔浑省、达尔汗乌勒省和戈壁苏木贝尔省。

蒙古国总人口数为 318 万人(2018 年 6 月)。喀尔喀蒙古族约占全国人口数的 80%,此外还有哈萨克等少数民族。其主要语言为喀尔喀蒙古语,居民主要信奉喇嘛教。

蒙古国国内生产总值(gross domestic product ,GDP)为 111.49 亿美元(2017 年)。2015 年蒙古国城镇登记失业人口数为 32 788 人,同比减少 11.3%。2015 年,蒙古国有诊所、专科医院和中心 13 个,省和区综合性医院 34 家,跨苏木医院 272 个,私人卫生机构 1230 个,药店 967 个。

据 WHO 统计,2013 年 <15 岁的儿童占 27%,>60 岁占 6%,年龄中位数为 27 岁,总和生育率为 2.4,活产数为 64.3 万,死亡 19.1 万人,出生登记覆盖率为 99%,2015 年男女期望寿命分别为 65 岁和 73 岁。2013 年人均卫生总支出约 567 美元,卫生总支出占 GDP 的 6.0%。

二、公共卫生体系

1. 卫生系统　蒙古国的卫生系统基于传统的苏联模式。①初级卫生保健服务：主要是由位于首都城市乌兰巴托、省级中心和苏木的家庭健康中心以及各省的跨苏木医院提供。偏远的农村地区享受到卫生保健服务比较困难，上述地区通过巴格医士（接受过4年的医学专门训练）提供服务，他们将情况反映给苏木卫生中心并将患者转给苏木医生。家庭健康中心提供一般专业保健，包括健康促进、预防保健、临床和随访服务，如果必要，他们会将患者转给更高一级的机构。具有大规模人口和合适位置的跨苏木医院用于为相邻苏木提供初级服务，苏木医院和跨苏木医院提供初级门诊服务，也提供有限的康复和急救医疗服务。②二级卫生保健服务：由位于乌兰巴托的地区综合医院和省综合医院提供，包括提供门诊和住院服务。③三级卫生保健：是通过主要设在乌兰巴托的国家临床医院、专科医疗中心以及4个地区中心（西部科布多、东部东方省、杭爱地区的前杭爱省以及额尔登特的鄂尔浑）的地区诊断和治疗中心提供服务。2001年，卫生部建立地区诊断和治疗中心，也为所在省提供二级健康服务（图3-1）。

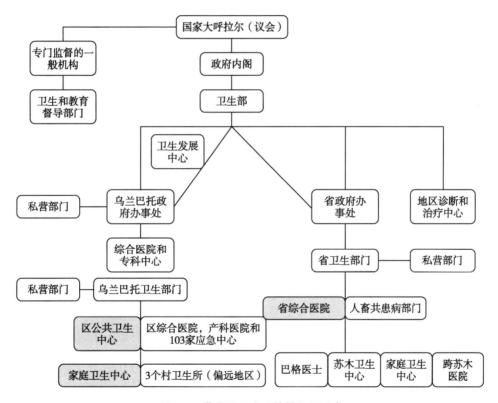

图 3-1　蒙古国卫生系统的组织层次

私营卫生部门在人力资源、人性化护理以及设备方面与政府医院的竞争越来越强烈，主要提供二级卫生保健服务。私营部门主要经营牙科、内科、妇产科、传统医学和高科技实验室服务。2010年以来，私营卫生部门的基本框架和资金来源有了改善，政府也为其创造了能够健康发展和能力更强的环境，但私营卫生部门很少或者几乎不关注健康教育和预防。

一些卫生机构在行政上是属于其他部门,如教育、文化和科学部、司法和内政部和国防部;有些卫生机构属于大的公司,如乌兰克托铁路和额尔登特矿业有限公司。

2. 卫生部　蒙古国卫生部是政府的中央行政机构,负责卫生政策的制定、规划、监管和监督。乌兰巴托的专科中心和三级中心医院属于卫生部。卫生部还下设国家第一中心医院、国家第二中心医院、国家第三中心医院、国家传染病中心、蒙古国国家癌症中心、国家创伤骨科中心、国家心理健康中心、国家妇幼中心、国家皮肤病中心、国家人畜共患病传染病中心、国家老年中心、国家病理中心、国家输血中心、儿童疗养中心、传统医学、蒙古国技术开发有限公司。

卫生部的使命是通过提高医疗保健、公共卫生服务以及国际标准的卫生保健预防措施为人民提供良好的生活条件。卫生部的战略目标是:制定卫生法、政策、中期和长期战略和方案以及提供政策指导;确保公共行政管理和人力资源管理的领导,创造有效、负责和透明的工作环境;管理和协调公共卫生政策的实施,以支持健康促进的环境;管理和协调卫生保健和服务政策的实施,为卫生部门提供财政管理,开展卫生法律、政策、计划和项目实施以及产出的监测和评价,并为客户提供信息;管理和协调药品和医疗供应政策的实施;发展和协调卫生部门的政策、优先事项和战略的国际合作。

3. 卫生医疗资金　2000—2010 年统计数据显示,10 年内医疗卫生支出增加了 5.3 倍。2010 年,医疗卫生支出达到 2503 亿图格里克(2.1 亿美元),比 2009 年增加 439 亿图格里克(3100 万美元)。2010 年,卫生经费的主要来源为政府(73.1%)和医疗保险基金(23.6%),其次是服务和活动经费(3.3%);其中来源于政府预算的经费降低了 2.2%,而医疗保险基金增加了 1.6%。2000 年以来,医疗保险基金的收入和支出每年都在增加;2010 年,医疗保险覆盖率达到 82.6%。2010 年,初级、二级和三级医疗保健系统的医疗费用支出构成比分别为 21.8%、31.6% 和 21.2%。

三、传染病监测系统

国家卫生部、国家传染病控制中心、国家自然疫源性疾病控制中心和国家专门检验机构参与传染病的控制和管理。在疫情暴发和紧急状况期间,如鼠疫、手足口病(hand,foot and mouth disease,HFMD)和禽流感等暴发时,一般应急部门和非政府组织机构也参与工作。卫生部负责政策的制定,协调和提供传染病相关的专业指导。国家传染病控制中心负责国家传染病的管理和控制,在传染病暴发期间可以组织干预措施。部分传染病的控制速度没有预期的快,这与薄弱的政治承诺、社会/经济障碍(贫困、性别、种族等)、缺乏动力的人力资源(快速人员流动、乡村地区卫生人员短缺、培训不当、薪水低等)、缺乏突发状态应急能力等相关。国家自然疫源性疾病控制中心和专门监督综合机构主要参与人畜共患病和自然疫源性疾病的控制和管理。

2011—2015 年国家疾病控制计划包括疫苗可预防疾病、肺结核、艾滋病、性传播疾病、胃肠道感染、人畜共患病以及其他传染病。

四、传染病的主要危险因素

1. 安全饮用水与卫生设施落后　2006 年,蒙古国 54.5% 的人口能够获得安全饮用水,43.1% 的人口获得改善的卫生设施,饮用水和卫生设施有很大的城乡差距。WHO 和卫生部调查显示,2005 年仅有 25% 的苏木学校和医院能够得到改善的水和卫生设施。不安全的水和卫生设施是引起传染病(如甲型肝炎、伤寒、痢疾和腹泻等)的主要原因,为学校和医疗机

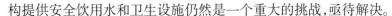

构提供安全饮用水和卫生设施仍然是一个重大的挑战,亟待解决。

2. 医疗卫生废物管理不当　缺乏医疗卫生废物处理的卫生设施,医疗废物对医疗人员、公众以及环境存在较高的风险。90.9% 的蒙古国医疗废物处理是通过低温燃烧处理的,可造成环境污染。医疗人员中存在高锐器伤害率以及高乙型肝炎和丙型病肝炎患病率。蒙古国需建立适当的基础设施来收集、运输、处理和处置医疗废物,并需要加强医疗卫生废物管理方面的能力。

3. 食品安全和环境质量问题　在过去的几年中,蒙古国发生了多次重大食源性疾病和食物污染事件。

2002 年乌兰布托的人口数较 1989 年增加了 4%,乌兰巴托居住人口约占全国半数;供暖期长达 8 个月,主要污染源包括 3 座热电联产火力发电厂,约 400 个纯供热锅炉,超过 1.3 万家庭供热炉具。乌兰巴托地处南北两侧环山的盆形地带,所处地带不利于供暖季节所排放的大量废气污染物扩散。灰尘、一氧化碳、二氧化硫等污染物导致儿童呼吸系统疾病,特别是急性和慢性支气管炎、肺炎和心血管疾病,乌兰巴托儿童患支气管炎的人数是农村地区的 5~15 倍。空气和土壤的污染,可增加儿童的血铅水平、引起记忆力和注意力下降的现象。

4. 人与牛羊等动物的接触机会比较多　蒙古国畜牧业是传统的游牧体系,23% 的人口过着游牧和半游牧的生活。牧民四季在不同牧场放牧,放牧区域交通不便,防疫人员难以进行疫情调查工作和实施卫生干预手段。游牧地区信息闭塞、发展落后,卫生普及和疫情控制难以普及,大量牧民因接触病畜或使用被污染的生奶及其制品而感染动物源性传染病,例如蒙古国是世界上布鲁氏菌病最严重的国家。

五、公共卫生监测数据

1. 孕产妇死亡率和婴儿死亡率　1990—2000 年,蒙古国的孕产妇死亡率非常高。孕产妇死亡率从 2000 年的 158.5/10 万活产儿下降到 2010 年的 45.5/10 万活产儿。<5 岁儿童死亡率从 1990 年的 87.5/ 千活产儿下降到 2010 年的 24.6/ 千活产儿;婴儿死亡率从 1990 年开始下降,2010 年为 19.4/ 千活产儿(表 3-1)。新生儿死亡占婴儿死亡数的 62%,其中 80% 的新生儿死亡发生在出生后 1 周内。2000 年以来,消瘦、体格发育不良和生长迟缓等现象普遍下降,但是生长迟缓率下降速率很慢,2004 年仍有 26.2% 的儿童存在生长迟缓。碘和铁缺乏现象仍是一个重要的问题,约 22% 的 <5 岁儿童存在贫血。

表 3-1　蒙古国妇幼卫生相关指标

单位:1/ 千活产儿

	1980 年	1990 年	1995 年	2000 年	2005 年	2010 年
青少年生育率	—	—	—	10	13	6.0
流产率	70.4	399.0	339.4	231.6	200.7	189.6
围产期死亡率	22.6	22.0	23.5	19.6	—	—
新生儿死亡率	—	—	—	—	—	1.9
婴儿死亡率	78.9	63.4	44.6	31.2	20.8	19.4
<5 岁儿童死亡率	—	87.5	62.0	40.8	26.1	24.6
孕产妇死亡率 *	160.0	205.2	186.9	158.5	93.0	45.5

* 单位为 1/10 万活产儿

2. 期望寿命 2010 年,蒙古国全人群期望寿命为 68.1 岁,在过去的 20 年里期望寿命增加了约 5 岁,其中 2010 年男性期望寿命为 64.9 岁,女性为 72.3 岁(表 3-2)。

表 3-2 1980—2010 年蒙古国期望寿命

	1980 年	1990 年	1995 年	2000 年	2005 年	2010 年
期望寿命,全人群 / 岁	63.3	63.7	63.8	63.2	65.2	68.1
期望寿命,男 / 岁	60.3	60.3	62.1	60.4	62.1	64.9
期望寿命,女 / 岁	66.1	67.6	65.4	66.1	68.6	72.3

来源:官方卫生统计数据,DOH

3. 各种疾病死亡率 1995 年以来,循环系统疾病、癌症和受伤仍然是主要死因。2010 年,主要死因包括循环系统疾病(23.60/万)、癌症(13.02/万)、受伤、中毒和其他外界因素(10.11/万)、消化系统疾病(5.30/万)和呼吸系统疾病(2.72/万)(表 3-3)。男性和女性的死亡率分别为 76.78/万和 49.17/万。2010 年卫生统计显示,心血管疾病(37.7%)、癌症(20.0%)、受伤、中毒和其他外界因素引起的死亡(16.1%)占所有登记死亡人数的 75%。

表 3-3 2000—2010 年蒙古国各种疾病死亡率

单位:1/ 万

死亡原因	2000 年	2002 年	2004 年	2006 年	2008 年	2010 年
循环系统疾病	20.37	22.3	23.06	22.88	20.54	23.60
癌症	12.73	13.02	12.16	11.03	11.80	13.02
受伤、中毒和其他外界因素引起的死亡	7.64	8.01	10.34	10.95	9.33	10.11
消化系统疾病	4.68	4.77	4.82	5.67	5.27	5.30
呼吸系统疾病	5.77	4.43	3.03	2.37	2.40	2.72
特定传染病和寄生虫疾病	2.11	1.7	1.50	1.61	1.27	2.36
围产期引起的死亡	1.85	1.93	1.87	1.84	2.42	1.34
泌尿生殖系统疾病	1.48	1.39	1.35	1.26	1.07	1.15
神经系统和感官系统疾病	1.09	1.06	68.88	0.94	0.95	1.03
先天性畸形、变形和染色体异常	0.38	0.58	0.55	0.62	0.83	0.78
症状、体征和异常的临床和实验室检查结果,不属于其他分类	0.64	0.38	0.39	0.40	0.12	0.44
内分泌、营养与代谢性疾病	0.16	0.24	0.26	0.39	0.36	0.40
精神行为异常	0.14	0.29	0.10	0.12	0.12	0.10
妊娠、分娩和产褥期	0.18	0.17	0.12	0.08	0.07	0.09
血液和造血器官的疾病和涉及免疫机制的某些疾病	0.33	0.15	0.09	0.07	0.09	0.07
肌肉骨骼系统和结缔组织疾病	0.21	0.13	0.16	0.01	0.14	0.07
皮肤及皮下组织疾病	0.11	0.14	0.04	0.02	0.04	0.00

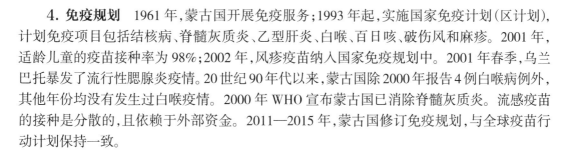

4. 免疫规划　1961 年,蒙古国开展免疫服务;1993 年起,实施国家免疫计划(区计划),计划免疫项目包括结核病、脊髓灰质炎、乙型肝炎、白喉、百日咳、破伤风和麻疹。2001 年,适龄儿童的疫苗接种率为 98%;2002 年,风疹疫苗纳入国家免疫规划中。2001 年春季,乌兰巴托暴发了流行性腮腺炎疫情。20 世纪 90 年代以来,蒙古国除 2000 年报告 4 例白喉病例外,其他年份均没有发生过白喉疫情。2000 年 WHO 宣布蒙古国已消除脊髓灰质炎。流感疫苗的接种是分散的,且依赖于外部资金。2011—2015 年,蒙古国修订免疫规划,与全球疫苗行动计划保持一致。

六、主要传染病

1. 肠道传染病

(1) 甲型肝炎:蒙古国自开始记录以来,甲型肝炎一直流行。2007 年,甲型肝炎占所有传染病的 21.2%。2012 年引入甲型肝炎疫苗之前,甲型肝炎是引起儿童急性黄疸的最常见原因。2010 年 11 月 18 日,蒙古国甲型肝炎呈蔓延之势,仅乌兰巴托市和戈壁阿尔泰省就报告至少 764 名甲型肝炎患者,其中儿童居多。

(2) 霍乱:1996 年,蒙古国暴发霍乱疫情,波及铁路沿线的色楞格省、Khutul、扎门乌德市等 13 个地区。约有 100 人被感染,死亡 8 人。近年来,蒙古国没有新发霍乱病例报告。

2. 呼吸道及密切接触传播疾病

(1) 麻疹:2010 年起,蒙古国无麻疹病例报告,2014 年 WHO 宣布蒙古国消除麻疹。但 2015 年 3 月起,蒙古国陆续出现散发麻疹病例,2016 年以来,麻疹暴发进入高发期,前 4 个月累计死亡 105 人,其中 59 例为实验室确诊病例,46 例为临床诊断病例。90% 的死亡病例是 <8 月龄的婴儿。截至 2016 年 6 月,蒙古国政府共报告 23 888 例麻疹确诊和疑似病例。

(2) 肺结核:蒙古国是 WHO 西太平洋地区肺结核发病率最高的国家之一,并且是全球多重耐药结核疾病负担最重的国家之一。与 1990 年相比,2000 年蒙古国肺结核发病率(125/10 万)增长了 1.5 倍,2004—2006 年发病率增长了 2~2.3 倍。2007 年起,肺结核发病率呈下降趋势,2008—2010 年发病率分别为 159/10 万、156/10 万和 154/10 万。

20 世纪 90 年代以来,蒙古国实施结核病短期治疗,成功地降低了结核病的死亡率,经过短期治疗,结核病的治愈率从 2008 年的 80% 上升到 2010 年的 84.5%。近几年,肺结核的死亡率已经降低,1992—1995 年肺结核死亡数平均为 121/10 万;2004—2009 年,肺结核死亡数降低到 80 人;2010 年肺结核死亡增至 154 人。

(3) 流行性腮腺炎:2009 年之前蒙古国无流行性腮腺炎疫苗,每 5 年出现一次流行性腮腺炎流行,2006 年报告病例 5073 例,2009 年报告 1990 例。2007 年、2008 年及 2010 年,每年报告的流行性腮腺炎病例数均低于 1000 例。2009 年 9 月,流行性腮腺炎疫苗被纳入常规免疫规划:幼儿在 9 月龄和 2 岁时各接种 1 剂麻腮风疫苗(measles,mumps and rubella combined vaccine,MMR)。但是,局部地区仍有暴发,近年流行性腮腺炎病例数有所增加,如 2011—2013 年流行性腮腺炎病例数分别为 1016 例、9060 例和 5268 例。暴发调查结果显示,已接种疫苗的儿童无发病病例,发病者为没有接种疫苗的儿童和成人,提示蒙古对于流行性腮腺炎的免疫屏障尚未形成,免疫规划覆盖率可能存在问题。

(4) 甲型 H1N1 流感:2009 年 10 月初,H1N1 流感在蒙古国首次被发现并迅速蔓延到整个国家。截至 2010 年 1 月,共确诊 H1N1 流感 1322 例和死亡 29 人,死亡率达到 1.0/10 万。

3. 虫媒及自然疫源性疾病

（1）布鲁氏菌病：蒙古国以畜牧业为主，人与牛羊接触机会较多，是世界上布鲁氏菌病感染大国。1990—2000年，蒙古国的布鲁氏菌病发病率快速增长。蒙古国布鲁氏菌病的危险因素包括传统饮食习惯、卫生措施、处理牛奶和其制品的方法以及动物迁移。

1958年，蒙古国建立人间布鲁氏菌病监测。大多数病例发生在春季和夏季，东部地区的发病率较高。1996年起，每年约有1000~1500的新发病例；2001年，蒙古国报告布鲁氏菌病约8000例。仅1/40的病例上报至官方数据库，布鲁氏菌病的严重性被低估。

（2）鼠疫：蒙古国鼠疫疫情严重，主要分布在阿尔泰和杭盖山脉，原因是捕猎旱獭、采集旱獭皮。1964—2010年，蒙古国报告鼠疫224例，死亡89人，病死率为39.73%。近10年来，蒙古国每年都出现人感染鼠疫病例。通过立法禁止捕猎旱獭，加大防控及宣传力度，蒙古国鼠疫感染率和死亡率均已下降。

（3）炭疽：1975—2005年，蒙古国共报告人感染炭疽病例108例，死亡7人；86.1%的患者是通过直接接触动物而感染。2013年，蒙古国发生11起动物间炭疽疫情，涉及34头牛、羊、马等家畜，均死亡；发生11例人感染炭疽，无死亡。随着蒙古国经济的发展和卫生条件的改善，炭疽病例已有明显减少。

（4）狂犬病：1972—2004年蒙古国狂犬病共死亡34人，1972—2006年报告狂犬病动物病例约6000例。2013年蒙古国狂犬病死亡1人；报告狂犬病动物病例336例，病死率高达89.5%。

（5）细粒棘球蚴病：蒙古国大多数农村家庭饲养牲畜（绵羊、山羊、马、牛），超过50%的家庭养狗。蒙古国西北部利用ELISA对334人进行血清学检测，血清阳性率为5%。Davaatseren等报告，1993年乌兰巴托第一医院18%的病例手术病例感染了细菌性棘球绦虫。

（6）森林脑炎：蒙古国森林脑炎的年发病数约为20例，其中色楞格和布尔干省的感染风险较高。2005—2008年共登记75例病例。

4. 血液和性传播疾病

（1）艾滋病：蒙古国的艾滋病传播处于低水平，据估计2011年蒙古国成人艾滋病患病率低于0.1%。蒙古国艾滋病传播的风险高，主要原因包括普通人群和高风险人群中性病患病率高、缺乏对艾滋病预防的综合知识、从事性工作的人数增加、安全套使用率低、国内和国际人口流动性增加以及酒精的滥用等。1992年，蒙古国首次报告艾滋病病例；截至2010年，共报告83例艾滋病病例，其中2010年登记了21例。

（2）梅毒：2012年蒙古国性传播疾病占所有传染病的33.5%。梅毒、淋病和滴虫性阴道炎是最常见的性传播疾病，2012年上述疾病的患病率分别为178/10万、192/10万和150/10万。2012年，梅毒感染率最高的地区分别为东方省（359/10万）、乌兰巴托（240/10万）和达尔汗乌勒省（211/10万），上述地区人口密集，是主要的社会经济活动区域；感染率最低的是最西部的巴彦乌尔吉省（21/10万），主要居民是穆斯林民族哈萨克族民众。

（3）乙型肝炎和丙型肝炎：2012年，蒙古国约40万人感染了乙型肝炎和丙型肝炎病毒。1991年，蒙古国将乙型肝炎疫苗纳入免疫规划，2011年5岁儿童中乙型肝炎的患病率已下降到0.53%，达到了WHO西太区在2017年低于1%的目标。但是慢性病毒性肝炎仍是一个重要的健康问题，蒙古国是世界上肝癌和肝癌死亡率最高的国家，超过95%的肝癌病例与乙型肝炎和丙型肝炎感染有关。

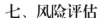

七、风险评估

1. 肺结核　蒙古国是全球结核病发病率较高的国家,赴蒙古国旅行人员存在感染肺结核的风险。建议前往拥挤的医院、监狱、无家可归者收容所等容易发生肺结核暴发的人口密集的密闭场所时,佩戴口罩。

2. 鼠疫　蒙古国是鼠疫流行区,主要分布在阿尔泰和杭盖山脉。赴蒙古国旅行人员感染鼠疫风险较低。建议旅行人员避免接触鼠类、野生动物。前往疫区(林区和高山地带等)人员,避免接触鼠类、旱獭等野生动物。野外工作人员做好个人防护,营区灭鼠、防蚤。

3. 布鲁氏菌病　赴蒙古国旅行人员感染布鲁氏菌病风险较低,建议避免食用生奶及生奶制品(如奶酪等)。在蒙古国从事牛羊等家畜养殖、屠宰、贩运、实验室检测和防控工作的人员,感染布鲁氏菌病的风险较高,需要做好职业防护。从蒙古国进口牛、羊等家畜时,应严格检疫。

4. 炭疽　赴蒙古国旅行人员感染炭疽风险较低,建议避免接触病死畜,不食用生肉。在蒙古国从事牛羊等家畜养殖、屠宰、贩运、实验室检测和防控工作的人员,感染炭疽的风险比一般人群高,需要做好职业防护。从蒙古国进口牛、羊等家畜时,严格检疫。

5. 乙型肝炎、丙型肝炎、艾滋病等血液和性传播疾病　蒙古国乙型肝炎、丙型肝炎、艾滋病、梅毒、淋病等血液和性传播疾病发病率高,建议做好个人防护。无疫苗接种史者接种乙型肝炎疫苗。

参考文献

1. 中国外交部网站.蒙古国国家概况. http://www.fmprc.gov.cn/web/gjhdq_676201/gj_676203/yz_676205/1206_676740/1206x0_676742/.

2. 2015 年蒙古国民经济运行整体情况. http://mn.china-embassy.org/chn/mgdt/t1335451.htm.

3. 世界卫生组织.蒙古国国家概况. http://www.who.int/gho/countries/mng.pdf.

4. 蒙古国国家统计局. http://www.1212.mn/en/contents/stats/contents_stat_fld_tree_html.jsp.

5. WHO Country Cooperation Strategy for Mongolia 2010-2015. http://www.wpro.who.int/mongolia/publications/stragey/en/.

6. Ebright J R, Altantsetseg T, Oyungerel R. Emerging infectious diseases in Mongolia. Emerging Infectious Diseases, 2003, 9(12): 1509-1515.

7. 世界卫生组织.免疫-世界卫生组织欧洲区域. http://www.wpro.who.int/mongolia/topics/immunization/en/.

8. Davaa G, Davaadorj D, Baysgalan C, et al. COMMUNITY-WIDE OUTBREAK OF ACUTE HEPATITIS A VIRUS IN MONGOLIA, 2007[C]// Apha Meeting & Exposition. 2008.

9. 新华网.蒙古国甲肝蔓延. http://news.xinhuanet.com/world/2010-11/18/c_12791851.htm.

10. WHO. Measles outbreak in Mongolia-FAQs http://www.wpro.who.int/entity/mongolia/mediacentre/releases/20160505-measles-outbreak-faqs/en/index.html.

11. COUNTRY HEALTH INFORMATION PROFILES: Mongolia. http://www.wpro.who.int/countries/mng/18MOGpro2011_finaldraft.pdf? ua=1.

12. Jargalsaikhan et al, et al. Investigation of a mumps outbreak in Mongolia, January to April 2011. WPSAR. 2012, 3(4): 53..

13. JantsansengeegiinBaigalmaa,et al. Analysis of fatal outcomes from influenza A（H1N1）pdm09 in Mongolia. WPSAR. 2012,3（3）:34-48

14. Selenge Tsend,Zolzaya Baljinnyam,et al. Seroprevalence survey of brucellosis among rural people in Mongolia. Western Pacific Surveillance &ResponseJournal,2014,5（4）:13-20.

15. 宋健兰,田莉莉,狄栋栋,等 . 蒙古人畜布病防控措施及其对我国的启示 . 中国畜牧杂志,2014,50（20）: 52-57.

16. 李彬,郝广福,孟传金,等 . 蒙古国与中国内蒙古鼠疫流行病学分析 . 中国国境卫生检疫杂志,2013（4）: 232-238.

17. N. Odontsetseg,et al. Anthrax in animals and humans in Mongolia. Rev. sci. tech. Off. int. Epiz. 2007,26（3）, 701-710.

18. 杨帆,张怀宇,罗囡囡,等 . 2013 年蒙古国动物疫病疫情流行情况分析 . 检验检疫学刊 . 2014,24（6）:53- 56.

19. Tsolmongerel Tsilaajav,Evlegsuren Ser-Od,BulganchimegBaasai,et al. Mongolia:Health system review. Health Systems in Transition,2013.

20. Bazartseren,SatoshiInoue,NasanTuya,et al. Molecular epidemiology of rabies virus in Mongolia,2005-2008. Jpn.J.Infect.Dis.,2010 :358-363.

21. M Khasnatinov,DTserennorov,PNymadavaa,et al. Tick-borne encephalitis virus in Mongolia. International Journal of Infectious Diseases. 2010,14（3）:698-699.

22. Munkhbaatar S,Aumakhan B,Jantsansengee B,et al. HIV and sexually transmitted infection-related risks among female sex workers in Mongolia:second-generation surveillance survey,2011-2012. Sex Transm Infect .2014,90:463-468.

23. WHO. Country Programme on Viral Hepatitis Prevention and Control. http://www.wpro.who.int/mongolia/ mediacentre/releases/20160318_viral_hep_prevention_control/en/.

24. Popp et al. Hospital hygiene in Mongolia and the MeshHp project. Int J Infect Control .2013,v9:i2.

第二节　新　加　坡

一、国家概况

新加坡共和国(Republic of Singapore),简称新加坡,面积为722.5km²,位于马来半岛南端、马六甲海峡出入口,北隔柔佛海峡与马来西亚相邻,南隔新加坡海峡与印度尼西亚相望。新加坡由新加坡岛及附近 63 个小岛组成,其中新加坡岛占全国面积的 88.5%。新加坡地势低平,平均海拔为 15m,最高海拔为 163m,海岸线长 193km;属热带海洋性气候,常年高温潮湿多雨;年平均气温为 24~32℃,年平均降水量为 2345mm,年平均湿度为 84.3%;马来语为国语,英语、华语、马来语、泰米尔语为官方语言,英语为行政用语;主要宗教为佛教、道教、伊斯兰教、基督教和印度教。

新加坡总人口数为 564 万人(2018 年 6 月),华人占 75% 左右,其余为马来人、印度人和其他种族。人均寿命 82 岁,识字率 97%(15 岁以上)。2017 年国内生产总值 3239 亿美元,人均国内生产总值:5.5 万美元,国内生产总值增长率:3.6%。

二、公共卫生体系

新加坡的医疗水平较高,治疗效果较好,医疗保健体系较健全。新加坡各大医疗保健机

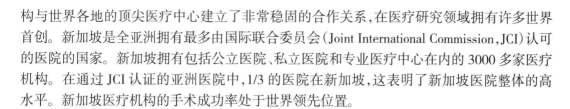

构与世界各地的顶尖医疗中心建立了非常稳固的合作关系,在医疗研究领域拥有许多世界首创。新加坡是全亚洲拥有最多由国际联合委员会(Joint International Commission,JCI)认可的医院的国家。新加坡拥有包括公立医院、私立医院和专业医疗中心在内的 3000 多家医疗机构。在通过 JCI 认证的亚洲医院中,1/3 的医院在新加坡,这表明了新加坡医院整体的高水平。新加坡医疗机构的手术成功率处于世界领先位置。

三、主要传染病

1. 肠道传染病　新加坡是一个转型中的东南亚国家,有研究对 1998—2007 年新加坡疟疾、病毒性肝炎(甲型和乙型肝炎)、肠炎(伤寒和副伤寒)、霍乱、基孔肯雅热和传染性非典型肺炎的趋势和流行病学特征进行分析发现,新加坡共报告了 4617 例,其中 3599 例(78.0%)是输入的。大多数输入病例来自东南亚和印度次大陆;主要病例是甲型肝炎(占输入 1053 例中的 57.1%)、伤寒(占 596 例的 87.6%)、副伤寒(占 241 例的 87.6%)和戊型肝炎(占 231 例的 68.8%)。

2. 呼吸道及密切接触传播疾病

(1) 麻疹:2009—2013 年,新加坡共报告麻疹病例 262 例,<1 岁婴儿麻疹发病率最高,其次是 1~4 岁儿童。马来人的发病率最高,其次是中国人和印度人。

(2) 手足口病:2014 年,新加坡共报告手足口病病例 22 171 例,与 2013 年同期(31 741 例)相比减少 33.3%。没有重症或死亡病例报告。0~4 岁发病率最高,男女性别比为 1.3∶1。中国国籍人群发病率最高,其次是马来人和印度人。A 型柯萨奇病毒占 28.0%,其次为 EV71。

(3) 流行性脑脊髓膜炎:2014 年,新加坡报告 9 例实验室确诊流行性脑脊髓膜炎病例。

3. 虫媒及自然疫源性疾病　截至 2014 年 7 月 9 日,新加坡年内累计通报登革热病例 9544 例,为近 5 年同期平均病例数的 3.8 倍;累计报告基孔肯雅热病例 164 例,为近 5 年同期平均病例数的 7.8 倍,其中 83% 为本土感染病例。

2016 年 5 月 13 日,新加坡确诊首例来自巴西的寨卡病毒病输入病例;8 月 27 日,新加坡卫生部通报首例确诊本土感染寨卡病毒病病例;截至 2016 年 9 月 18 日,累计报告寨卡病毒病 369 例(含 8 名孕妇),疫区主要在阿裕尼/沈氏道。

4. 血液和性传播疾病

丙型肝炎:2015 年 10 月,新加坡中央医院遭遇建院史上最严重的院内感染,22 人患丙型肝炎,其中 4 人因并发症和败血症死亡。患者于 4—6 月在肾脏科病房住过,大多数都是要进行肾脏移。年龄最小的 24 岁,其余为 50~60 岁。感染的源头可能是静脉注射剂。

四、风险评估

新加坡卫生体系健全,传染病诊断能力较强,主要面临结核病、HIV 感染、弱势群体医疗服务及来自结核病高流行区移民的传染病问题。新加坡旅游人群输入性感染问题突出,霍乱、疟疾、病毒性肝炎和肠炎等多为输入病例。根据感染风险可能性和后果严重性,新加坡国家传染病疫情处于低风险,需要按照常规监测和应急准备给予关注,视需要采取相应行动。新加坡的麻疹、风疹、流行性脑脊髓膜炎、白喉、麻风病等发病水平较低,前往新加坡的儿童,应接种麻腮风疫苗和水痘疫苗。呼吸道及密切接触传播疾病输入中国的风险较低。

登革热和基孔肯雅热发病呈现上升趋势,2014 年新加坡通报的登革热病例为近 5 年同

期的 3.8 倍,基孔肯雅热病例为近 5 年的 7.8 倍,其中 83% 为本土感染病例,2016 年首次出现本土的寨卡病毒病。登革热、寨卡病毒病和基孔肯雅热存在输入中国的风险,考虑到两国人员来往密切,发生输入及输入暴发事件的可能性为可能,风险等级为中级。赴新加坡的旅行人员,应避免蚊虫叮咬,居住和工作区域清除积水,防蚊灭蚊,有条件者储备抗疟疾药物。归国人员出现发热、皮疹、肌肉关节疼痛等症状,应及时就诊,主动告知医务人员旅行史。

参考文献

1. 新加坡国家概况 . 外交部 . http://www.fmprc.gov.cn/web/gjhdq_676201/gj_676203/yz_676205/1206_676644/1206x0_676646/.

2. 新加坡国家概况 . WHO. http://www.who.int/countries/lao/en/.

3. 地图 . 联合国 . http://www.un.org/Depts/Cartographic/map/profile/laos.pdf.

4. http://www.wpro.who.int/asia_pacific_observatory/hits/series/Lao_Health_System_Review.pdf.

5. 吕余生,沈德海 . 中国 - 东盟年鉴 . 北京:线装书局,2015.

6. WHO 霍乱报告病例统计 . http://apps.who.int/gho/data/node.main.175.

7. WHO 霍乱死亡病例统计 . http://apps.who.int/gho/data/node.main.176.

8. WHO/UNICEF 联合报表 . http://www.who.int/immunization/monitoring_surveillance/data/en/.

9. National Health Statistic Report FY 2009—2010. http://www.moh.gov.la/index.php? option=com_phocadownload&view=category&id=9%3Aresearch&Itemid=59&lang=en.

10. Selected diseases for latest years reported cases by country (latest years). http://apps.who.int/gho/data/view.main.1540? lang=en.

11. WHO 麻风病报告病例统计 . http://apps.who.int/gho/data/node.main.WHS3_45? lang=en.

12. Global leprosy update, 2015 : time for action, accountability and inclusion. WER, 2015, 91 (35): 405-20.

13. Plague around the world, 2010-2015. WER, 2016, 91 (8): 89-93.

14. Reported number of human rabies deaths data by country. http://apps.who.int/gho/data/node.main.NTDRABIESHUMANDEATHS? lang=en.

15. Malaria reported deaths data by country. http://apps.who.int/gho/data/node.main.A1367? lang=en.

16. Malaria estimated cases estimates by country. http://apps.who.int/gho/data/view.main.14111? lang=en.

17. Yellow fever reported cases by country. http://apps.who.int/gho/data/node.main.WHS3_50? lang=en.

18. Country progress reports-2016. http://www.unaids.org/sites/default/files/country_documents/LAO_narrative_report_2016.pdf.

19. Cumulative number of confirmed human cases of avian influenza A (H5N1) reported to WHO. http://www.who.int/influenza/human_animal_interface/H5N1_cumulative_table_archives/en/.

20. SARS. http://www.who.int/csr/sars/country/table2004_04_21/en/.

21. http://www.who.int/csr/disease/coronavirus_infections/maps-epicurves/en/.

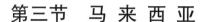

第三节　马来西亚

一、国家概况

马来西亚(Malaysia)面积约 33 万 km²,位于东南亚,国土被南中国海分隔成东、西两部分。西马位于马来半岛南部,北与泰国接壤,南与新加坡隔柔佛海峡相望,东临南中国海,西濒马六甲海峡。东马位于加里曼丹岛北部,与印度尼西亚、菲律宾、文莱相邻。全国海岸线总长 4192km。马来西亚气候属热带雨林气候,内地山区年均气温为 22~28℃,沿海平原为 25~30℃。首都为吉隆坡,人口数约 180 万。全国分为 13 个州和 3 个联邦直辖区。13 个州分别是西马的柔佛、吉打、吉兰丹、马六甲、森美兰、彭亨、槟榔屿、霹雳、玻璃市、雪兰莪、丁加奴以及东马的沙巴、沙捞越。另有首都吉隆坡、布特拉加亚和纳闽 3 个联邦直辖区。

马来西亚是一个多民族、多元文化的国家。其中马来人占 69.1%,华人占 23%,印度人占 6.9%,其他种族占 1.0%。马来语为国语,通用英语,华语使用较广泛。伊斯兰教为国教,其他宗教有佛教、印度教和基督教等。

2018 年马来西亚总人口数为 3240 万,其中马来人 69.1%,华人 23%,印度人 6.9%,其他种族 1.0%。2017 年,马来西亚国内生产总值 13 525 亿林吉特,国内生产总值增长率 5.9%,人均国内生产总值 41 093 林吉特。2017 年人均寿命男性为 72.3 岁,女性为 77.2 岁。

二、公共卫生体系

马来西亚卫生体系继承英国的国家卫生服务制度,实施居民基本免费的医疗服务,政府建立了相对完善的医疗卫生服务体系。但近 20 余年来,随着经济领域私有化程度的加速和政府卫生预算的限制,马来西亚卫生领域采取了一系列的私有化改革举措,使私立医疗机构和私立医疗保险得到了快速发展。

三、主要传染病

由于地域分布和气候条件等因素,东南亚地区历来是霍乱、急性腹泻等消化道传染病和登革热、疟疾等虫媒传染病疫情易发地区。特别是每年雨季期间或结束后,往往容易出现消化道传染病、急性呼吸道传染病和虫媒传染病疫情。

1. 肠道传染病

霍乱:2015 年,马来西亚报告霍乱病例 244 例,死亡 2 人。

2. 呼吸道及密切接触传播疾病

(1)禽流感:2014 年,马来西亚卫生部报告 1 例人感染 H7N9 禽流感病毒,是来自中国广东的 67 岁女性游客。

(2)麻风病:2005—2015 年,马来西亚麻风病报告病例数分别为 263 例、237 例、190 例、218 例、187 例、194 例、216 例、325 例、306 例、308 例、210 例。

3. 虫媒及自然疫源性疾病

(1)丝虫病:根据 2015 年 WHO 年报,马来西亚共 174 474 人因丝虫病需要大规模药物治疗,2015 年共有 17 个治疗中心治疗 154 976 例丝虫病感染,覆盖 100% 的地区。

（2）疟疾：根据 WHO 发布的 2015 年疟疾年报，马来西亚报告了至少 1 例对氯喹耐药的间日疟病例。

（3）登革热：有研究分析了马来西亚气候和登革热之间的关系，表明马来西亚未来登革热的发生风险增加。

（4）钩端螺旋体病：2004—2012 年，马来西亚共报告钩端螺旋体病 12 325 例，发病率呈上升趋势，2012 年为最高；共死亡 338 人，病死率为 2.74%；男性 9696 例，占 78.7%，女性 2629 例，占 21.3%，男性与女性比例为 3.69∶1；30~39 岁为高发年龄段，发病率为 16.22/10 万，<10 岁人群发病率最低，为 3.44/10 万；马来人的发病率最高（10.97/10 万），其次是印度人（7.95/10 万）。马六甲州的发病率最高（11.12/10 万），其次是彭亨州（10.08/10 万）。登嘉楼州、吉兰丹和霹雳州的发病率相似（8.00/10 万），而柔佛州的发病率最低（1.80/10 万）。

4. 其他疾病

中东呼吸综合征：2014 年 4 月 17 日，马来西亚卫生部报告 1 起中东呼吸综合征实验室确诊病例。该病例为 54 岁，伴有基础性疾病，曾到访过一处骆驼农场，饮用骆驼奶。

四、风险评估

1. 登革热、疟疾、寨卡病毒病和基孔肯雅热 马来西亚属热带雨林气候，历来是登革热、疟疾等虫媒传染病疫情易发地区。特别是每年雨季期间或结束后，往往容易出现虫媒传染病疫情。马来西亚的气候变化预测表明未来登革热的发生风险增加。根据 WHO 发布的 2015 年疟疾年报，马来西亚报告了至少 1 例确诊的氯喹耐药病例。

综上，疟疾、登革热、寨卡病毒病和基孔肯雅热存在输入中国的风险，考虑到两国人员来往密切，发生病例输入及输入病例引起暴发疫情的风险等级为中级。赴马来西亚的旅行人员，应避免蚊虫叮咬，居住和工作区域清除积水，防蚊灭蚊，有条件者储备抗疟疾药物。归国人员出现发热、皮疹、肌肉关节疼痛等症状，应及时就诊，主动告知医务人员旅行史。

2. 钩端螺旋体病 2004—2012 年，马来西亚钩端螺旋体病呈上升趋势。建议赴马来西亚旅行者避免在可能被污染的水中游泳或涉水，并在从事暴露于上述因素的工作时采取正确的保护措施，如穿长靴、戴手套和围裙等。

3. 霍乱、急性腹泻等肠道传染病 马来西亚历来是霍乱、急性腹泻等消化道传染病疫情易发地区，特别是每年雨季期间或结束后，容易出现消化道传染病疫情。建议赴马旅行者要事先了解目的地近期消化道传染病的流行情况，如旅行、居住与工作所在区域的食品和饮用水卫生条件较差，发生感染的风险较大，建议出行前接种霍乱疫苗。肠道传染病输入中国的风险较低。

参考文献

1. 马来西亚国家概况 . 外交部 .http://www.fmprc.gov.cn/web/gjhdq_676201./gj_676203/yz_676205/1206_676644/1206x0_676646/.

2. 马来西亚国家概况 .WHO.http://www.who.int/countries/lao/en/.

3. 地图 . 联合国 .http://www.un.org/Depts/Cartographic/map/profile/laos.pdf.

4. http://www.wpro.who.int/asia_pacific_observatory/hits/series/Lao_Health_System_Review.pdf.

5. 吕余生,沈德海. 中国 - 东盟年鉴. 北京:线装书局,2015.

6. WHO 霍乱报告病例统计.http://apps.who.int/gho/data/node.main.175.

7. WHO 霍乱死亡病例统计.http://apps.who.int/gho/data/node.main.176.

8. WHO/UNICEF 联合报表. http://www.who.int/immunization/monitoring_surveillance/data/en/.

9. National Health Statistic Report FY 2009-2010. http://www.moh.gov.la/index.php? option=com_phocadownload
&view=category&id=9%3Aresearch&Itemid=59&lang=en.

10. Selected diseases for latest years reported cases by country（latest years）. http://apps.who.int/gho/data/view.
main.1540? lang=en.

11. WHO 麻风病报告病例统计.http://apps.who.int/gho/data/node.main.WHS3_45? lang=en.

12. Global leprosy update,2015:time for action,accountability and inclusion. WER,2015,91（35）:405-420.

13. Plague around the world,2010-2015. WER,2016,91（8）:89-93.

14. Reported number of human rabies deaths data by country. http://apps.who.int/gho/data/node.main.
NTDRABIESHUMANDEATHS? lang=en.

15. Malaria reported deaths data by country. http://apps.who.int/gho/data/node.main.A1367? lang=en.

16. Malaria estimated cases estimates by country. http://apps.who.int/gho/data/view.main.14111? lang=en.

17. Yellow fever reported cases by country. http://apps.who.int/gho/data/node.main.WHS3_50? lang=en.

18. Country progress reports-2016. http://www.unaids.org/sites/default/files/country/documents/LAO_narrative_
report_2016.pdf.

19. Cumulative number of confirmed human cases of avian influenza A（H5N1）reported to WHO. http://www.who.
int/influenza/human_animal_interface/H5N1_cumulative_table_archives/en/.

20. SARS http://www.who.int/csr/sars/country/table2004_04_21/en/.

21. http://www.who.int/csr/disease/coronavirus_infections/maps-epicurves/en/.

第四节　泰　　国

一、国家概况

泰王国（The Kingdom of Thailand）,位于中南半岛中南部,与柬埔寨、老挝、缅甸、马来西亚接壤,东南临泰国湾（太平洋）,西南濒安达曼海（印度洋）。泰国气候属热带季风气候,全年分为热、雨、凉三季;年均气温为 27℃。全国分中部、南部、东部、北部和东北部 5 个地区,共有 77 个府,府下设县、区、村。曼谷是唯一的府级直辖市。泰国共有 30 多个民族;泰族为主要民族,占人口总数的 40%,其余为老挝族、华族、马来族、高棉族,以及苗、瑶、桂、汶、克伦、掸、塞芒、沙盖等山地民族。泰语为国语。超过 90% 的民众信仰佛教,马来族信奉伊斯兰教,还有少数民众信仰基督教、天主教、印度教和锡克教。

2018 年泰国总人口为 6900 万。2017 年国内生产总值 4210 亿美元,国内生产总值增长率:3.9%。

二、公共卫生体系

1. 卫生系统组织机构　泰国大部分的卫生医疗服务是由公立部门提供的,公立部门包含了 1002 家医院和 9765 个卫生站。全民医疗保险有 3 个方案:公务员及其家属的公职人

员福利制度,针对私营部门雇员的社会保障,还有泰国国民的普遍覆盖计划。大多数由患者自行支付和私人保险支付。

卫生部负责监督国家卫生政策,经营大部分政府卫生医疗设施。国家卫生医疗保障局通过全民覆盖计划分配资金。其他与医疗健康有关的政府机构包含卫生医疗体系研究院、泰国公民健康促进基金会、国家卫生委员会办公室和泰国紧急医疗研究所。

2001 年,泰国政府推出了普遍覆盖计划的改革,使泰国成为极少数这样做的低中等收入国家之一。根据合并小额支付来应付治疗开支的原则,须经入息审查的低收入家庭医疗保健计划被替换为一个新的、更全面的保险计划(即早先著名的 30 铢计划)。参加该计划的人领到一张金卡,这使他们在所属区域能够获得相关的医疗健康服务,如需要也可转介到其他地方进行专科治疗。融资大部分来自公共收入,以人口为基础,每年拨款到签约的基层医疗单位。根据 WHO 报道,2004 年泰国卫生医疗支出中,65% 来自政府,35% 来自私营部门。虽然上述改革收到大量的批评,但它们也被证明在穷苦泰国人中是得到普及的,尤其是在偏远地区。

2. 医疗系统　大多数泰国医院是由卫生部运营的。私立医院是根据医疗卫生法案,由卫生部中提供卫生服务支持的医生注册司监管。其他政府部门和公营机构也经营医院,包含军队、大学、地方政府和红十字会。2010 年,泰国有 1002 间公立医院和 316 间注册私立医院。社区医院仅为当地居民服务,一般仅提供基本医疗服务,若有需要则转介患者至更高级别、更专业的综合医院和区域医院。

泰国拥有国际先进水平的医疗队伍和现代化的医疗器械,在国际上赢得了很多的声誉。除公立医院外,泰国共有 400 多家私人医院,其中包括曼谷康民医院、曼谷国际医院等兼具高科技设施和高水平医护队伍的国际化私立综合医院。

三、主要传染病

泰国传染病相关死亡率下降显著,从 1958 年的 163.4/10 万降至 1997 年的 29.5/10 万,这主要归因于疟疾、结核病、肺炎和胃肠道感染有关的死亡率下降;1998—2003 年,死亡率有所增加(2003 年达到 70.0/10 万的峰值),与艾滋病、结核病和肺炎的死亡率上升相符;2004—2009 年,死亡率下降到 41.0/10 万,与艾滋病死亡人数减少有关。泰国的传染病仍然造成相当多的发病(2009 年全部疾病的 10%)和死亡(9%)。

1. 肠道传染病

霍乱:霍乱在世界许多地方仍然是一个显著的公共卫生问题。2015 年,42 个国家共报告 172 454 例霍乱病例,其中死亡 1304 例,病死率为 0.8%。2015 年泰国报告 125 例霍乱病例,死亡 1 人。

2. 呼吸道及密切接触传播疾病

(1) 结核病:2015 年,非 HIV 感染者结核病死亡人数为 0.8 万(0.7 万~1 万),死亡率为 12/10 万(10/10 万~15/10 万)。HIV 感染者结核病死亡人数为 0.5 万(0.3 万~0.8 万),死亡率为 8/10 万(4.9/10 万~12/10 万)。2015 年,泰国共报告 66 179 例结核病病例,其中 62 135 例为新病例或复发病例。结核病正规治疗率为 53%。

(2) 人感染禽流感:2004—2006 年,泰国报告过 H5N1 人感染禽流感病例,2004—2006 年分别报告 17 例、5 例和 3 例,死亡 12 人、2 人和 3 人。

（3）麻风病：2005—2015 年，泰国麻风病报告病例数分别为 638 例、665 例、506 例、401 例、300 例、405 例、280 例、220 例、188 例、208 例、187 例，呈现下降趋势。

3. 虫媒及自然疫源性疾病

（1）疟疾：2013 年泰国报告疟疾病例 37 921 例，死亡 38 人。其中恶性疟原虫占 38%，间日疟原虫占 54%。根据 WHO 估算，2013 年实际发生的疟疾病例为 3.7 万 ~39 万，死亡低于 50 人。根据 WHO 发布的 2015 年疟疾年报，柬埔寨、老挝、缅甸、泰国和越南的恶性疟原虫对青蒿素有耐药现象。

（2）寨卡病毒病：2013 年，泰国报告了 2 例寨卡病毒病引起的小头畸形或中枢神经系统畸形。

（3）丝虫病：根据 2015 年 WHO 年报，目前泰国处于丝虫病大规模药物管理的监测阶段。

（4）登革热：2015 年，泰国的登革热患者超过 10 万，各方对登革热疫情的控制十分担心，但卫生部强调这是正常的发病情况，因为 2013 年登革热患者人数超过 15 万，死亡 150 人。东南亚国家总人口为 15 亿，其中有 13 亿受到登革热的威胁，东盟国家除文莱以外，其他各国均有登革热报告病例。

4. 血液和性传播疾病

艾滋病：在泰国，艾滋病是一个严峻的问题。2010 年数据显示，柬埔寨、泰国、缅甸的 HIV 感染率高达 7.1%~9.2%。2004 年联合国艾滋病规划署认为，泰国政府启动的应对疫情的反应是资金充足、政治上重视和支持。15~49 岁 HIV 感染率估计降低到 1.5%。2011 年泰国约 50 万人感染 HIV，但仅有一半知道自己感染的事实并且接受了相关治疗。泰国各所医院向所有民众提供每年两次的免费 HIV 检测机会，同时提供咨询、检查以及提供药物治疗。

为鼓励民众进行 HIV 检查和进行有效的防控，泰国卫生部于 2011 年宣布 7 月 1 日为自愿咨询与检查日，各大公立医院也都加入到这一活动中，主要为曾经或仍然进行高风险性行为的人群，包括滥用注射型毒品以及不使用安全套的人群服务。

5. 中东呼吸综合征　2015 年 6 月 18 日泰国在来自中东地区的旅行者中确认了中东呼吸综合征冠状病毒，该病例为 WHO 东南亚区域的第 1 例病例，WHO 敦促各国做好加强监测应对疾病的准备。

四、风险评估

1. 虫媒及自然疫源性疾病　根据 WHO 发布的 2015 年疟疾年报，柬埔寨、老挝、缅甸、泰国和越南的恶性疟原虫对青蒿素有耐药现象。2015 年，泰国报告的登革热病例已经超过 10 万。前往泰国的人员，应接种流行性乙型脑炎疫苗和黄热病疫苗；避免蚊虫叮咬，降低感染疟疾、登革热和基孔肯雅热的风险。登革热、寨卡病毒病和基孔肯雅热存在输入中国的风险。

2. 钩端螺旋体病　2011 年泰国抗击特大洪灾时，发生了严重的钩端螺旋体病疫情。建议赴泰国旅行者避免在可能被污染的水中游泳或涉水，并在从事暴露于上述因素的工作时采取正确的保护措施，如穿长靴、戴手套和围裙。

3. 中东呼吸综合征　2015 年 6 月 18 日泰国在来自中东地区的旅行者中确认了中东呼吸综合征冠状病毒，该病例为 WHO 东南亚区域的第 1 例病例。中东呼吸综合征已输入韩国、泰国等国家，存在输入并在本地传播的风险，需要加强监测，国境检疫，归国人员发热报告和

到指定门诊就医。

4. 血液和性传播疾病 普通人群传播风险降低。根据感染风险可能性和后果严重性，其公共卫生风险等级为中等。前往泰国旅游者应注意正确使用安全套，避免不洁性行为；禁止静脉注射吸毒；避免不安全的医疗行为，减少体液暴露。

参考文献

1. 泰国国家概况 . 外交部 .http://www.fmprc.gov.cn/web/gjhdq_676201/gj_676203/yz_676205/1206_676644/1206x0_676646/.

2. 泰国国家概况 .WHO.http://www.who.int/countries/lao/en/.

3. 地图 . 联合国 .http://www.un.org/Depts/Cartographic/map/profile/laos.pdf.

4. http://www.wpro.who.int/asia_pacific_observatory/hits/series/Lao_Health_System_Review.pdf.

5. 吕余生，沈德海 . 中国 - 东盟年鉴 . 北京：线装书局，2015.

6. WHO 霍乱报告病例统计 .http://apps.who.int/gho/data/node.main.175.

7. WHO 霍乱死亡病例统计 .http://apps.who.int/gho/data/node.main.176.

8. WHO/UNICEF 联合报表 . http://www.who.int/immunization/monitoring_surveillance/data/en/.

9. National Health Statistic Report FY 2009—2010 http://www.moh.gov.la/index.php? option=com_phocadownload&view=category&id=9%3Aresearch&Itemid=59&lang=en.

10. Selected diseases for latest years reported cases by country（latest years）http://apps.who.int/gho/data/view.main.1540? lang=en.

11. WHO 麻风病报告病例统计 .http://apps.who.int/gho/data/node.main.WHS3_45? lang=en.

12. Global leprosy update，2015：time for action，accountability and inclusion. WER，2015，91（35）：405-420.

13. Plague around the world，2010—2015. WER，2016，91（8）：89-93.

14. Reported number of human rabies deaths data by country http://apps.who.int/gho/data/node.main.NTDRABIESHUMANDEATHS? lang=en.

15. Malaria reported deaths data by country http://apps.who.int/gho/data/node.main.A1367? lang=en.

16. Malaria estimated cases estimates by country http://apps.who.int/gho/data/view.main.14111? lang=en.

17. Yellow fever reported cases by country http://apps.who.int/gho/data/node.main.WHS3_50? lang=en.

18. Country progress reports - 2016 http://www.unaids.org/sites/default/files/country_documents/LAO_narrative_report_2016.pdf.

19. Cumulative number of confirmed human cases of avian influenza A（H5N1）reported to WHOhttp://www.who.int/influenza/human_animal_interface/H5N1_cumulative_table_archives/en/.

20. SARS http://www.who.int/csr/sars/country/table2004_04_21/en/.

21. http://www.who.int/csr/disease/coronavirus_infections/maps-epicurves/en/.

第五节　印度尼西亚

一、国家概况

印度尼西亚共和国（Republic of Indonesia），简称印度尼西亚，陆地面积约 191.4 万 km²，海洋面积 316.6 万 km²（不包括专属经济区）；人口数为 2.62 亿，是世界第四人口大国；有数百

个民族,其中爪哇族占人口总数的 45%、巽他族占 14%、马都拉族占 7.5%、马来族占 7.5%,其他占 26%;有 200 多种民族语言,官方语言为印度尼西亚语;约 87% 的人口信奉伊斯兰教,是世界上穆斯林人口数最多的国家;6.1% 的人口信奉基督教,3.6% 的信奉天主教,其余的信奉印度教、佛教和原始拜物教等。印度尼西亚共有 34 个一级行政区(省级),包括首都雅加达、日惹、亚齐 3 个地方特区和 31 个省,514 个二级行政区(县/市级)。2017 年印度尼西亚GDP 约合 10 152 亿美元,GDP 同比增长率为 5.07%。2012 年主要贸易伙伴为中国、日本、新加坡、美国。

截至 2018 年 9 月,印度尼西亚贫困人口约 2567 万,贫困率为 9.66%,失业率为 5.5%;0~14 岁人口占 25.4%,15~64 岁占 67.8%,65 岁及以上占 6.8%;出生率为 16.4‰,死亡率为5.10‰,总和生育率为 2.13,婴儿死亡率为 23.50/千活产儿;期望寿命为 69.1 岁,居全球第120 位,健康期望寿命为 62.1 岁;2013 年出生人口为 469 万人,死亡 156 万人,出生登记率为67%。截至 2009 年,全国共有医院 1156 所,妇产医院 3426 所,公共卫生中心 8570 个,卫生所 23 163 个,药房 5537 个。2012 年,卫生预算开支为 48 万亿盾。

二、公共卫生体系

印度尼西亚是东南亚最大的经济体,有世界上最多样化的自然资源,但有超过半数的极端贫困者。大多数印度尼西亚医疗机构提供的照顾标准不符合国际标准。应该一次性使用的针、注射器和手套由于经济原因而经常被重复使用;医疗和护理标准可低于国际上可接受的准则;救护车可能装备不良,有时不配备医务人员。

印度尼西亚医疗机构通常不接受来自海外保险或医疗援助机构的付款保证,应有足够的现金资金来满足预计的医疗费用,很少有医疗服务提供商同意接受信用卡。

三、主要传染病

1. 肠道传染病　腹泻是印度尼西亚幼儿的主要杀手,主要原因是饮用水不安全、不卫生。31% 的 1 个月 ~1 岁儿童和 25% 的 1~4 岁儿童死亡是由饮用未经处理的饮用水后腹泻导致的。

2. 呼吸道及密切接触传播疾病

(1) 结核病:根据 WHO 的估算,2015 年印度尼西亚非 HIV 感染者结核病死亡人数为 10万(6.7 万 ~15 万),死亡率为 40/10 万(26/10 万 ~57/10 万);HIV 感染者结核病死亡人数为 2.6万(2 万 ~3.4 万),死亡率为 10/10 万(7.6/10 万 ~13/10 万);2015 年,报告结核病病例 330 729 例,其中 328 895 例为新病例或复发病例。结核病正规治疗率为 32%。

(2) 禽流感:印度尼西亚为全球报告 H5N1 禽流感最多的国家,2011—2014 年分别报告12 例、9 例、3 例和 2 例,死亡人数分别为 10 人、9 人、3 人和 2 人。

(3) 麻风病:2005—2015 年,麻风病报告病例数分别为 19 695 例、17 682 例、17 723 例、17 441 例、17 260 例、17 012 例、20 023 例、18 994 例、16 856 例、17 025 例和 17 202 例。

3. 虫媒及自然疫源性疾病

(1) 寨卡病毒病:印度尼西亚在 WHO Zika 分类里面属于 B 类,即寨卡病毒病本土流行或数年有病例报告的国家。印度尼西亚的寨卡病毒病血清研究表明,当地人群广泛暴露于该病毒。

（2）疟疾：2013 年，印度尼西亚报告疟疾病例 252 027 例，死亡 64 人。其中恶性疟原虫占 57%，间日疟原虫占 43%。根据 WHO 估算，2013 年实际发生的疟疾病例为 320 万~530 万，死亡 540~12 000 人。

1990 年和 2010 年，印度尼西亚的疟疾发病率分别为 4.96‰和 1.96‰。政府的防控目标是到 2030 年消除疟疾，即发病率低于 1‰。

（3）丝虫病：印度尼西亚约有 7124 万人需要大规模药物管理，共有 204 个治疗中心需要大规模药物管理，其中 144 个已在提供大规模药物管理。2015 年治疗人数为 3629 万，治疗覆盖 70.59% 的地区和 84.25% 的项目点。2015 年，印度尼西亚实施了首个国家大规模药物管理治疗运动 "BELKAGA"，比 2014 年份增加了 1460 万次的治疗，并达到了最高的覆盖率（70.6%）。

4. 血液和性传播疾病　2003 年，印度尼西亚艾滋病病例数位居东盟国家第 3 位，仅次于缅甸和泰国，成人流行率为 0.1%，艾滋病病例为 13 万例，死亡 2400 人。据估计，17% 的雅加达妓女感染了艾滋病；在巴布亚，非妓女的村庄妇女的感染率可能高达 26%。

四、风险评估

印度尼西亚是全球第四人口大国，为东南亚最大的经济体，具备世界上最多样化的自然资源。但印度尼西亚是世界上极端贫困人口不成比例的国家，大多数印度尼西亚医疗机构提供的医疗服务标准不符合国际标准。

1. 肠道传染病　腹泻是印度尼西亚幼儿的主要死亡原因，主要原因是不安全的饮用水。印度尼西亚肠道传染病发生风险很高。霍乱、甲型肝炎、伤寒及副伤寒发生局部暴发的风险较高。前往偏远或贫穷地区的人员，要事先了解目的地近期消化道传染病的流行情况，注意饮食卫生，如所在区域的食品和饮用水卫生条件较差，发生感染的风险较大，建议出行前接种霍乱、甲型肝炎和伤寒疫苗。肠道传染病输入中国的风险较低。

2. 血液和性传播疾病　血液和性传播疾病主要经血液、血液制品、母婴、性接触等传播，不安全注射、静脉吸毒、不安全的性行为等是主要的危险因素。普通人群传播风险较低，未见生活接触引起的暴发疫情。艾滋病已经构成印度尼西亚重大的公共卫生威胁，病例数位居东盟国家第 3 位。

印度尼西亚的艾滋病等血液和性传播疾病发病水平较高，前往印度尼西亚的人员应接种乙型肝炎疫苗，正确使用安全套，避免不洁性行为；禁止静脉注射吸毒；避免不安全的医疗行为，减少体液暴露。

3. 虫媒及自然疫源性疾病　印度尼西亚气候炎热潮湿，为热带病多发地区，适于虫媒滋生。房屋密封性能差，缺少必要的防蚊驱蚊措施。寨卡病毒病、疟疾、登革热等存在输入中国的风险，考虑到两国人员来往密切，发生输入及输入后暴发事件的风险等级为中级。前往印度尼西亚的人员，应接种流行性乙型脑炎疫苗和黄热病疫苗。避免蚊虫叮咬，降低感染疟疾、登革热和基孔肯雅热的风险。减少与犬类接触机会，如果被咬伤，尽早清理伤口和接种狂犬病疫苗。

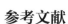
参考文献

1. 印度尼西亚国家概况 . 外交部 .http://www.fmprc.gov.cn/web/gjhdq_676201/gj_676203/yz_676205/1206_676
   644/1206x0_676646/.

2. 印度尼西亚国家概况 .WHO.http://www.who.int/countries/lao/en/.

3. http://www.wpro.who.int/asia_pacific_observatory/hits/series/Lao_Health_System_Review.pdf.

4. 吕余生,沈德海 . 中国 - 东盟年鉴 . 北京 :线装书局,2015.

5. WHO 霍乱报告病例统计 .http://apps.who.int/gho/data/node.main.175.

6. WHO 霍乱死亡病例统计 .http://apps.who.int/gho/data/node.main.176.

7. WHO/UNICEF 联合报表 . http://www.who.int/immunization/monitoring_surveillance/data/en/.

8. National Health Statistic Report FY 2009-2010. http://www.moh.gov.la/index.php? option=com_phocadownload
   &view=category&id=9%3Aresearch&Itemid=59&lang=en.

9. Selected diseases for latest years reported cases by country (latest years). http://apps.who.int/gho/data/view.
   main.1540? lang=en.

10. WHO 麻风病报告病例统计 .http://apps.who.int/gho/data/node.main.WHS3_45? lang=en.

11. Global leprosy update,2015 :time for action,accountability and inclusion. WER,2015,91(35):405-420.

12. Plague around the world,2010-2015. WER,2016,91(8):89-93.

13. Reported number of human rabies deaths data by country. http://apps.who.int/gho/data/node.main.
    NTDRABIESHUMANDEATHS? lang=en.

14. Malaria reported deaths data by country. http://apps.who.int/gho/data/node.main.A1367? lang=en.

15. Malaria estimated cases estimates by country. http://apps.who.int/gho/data/view.main.14111? lang=en.

16. Yellow fever reported cases by country. http://apps.who.int/gho/data/node.main.WHS3_50? lang=en.

17. Country progress reports-2016. http://www.unaids.org/sites/default/files/country_documents/LAO_narrative_
    report_2016.pdf.

18. Cumulative number of confirmed human cases of avian influenza A(H5N1)reported to WHO. http://www.who.
    int/influenza/human_animal_interface/H5N1_cumulative_table_archives/en/.

19. SARS. http://www.who.int/csr/sars/country/table2004_04_21/en/.

20. http://www.who.int/csr/disease/coronavirus_infections/maps-epicurves/en/.

第六节 菲 律 宾

一、国家概况

　　菲律宾共和国(Republic of the Philippines),简称菲律宾,总面积为 29.97 万 km²,位于亚洲东南部;北隔巴士海峡与中国台湾遥遥相对,南和西南隔苏拉威西海、巴拉巴克海峡与印度尼西亚、马来西亚相望,西濒南中国海,东临太平洋;有大小岛屿 7000 多个,其中吕宋岛、棉兰老岛、萨马岛等 11 个岛屿占全国总面积的 96%。海岸线长约 18 533km。菲律宾气候属季风型热带雨林气候,高温多雨,湿度大,台风多;年均气温为 27℃,年降水量为 2000~3000mm。全国划分为吕宋、维萨亚和棉兰老三大部分。全国设有首都地区、科迪勒拉行政区、棉兰老穆斯林自治区等 18 个地区,下设 81 个省和 117 个市。马来族占全国人口的

85%,其他还包括他加禄人、伊洛戈人、邦班牙人、维萨亚人和比科尔人等;有 70 多种语言。国语是以他加禄语为基础的菲律宾语,英语为官方语言。约 85% 的国民信奉天主教,4.9% 信奉伊斯兰教,少数人信奉独立教和基督教新教,华人多信奉佛教,原住民多信奉原始宗教。2017 年菲律宾 GDP 为 3890 亿美元,人均 GDP 为 3593 美元;GDP 增长率为 6.7%,通货膨胀率为 3.2%;失业率为 5.7%。

2015 年菲律宾人口总数为 10 098 万,男女期望寿命分别为 65 岁和 72 岁,2013 年 15~60 岁男女死亡率分别为 255‰和 136‰,2014 年人均卫生总支出为 329 美元,卫生总支出占 GDP 的 4.7%。

二、卫生体系

1. 卫生行政系统　菲律宾卫生行政管理分为国家卫生部、省和市卫生管理委员会。街道为非政府组织,通常会有卫生志愿工作者。中央政府负责制定政策和发展计划,日常工作由地方政府承担,即政府的医院及诊所由地方政府管理运行。国家卫生部下设菲律宾医疗保险总公司和食品与药品管理局。菲律宾卫生服务提供系统由公立和私立医疗机构共同组成。以私立医疗机构为主,特别是在城市地区,农村地区医疗机构则以公立医疗机构为主。政府采用预算方式支付公立医院,允许医院通过提供服务赚取收入。公立医院医疗服务收费通常低于私立营利性医院。最具代表性的公立医院为菲律宾总医院。私立部门除营利性医院外,还有大量的慈善医疗机构。

2. 医院系统　菲律宾有医院 1708 所(2001 年公立 640 所,私立 1068 所),医师 9.04 万人,牙医 4.32 万人,护士 48 万人(2006 年),助产士 1.66 万人;村镇医疗站 1.51 万个,农村医疗单位 1879 个(2001 年)。

三、主要传染病

1. 肠道传染病

(1) 霍乱:据 WHO 统计,2010—2014 年菲律宾霍乱报告病例数分别为 33 例、120 例、1864 例、6 例和 4547 例,死亡人数分别为 2 人、3 人、14 人、0 人和 8 人。

2014 年,哥打巴托省北部的阿拉马达县出现霍乱暴发,报告 4547 例,死亡 8 人。

(2) 伤寒 / 副伤寒:2011—2014 年,菲律宾伤寒 / 副伤寒报告病例数分别为 10 331 例、12 511 例、4574 例和 8106 例,报告发病率分别为 10.8/10 万、13.0/10 万、4.7/10 万和 8.1/10 万。2014 年菲律宾 1 区和 9 区伤寒 / 副伤寒发病率较高,报告发病率分别为 45/10 万和 42/10 万。

(3) 脊髓灰质炎:2002 年,菲律宾进入维持无脊髓灰质炎状态。

(4) 腹泻:2013 年,菲律宾腹泻报告病例数为 102 063 例,报告发病率为 104.1/10 万;其中急性水性腹泻 74 728 例,急性出血性腹泻 27 335 例。

2014 年,菲律宾报告急性出血性腹泻为 17 125 例,报告发病率为 17.1/10 万;其中,4A 区报告病例数 14 066 例,发病率为 98.4/10 万。

2014 年,菲律宾报告急性水性腹泻为 91 202 例,报告发病率为 91.3/10 万;其中,国家首都区报告病例数 14 083 例,发病率为 812.4/10 万。

2. 呼吸道及密切接触传播疾病

(1) 麻疹:2011—2015 年,菲律宾麻疹报告病例数分别为 6538 例、1536 例、2920 例、

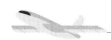

58 848 例和 619 例。

2013 年,菲律宾的甲拉巴松(区域 4A)、吕宋岛中心(区域 3)、科迪勒拉山脉自治区(CAR)和维萨亚斯西部相继出现麻疹暴发。2013 年 10—12 月,疫情蔓延到吕宋岛和维萨亚斯的部分地区。2014 年 1—2 月在甲拉巴松、吕宋岛中心、首都辖区对 6~59 月龄儿童开展应急免疫活动,但麻疹疫情仍向全国蔓延。2014 年 9 月在全国范围内对 9~59 月龄儿童开展麻疹强化免疫后,10—12 月发生 1719 例麻疹,其中 >15 岁的 642 例(37%)。

(2) 流行性腮腺炎:2015 年,菲律宾报告 5 例流行性腮腺炎病例。

(3) 结核病:2014 年,菲律宾共发现新发结核病 2925 例,治疗 1286 例。

(4) 白喉:2011—2015 年菲律宾累计报告白喉 15 例,其中 2013 年和 2015 年分别报告 6 例和 9 例。

(5) 百日咳:2011—2015 年,菲律宾共报告百日咳 28 例,其中 2013 年和 2015 年分别报告 23 例和 5 例。

(6) 麻风病:2011—2014 年,菲律宾麻风病患病数分别为 4417 例、4912 例、4245 例和 3205 例,治愈数分别为 841 例、848 例、542 例和 524 例。

另据 WHO 统计,2011—2015 年菲律宾麻风病新病例数分别为 1818 例、2150 例、1729 例、1655 例和 1617 例。

2015 年,新检测到病例数为 1617 例;麻风病新增发病数为 1491 例;女性 456 例,儿童 131 例,2 级伤残 60 例,复发 45 例。2016 年第 1 季度,菲律宾麻风病报告患病数为 2559 例。

(7) 流行性脑脊髓膜炎:2014 年,菲律宾报告 5 例流行性脑脊髓膜炎病例。

3. 虫媒及自然疫源性疾病

(1) 鼠疫:2010—2015 年,菲律宾无鼠疫报告病例。

(2) 狂犬病:2011—2014 年,菲律宾狂犬病报告病例数分别为 17 例、512 例、167 例和 207 例。同期,WHO 汇总数据显示菲律宾狂犬病死亡数分别为 229 人、213 人、205 人和 236 人。

(3) 疟疾:2011—2014 年,菲律宾疟疾报告病例数分别为 507 例、4682 例、4457 例和 215 例。

(4) 丝虫病:2011—2014 年,菲律宾丝虫病报告病例数分别为 49 例、96 例、8 例和 2 例。

(5) 流行性乙型脑炎:2013—2015 年,菲律宾流行性乙型脑炎报告病例数分别为 24 例、69 例和 115 例。

(6) 登革热:2011—2014 年,菲律宾登革热报告病例数分别为 1541 例、9197 例、13 450 例和 3813 例。2015 年,菲律宾报告 8160 例登革热病例,57% 的病例是在国外感染的;死亡 598 人。

(7) 血吸虫病:2011—2014 年,菲律宾报告血吸虫病疑似病例数分别为 11 934 例、27 413 例、21 621 例和 8205 例;阳性病例数分别为 704 例、4986 例、2250 例和 1029 例。

4. 血液和性传播疾病

艾滋病:据联合国艾滋病规划署估计,2015 年菲律宾 HIV 感染者 4.2 万例,15~49 岁阳性率低于 0.1%,>15 岁女性有 4500 例,<14 岁儿童低于 500 例,艾滋病死亡低于 1000 人。

艾滋病确诊病例数从 2001 年的 174 例增加到 2015 年的 6552 例(前 10 个月数据),增长 37 倍。2015 年 4 月,菲律宾新增艾滋病 560 例,比既往同期增加了 42%;累计登记

24 936 例艾滋病。2014 年,共报告 6011 例 HIV 感染者,543 例诊断为艾滋病。

1984—1990 年,男性和女性艾滋病病例数分别为 83 例和 133 例;2010—2015 年,男性和女性分别为 22 726 例和 1017 例。2015 年男男性行为感染率较 2010 年增长了 10 倍。艾滋病发病年轻化,2000—2004 年、2005—2009 年和 2010—2015 年高发年龄组分别为 30~39 岁、25~34 岁和 20~29 岁。2010—2015 年艾滋病病例年龄中位数为 28 岁。海外劳务人员占菲律宾艾滋病病例总数的 20%。

1984—2015 年,艾滋病报告病例数从高到低依次为马尼拉(11 081 例,占 44%),4A 区(3230 例,占 13%)、中米沙鄢区(2260 例,占 9%)、3 区(2025 例,占 8%)和 11 区(1460 例,占 6%)。

菲律宾艾滋病病例中,24% 的通过异性性接触传播,47% 的通过同性性接触传播,30% 的通过双性性接触传播。2007 年起,20% 的通过异性性接触传播,80% 的通过男男性行为传播。

5. 其他疾病

(1) 破伤风:2011—2014 年,菲律宾新生儿破伤风报告病例数分别为 41 例、24 例、84 例和 51 例;其他破伤风病例数分别为 40 例、79 例、105 例和 219 例。

(2) 高致病性禽流感:2011—2015 年,菲律宾未报告高致病性禽流感病例。

(3) 传染性非典型肺炎:2003 年,菲律宾共报告 13 例传染性非典型肺炎病例。

(4) 中东呼吸综合征:2015 年 2 月,菲律宾报告第 1 例实验室确诊中东呼吸综合征病例。

(5) 病毒性肝炎:2014 年,菲律宾报告 1571 例病毒性肝炎病例,报告发病率为 1.6/10 万。

(6) 肺炎:2014 年,菲律宾急性下呼吸道感染和肺炎报告病例数为 488 415 例,报告发病率为 489.03/10 万。

(7) 病毒性脑膜炎:2014 年,菲律宾报告 247 例病毒性脑膜炎病例。

(8) 病毒性脑炎:2014 年,菲律宾报告 31 例病毒性脑炎病例。

四、风险评估

1. 腹泻、伤寒、副伤寒、甲型肝炎、霍乱　菲律宾腹泻、伤寒、副伤寒、甲型肝炎等发病水平较高,霍乱时有发生。建议赴菲律宾的旅行人员,要事先了解目的地近期消化道传染病的流行情况,注意饮食和饮水卫生,避免生食或食入未加热消毒的食物,尤其是没有煮熟的生鱼、贝类、凉拌食物、未经烹调的蔬菜,勿饮用来源不明的水或含冰饮料。如旅行、居住与工作所在区域的食品和饮用水卫生条件较差,发生感染的风险较大,建议出行前接种甲型肝炎、伤寒和副伤寒疫苗。

2. 肺结核　菲律宾是全球结核病发病率较高的国家,赴菲律宾旅行人员存在感染肺结核的风险。建议前往拥挤的医院、监狱、无家可归者收容所等容易发生肺结核暴发的人口密集的密闭场所时,佩戴口罩。

3. 登革热、疟疾和流行性乙型脑炎　菲律宾为登革热、疟疾、流行性乙型脑炎等虫媒传播疾病多发的国家。赴菲律宾的旅行人员,应使用蚊帐、防护服和驱避剂等,避免蚊虫叮咬。长期经贸、施工等人员的感染风险较高,除了避免蚊虫叮咬,还要清除居住和工作区积水,用筛网防蚊,有条件者储备抗疟疾药物,紧急状态下室内滞留喷洒杀虫剂,使用经扑灭司林处理的蚊帐、毯子、床单、披肩、外衣等。

前往菲律宾的人员,应严格做好个人防护措施,防止蚊虫叮咬。归国人员出现发热、皮疹、结膜炎及肌肉关节痛等症状,应及时就医,主动报告旅行史,并接受医学随访。

4. 麻风病　菲律宾是麻风病流行的国家。赴菲律宾旅行人员感染风险较低,避免与活动性麻风病病例密切接触,如必须接触麻风病病例,注意戴口罩、接触后洗手、注意个人卫生、加强营养、提高机体抵抗力等。

5. 狂犬病　狂犬病是致死性疾病,赴菲律宾的旅行人员,避免被流浪犬、猫或野生动物抓伤和咬伤,不要接触来历不明的流浪犬、猫等动物。暴露后伤口彻底地冲洗和消毒处理,接种疫苗、狂犬病毒人免疫球蛋白或抗狂犬病毒血清。可能涉及狂犬病患者管理的医护人员、密切接触者、兽医、动物驯养师、经常接触动物的农学院学生等高危人群,暴露前接种疫苗。

6. 艾滋病、梅毒、淋病　菲律宾是艾滋病、梅毒、淋病等血液和性传播疾病流行的国家,赴菲律宾高危人员应做好个人防护。

7. 血吸虫病　菲律宾存在血吸虫病的流行。赴血吸虫病疫区的旅行者尽量不要涉水、游泳或其他接触淡水的活动。

参考文献

1. 菲律宾国家概况 . 外交部 .http://www.fmprc.gov.cn/web/gjhdq_676201/gj_676203/yz_676205/1206_676452/1206x0_676454/.

2. 菲律宾概况 .WHO.http://www.who.int/countries/phl/en/.

3. 吕余生,沈德海 . 中国 - 东盟年鉴 . 北京:线装书局,2015.

4. Philippine Health Statistics 2013 http://www.doh.gov.ph/sites/default/files/publications/2013%20Philippine%20Health%20Statistics.pdf.

5. WHO 霍乱报告病例统计 .http://apps.who.int/gho/data/node.main.175.

6. WHO 霍乱死亡病例统计 .http://apps.who.int/gho/data/node.main.176.

7. Epidemic focus:Cholera. WER,2016,91(23):297-298.

8. WHO/UNICEF 联合报表 . http://www.who.int/immunization/monitoring_surveillance/data/en/.

9. 贾海梅,马超 . 菲律宾 1998—2014 年消除麻疹进展 . 中国疫苗和免疫,2015(4):470-471.

10. Global leprosy update,2015 ;time for action,accountability and inclusion. WER,2015,91(35):405-420.

11. Plague around the world,2010‐2015. WER,2016,91(8):89-93.

12. Reported number of human rabies deaths data by country. http://apps.who.int/gho/data/node.main.NTDRABIESHUMANDEATHS? lang=en.

13. 2015 DOH Annual Report. http://www.doh.gov.ph/sites/default/files/publications/DOH_Annual_Report_2015_07132016.compressed.pdf.

14. http://www.unaids.org/en/regionscountries/countries/philippines/.

15. https://en.wikipedia.org/wiki/HIV/AIDS_in_the_Philippines.

16. http://www.oie.int/animal-health-in-the-world/update-on-avian-influenza/2016/.

17. http://www.who.int/csr/sars/country/table2004_04_21/en/.

18. Philippine Health Statistics 2011. http://www.doh.gov.ph/sites/default/files/publications/PHS2011_edited.pdf.

19. Philippine Health Statistics 2012. http://www.doh.gov.ph/sites/default/files/publications/PHS2012.pdf.

20. FHSIS Annual Reports 2014. http://www.doh.gov.ph/sites/default/files/publications/FHSIS_Report_2014_0.pdf.

第七节　文　　莱

一、国家概况

文莱达鲁萨兰国(Negara Brunei Darussalam),简称文莱,位于加里曼丹岛西北部,北濒南中国海,东南西三面与马来西亚的沙捞越州接壤,并被沙捞越州的林梦分隔为不相连的东西两部分。海岸线长约 162km,有 33 个岛屿,沿海为平原,内地多山地。文莱气候属热带雨林气候,终年炎热多雨,年均气温为 28℃;面积为 5765km²。全国划分为 4 个区:文莱 - 摩拉(Brunei-Muara)、马来奕(Belait)、都东(Tutong)、淡布隆(Temburong)。区长和乡长由政府任命,村长由村民民主选举产生。马来人占 65.7%,华人占 10.3%,其他种族占 24%。马来语为国语,通用语为英语,华语使用较广泛。伊斯兰教为国教,其他还有佛教、基督教、道教等。2017年文莱 GDP 约 183.8 亿文元(约合 141.3 亿美元)。

2017 年文莱人口总数为 42.13 万人,男女期望寿命分别为 76 岁和 79 岁;2014 年人均卫生总支出为 1778 美元,卫生总支出占 GDP 的 2.6%。

2014 年文莱粗出生率为 16.7‰,粗死亡率为 3.6‰,人口增加率为 13.1‰,婴儿死亡率为 7.3/ 千活产儿,<5 岁儿童死亡率为 8.7/ 千活产儿。文莱 - 摩拉人口数为 29.53 万、马来奕为 6.34 万、都东为 4.43 万和淡布隆为 0.89 万。

二、卫生体系

1. 卫生行政系统　文莱卫生部长下设常任秘书长、部长办公室、卫生咨询委员会、法律事务部、创新转化部。常任秘书长负责内部审计、行政管理、财务和采购,下设副常任秘书长。专业副常任秘书长管理药物、卫生法律、卫生人员、护士、实验室、人力资源、规划和实施服务。行政副常任秘书长管理健康保健技术、国际事务、质量控制、合作交流、政策办公室。文莱卫生系统可提供公共卫生、社区卫生、牙科服务等服务(图 3-2)。

2. 医院系统　2014 年文莱医疗服务机构有 4 家医院、9 个医疗中心(含国防部属医疗机构)和 7 个透析中心;健康服务有 16 个保健中心、6 个健康诊所、7 个妇女儿童健康诊所、5个旅行卫生诊所和 2 个飞行医疗服务中心;4 家医院、1 个保健中心、20 个健康诊所、43 个学校保健所和 12 个机动服务站提供牙医服务。全国共有 700 名医生、104 名牙医、62 名药剂师和 2734 名护士(包括助产士)。

三、传染病监测与防控系统

文莱的传染病监测系统分为 3 类:

1. 病例监测　病例监测是对法定报告疾病的监测,由文莱 - 摩拉区的政府和私立医疗中心和医院每日报告给疾病控制司。其他地区的医疗机构每日报告给当地卫生局,卫生局再报告给疾病控制司。

2. 症状监测　症状监测是从政府医疗中心收集相关症候群信息,如流感样病例。文莱在 2003 年建立症状监测系统,目的是早期探测流感暴发,尽早采取公共卫生措施。该监测系统利用斯里巴加湾市和赛瑞亚哨点医院收集上呼吸道感染就诊信息。疾病控制司还开展

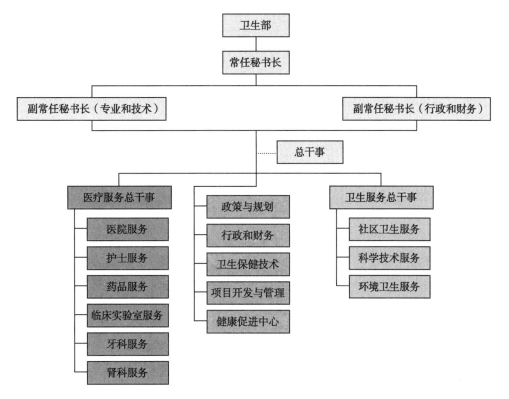

图 3-2 文莱卫生行政系统

急性弛缓性麻痹（acute flaccid paralysis，AFP）监测，确保文莱维持无脊髓灰质炎状态。

3. 事件监测 监测异常事件，如谣言。可为新发传染病和潜在疾病暴发提供早期预警。信息从正式和非正式的渠道获得，允许开展适当地调查核实。

四、主要传染病

1. 肠道传染病

（1）霍乱：1955 年、1965 年、1970 年、1982 年、1999 年和 2011 年，文莱报告了霍乱病例，分别为 1 例、198 例、24 例、6 例、93 例和 3 例；仅 1965 年报告了死亡病例，为 6 例。2011 年的 3 例均分布在文莱 - 摩拉区。其他年份无病例报告。

（2）甲型肝炎：2008—2014 年，文莱共报告 33 例甲型肝炎病例，每年报告约 2~9 例。

（3）伤寒 / 副伤寒：2008—2014 年，文莱共报告 13 例伤寒 / 副伤寒病例。其中，2013—2014 年无病例报告。

（4）细菌性痢疾：2008—2014 年，文莱共报告 66 例志贺菌引起的痢疾，每年均有病例，2014 年报告数最多，为 26 例。

（5）脊髓灰质炎：1980—2015 年，文莱无脊髓灰质炎报告病例。

2. 呼吸道及密切接触传播疾病

（1）麻疹与风疹：2008—2012 年，文莱共报告 10 例麻疹病例，2013—2014 年无病例报告。2008—2013 年，文莱共报告 8 例风疹病例，2014 年无病例报告。

（2）流行性脑脊髓膜炎：文莱无单独的流行性脑脊髓膜炎监测病种。

2008—2014年,文莱共报告27例细菌性脑膜炎病例,未进一步报告病原学诊断。

(3)流行性腮腺炎:2008—2014年,文莱共报告147例流行性腮腺炎病例,2008年、2010年和2011年报告病例数较多,分别为41例、30例和32例。

(4)肺结核:2008—2014年,文莱共报告1543例肺结核病例,每年报告200例左右。

(5)急性出血性结膜炎:2008—2014年,文莱共报告38例衣原体性结膜炎病例。每年均有病例报告,2009年报告数最多,为14例。

(6)水痘:2008—2014年,文莱共报告20 125例水痘病例。每年均有病例报告,2009年报告数最多,为3832例;2014年报告病例数最少,为1345例。

(7)白喉:1980—2015年,文莱无白喉报告病例。

(8)百日咳:2008—2014年,文莱共报告10例百日咳病例。

(9)麻风病:2005—2014年,文莱共报告13例麻风病病例。2015年无报告病例。

3. 虫媒及自然疫源性疾病

(1)鼠疫:2008—2014年,文莱无鼠疫报告病例。

(2)炭疽:2008—2014年,文莱无炭疽报告病例。

(3)狂犬病:2008—2014年,文莱无狂犬病报告病例。

(4)疟疾:2008—2014年,文莱共报告89例疟疾病例,其中2014年报告5例。

(5)丝虫病:2008—2014年,文莱共报告16例丝虫病病例,其中2014年报告1例。

(6)黑热病:文莱未开展黑热病监测。

(7)流行性乙型脑炎:2006—2014年,文莱无流行性乙型脑炎报告病例。2015年文莱报告1例流行性乙型脑炎。

(8)登革热:2008—2014年,文莱共报告1519例登革热病例。2013年和2014年报告病例数较多,分别为414例和430例。

(9)基孔肯雅热:2011—2014年,文莱共报告31例基孔肯雅热病例。各年度病例数分别为8例、3例、13例和7例。

(10)黄热病:2011—2014年,文莱无黄热病病例。

4. 血液和性传播疾病

(1)艾滋病:2008—2014年,文莱共报告11例艾滋病病例,其中2008—2010年和2014年无病例报告。2008—2014年,文莱共报告69例HIV感染病例,每年度均有病例报告。

1986年文莱报告首例本土HIV感染病例,截至2013年累计报告93例。

(2)梅毒:2008—2014年,文莱共报告120例梅毒病例。

(3)淋病:2008—2014年,文莱共报告1942例淋病病例。2009年报告病例数最多,为444例;2014年报告病例数最少,为67例。

(4)尖锐湿疣:文莱未单独报告尖锐湿疣病例。

(5)乙型肝炎和丙型肝炎:2008—2014年,文莱共报告30例乙型肝炎病例,其中2008年、2009年和2011年分别报告1例、26例和3例。其他年份无病例报告。

5. 其他疾病

(1)破伤风:2008—2014年,文莱共报告3例破伤风病例,2011年和2012年分别报告2例和1例。其他年份无病例报告。

2008—2014年,文莱无新生儿破伤风报告病例。

（2）人感染禽流感：2003年至今，文莱未报告人感染H5N1禽流感病例。

（3）传染性非典型肺炎：2003—2004年，文莱未报告传染性非典型肺炎病例。

（4）中东呼吸综合征：2012—2015年，文莱无中东呼吸综合征。

五、风险评估

1. 登革热、疟疾、寨卡病毒病和基孔肯雅热　文莱为登革热、疟疾、寨卡病毒病、基孔肯雅热等蚊媒传染病多发的国家。赴文莱的旅行人员，应使用蚊帐、防护服和驱避剂等，避免蚊虫叮咬。长期经贸、施工等人员的感染风险较高，除了避免蚊虫叮咬，还要清除居住和工作区积水，用筛网防蚊，有条件者储备抗疟疾药物，紧急状态下室内滞留喷洒杀虫剂，使用经扑灭司林处理的蚊帐、毯子、床单、披肩、外衣等。

如果文莱有寨卡病毒病疫情通报时，孕妇及计划怀孕的女性谨慎前往文莱，如需要前往，应严格做好个人防护措施，防止蚊虫叮咬。归国人员出现发热、皮疹、结膜炎及肌肉关节痛等症状，应及时就医，主动报告旅行史，并接受医学随访。

2. 细菌性痢疾、甲型肝炎　文莱的经济卫生水平较高，细菌性痢疾、甲型肝炎等发病水平低，在文莱旅行者感染上述传染病风险较低。但仍需做好食品卫生安全防护，建议赴文莱的旅行人员注意饮食和饮水卫生，避免生食或食入未加热消毒的食物，尤其是没有煮熟的生鱼、贝类、凉拌食物、未经烹调的蔬菜，勿饮用来源不明的水或含冰饮料。

3. 艾滋病、梅毒、淋病　文莱有艾滋病、梅毒、淋病等血液和性传播疾病流行，赴文莱高危人员做好个人防护，避免不安全性行为。

参考文献

1. 文莱国家概况 . 外交部 .http://www.fmprc.gov.cn/web/gjhdq_676201/gj_676203/yz_676205/1206_677004/1206x0_677006/.

2. 文莱国家概况 .WHO.http://www.who.int/countries/brn/en/.

3. Health Information Booklet（HIB）2014. http://www.moh.gov.bn/SitePages/Health%20Information%20Booklet.aspx.

4. 文莱疾病监测 .http://www.moh.gov.bn/SitePages/Communicable%20Disease%20Surveillance.aspx.

5. WHO 霍乱报告病例统计 .http://apps.who.int/gho/data/node.main.175.

6. Health Information Booklet（HIB）2011. http://www.moh.gov.bn/SitePages/Health%20Information%20Booklet.aspx.

7. WHO/UNICEF 联合报表 . http://www.who.int/immunization/monitoring_surveillance/data/en/.

8. WHO 麻风病报告病例统计 .http://apps.who.int/gho/data/node.main.WHS3_45? lang=en.

9. Global leprosy update, 2015：time for action, accountability and inclusion. WER, 2015, 91（35）:405-420.

10. Reported number of human rabies deaths data by country. http://apps.who.int/gho/data/node.main.NTDRABIESHUMANDEATHS? lang=en.

11. Yellow fever reported cases by country. http://apps.who.int/gho/data/node.main.WHS3_50? lang=en.

12. http://www.unaids.org/sites/default/files/country_documents//BRN_narrative_report_2014.pdf.

13. Cumulative number of confirmed human cases of avian influenza A（H5N1）reported to WHO. http://www.who.

int/influenza/human_animal_interface/H5N1_cumulative_table_archives/en/.

14. SARS. http://www.who.int/csr/sars/country/table2004_04_21/en/.

15. http://www.who.int/csr/disease/coronavirus_infections/maps-epicurves/en/.

16. Health Information Booklet（HIB）2008. http://www.moh.gov.bn/SitePages/Health%20Information%20Booklet. aspx.

17. Health Information Booklet（HIB）2009. http://www.moh.gov.bn/SitePages/Health%20Information%20Booklet. aspx.

18. Health Information Booklet（HIB）2010. http://www.moh.gov.bn/SitePages/Health%20Information%20Booklet. aspx.

19. Health Information Booklet（HIB）2012. http://www.moh.gov.bn/SitePages/Health%20Information%20Booklet. aspx.

20. Health Information Booklet（HIB）2013. http://www.moh.gov.bn/SitePages/Health%20Information%20Booklet. aspx.

第八节　柬　埔　寨

一、国家概况

柬埔寨王国（the Kingdom of Cambodia），简称柬埔寨，位于中南半岛南部。东部和东南部同越南接壤，北部与老挝交界，西部和西北部与泰国毗邻，西南濒临暹罗湾。总面积约18km²，海岸线长约460km。柬埔寨气候属热带季风气候，年均气温为24℃。柬埔寨有23个省和1个直辖市；有20多个民族，高棉族是主体民族，占总人口的80%，少数民族有占族、普农族、老族、傣族、斯丁族等。高棉语为通用语言，与英语、法语同为官方语言。佛教为国教，超过93%的居民信奉佛教，占族信奉伊斯兰教，少数城市居民信奉天主教。柬埔寨人口总数约1480万，华人、华侨约110万。2017年，柬埔寨GDP为222.8亿美元，对外贸易总额238亿美元。2018年经济增长率约为7%。

2015年，柬埔寨男女期望寿命分别为67岁和71岁；2013年，15~60岁男女死亡率分别为210‰和157‰；2014年，人均卫生总支出为183美元，卫生总支出占GDP的5.7%。

二、卫生体系

1. 卫生行政系统　卫生总局下设规划和卫生信息部、健康预防司、医院服务司、人力资源司、基本食品和药物司、传染病控制司、国际合作司、内部审计司、国际关系司。附属机构有柬埔寨国家疟疾中心、柬埔寨卫生科学大学、区域医疗学院、HIV/AIDS和性传播疾病中心、国家生殖健康中心。

2. 医院系统　2013年，柬埔寨有68家医院、516家卫生中心和1795个注册的私人诊所；2021名医生、962名助理医生、226名牙医、529名药剂师、2734名二级助产士、5534名二级护士、2332名初级助产士、3387名初级护士、460名二级实验室检测人员和2483名其他医务人员。

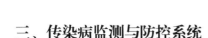

三、传染病监测与防控系统

柬埔寨早期预警系统包括:以个案为基础的监测系统,覆盖了 10 个主要疾病和症状。现在使用网络直报软件。

流感样病例监测:柬埔寨卫生部的传染病控制司、国立公共卫生研究院、柬埔寨巴斯德研究所和 WHO 联合在 7 个哨点开展流感样病例监测,提供流感样病例流行学信息,在哨点探测暴发,鉴别流感病毒循环株,提供公共卫生干预。

四、主要传染病

1. 肠道传染病

(1)霍乱:2010 年,柬埔寨报告霍乱 588 例,死亡 1 人。

(2)脊髓灰质炎:2007 年至今,柬埔寨无脊髓灰质炎报告病例。

2. 呼吸道及密切接触传播疾病

(1)麻疹和风疹:2011—2012 年,柬埔寨麻疹报告病例数分别为 722 例和 15 例。2013—2015 年,无麻疹报告病例;2011—2015 年风疹病例数分别为 1096 例、185 例、104 例、29 例和 18 例。

(2)流行性腮腺炎:2012 年,柬埔寨流行性腮腺炎报告病例数为 17 例。2013—2015 年,柬埔寨无流行性腮腺炎报告病例。

(3)肺结核:2009—2014 年,柬埔寨肺结核病例数分别为 39 202 例、40 460 例、38 555 例、40 185 例、37 743 例和 43 059 例。

2012 年柬埔寨结核病住院病例数为 22 121 例,死亡 190 人,男性占 57%,0~4 岁和 5~14 岁分别占 38% 和 22%。

(4)白喉:2011—2014 年,柬埔寨无白喉报告病例。2015 年第 33 周,柬埔寨报告 1 例白喉。

(5)百日咳:2012—2015 年,柬埔寨百日咳报告病例数分别为 54 例、0 例、3 例和 10 例。

(6)麻风病:2011—2014 年,柬埔寨麻风病报告病例数分别为 314 例、475 例、373 例和 210 例。2010 年和 2011 年麻风病的发病率分别为 2.4/10 万和 1.9/10 万。2012 年,柬埔寨报告 246 例新发麻风病病例,发病率为 1.7/10 万;男性占 62%,15~49 岁人群占 7%。

3. 虫媒及自然疫源性疾病

(1)鼠疫:2010—2015 年,柬埔寨无鼠疫病例报告。

(2)狂犬病:2010 年至今,柬埔寨未向 WHO 报告狂犬病死亡病例情况。2015 年,柬埔寨报告 8 例狂犬病病例。

(3)疟疾:2011—2014 年,柬埔寨报告疟疾病例数分别为 57 423 例、40 476 例、21 309 例和 25 152 例;死亡数分别为 94 人、45 人、12 人和 18 人。另据 WHO 估计,2013 年柬埔寨疟疾病例数为 7.7 万例。

(4)流行性乙型脑炎:2011—2015 年,柬埔寨流行性乙型脑炎报告病例数分别为 45 例、55 例、41 例、60 例和 48 例。

(5)登革热:2011—2013 年,柬埔寨登革热住院病例数分别为 15 980 例、37 675 例和 18 393 例,死亡分别为 73 人、179 人和 59 人。

据统计年报显示,2012年柬埔寨登革热门诊病例23 078例,男性占49%,0~4岁和15~49岁人群病例数较多。登革热住院病例23 963例,其中11 285例为登革出血热,4109例为登革热休克综合征病例;0~4岁和15~49岁人群病例数较多。

(6)黄热病:2011—2014年,柬埔寨无黄热病病例报告。

4. 血液和性传播疾病

艾滋病:2010—2012年,HIV感染率分别为0.53‰、0.43‰和0.38‰。2012年5466例检测出HIV阳性,15~49岁人群占82%。

2011—2013年,柬埔寨接受艾滋病抗逆转录病毒治疗(ART)的成人病例分别为39 254例、43 829例和46 134例,儿童病例分别为4123例、4533例和4216例。

5. 其他疾病

(1)破伤风:2012—2015年,柬埔寨新生儿破伤风报告病例数分别为15例、13例、18例和未报告;其他非新生儿破伤风病例数分别为15例、13例、18例和10例。

(2)高致病性禽流感:2003—2015年,柬埔寨累计报告人感染H5N1禽流感病例56例,死亡37人,2005—2014年分别报告4例、2例、1例、1例、1例、1例、8例、3例、26例和9例,死亡4人、2人、1人、0人、0人、1人、8人、3人、14人和4人。

(3)传染性非典型肺炎:2003—2004年,柬埔寨未报告传染性非典型肺炎病例。

(4)中东呼吸综合征:2012—2015年,柬埔寨无中东呼吸综合征病例。

五、风险评估

1. 腹泻、霍乱 柬埔寨腹泻发病水平较高,霍乱时有发生。建议赴柬埔寨的旅行人员注意饮食和饮水卫生,避免生食或食入未加热消毒的食物,尤其是没有煮熟的生鱼、贝类、凉拌食物、未经烹调的蔬菜,勿饮用来源不明的水或含冰饮料。

2. 肺结核 柬埔寨是结核病流行的国家,赴柬埔寨旅行人员存在感染肺结核的风险。建议前往拥挤的医院、监狱、无家可归者收容所等容易发生肺结核暴发的人口密集的密闭场所时,佩戴口罩。

3. 登革热、疟疾、寨卡病毒病和流行性乙型脑炎 柬埔寨为登革热、疟疾、寨卡病毒病、流行性乙型脑炎等虫媒传播疾病多发的国家。赴柬埔寨的旅行人员,应使用蚊帐、防护服和驱避剂等,避免蚊虫叮咬。长期经贸、施工等人员的感染风险较高,除了避免蚊虫叮咬,还要清除居住和工作区积水,用筛网防蚊,有条件者储备抗疟疾药物,紧急状态下室内滞留喷洒杀虫剂,使用经扑灭司林处理的蚊帐、毯子、床单、披肩、外衣等。

孕妇及计划怀孕的女性谨慎前往柬埔寨,如需要前往,应严格做好个人防护措施,防止蚊虫叮咬。归国人员出现发热、皮疹、结膜炎及肌肉关节痛等症状,应及时就医,主动报告旅行史,并接受医学随访。

4. 艾滋病、梅毒、淋病 柬埔寨是艾滋病、梅毒、淋病等血液和性传播疾病流行的国家,赴柬埔寨高危人员做好个人防护。

5. 麻风病 柬埔寨是麻风病流行的国家。赴柬埔寨旅行人员感染风险较低,避免与活动性麻风病患者密切接触,如必须接触麻风病患者,注意戴口罩、接触后洗手、注意个人卫生、加强营养、提高机体抵抗力等。

参考文献

1. 柬埔寨国家概况 . 外交部 . http：//www.fmprc.gov.cn/web/gjhdq_676201/gj_676203/yz_676205/1206_676572/1206x0_676574/.

2. 柬埔寨国家概况 . WHO. http：//www.who.int/countries/khm/en/.

3. 柬埔寨地图 . 联合国 . http：//www.un.org/Depts/Cartographic/map/profile/cambodia.pdf.

4. MOH_Leaflet_eng_2013_final http：//hiscambodia.org/public/health_statistic_en.php? m=6.

5. http：//cdcmoh.gov.kh/surveillance/camewarn.

6. WHO 霍乱报告病例统计 . http：//apps.who.int/gho/data/node.main.175.

7. WHO 霍乱死亡病例统计 . http：//apps.who.int/gho/data/node.main.176.

8. WHO/UNICEF 联合报表 . http：//www.who.int/immunization/monitoring_surveillance/data/en/.

9. Selected diseases for latest years reported cases by country（latest years）. http：//apps.who.int/gho/data/view.main.1540? lang=en.

10. WHO 麻风病报告病例统计 . http：//apps.who.int/gho/data/node.main.WHS3_45? lang=en.

11. Annual Health Statistics Report 2012. http：//hiscambodia.org/public/health_statistic_en.php? m=6.

12. Plague around the world, 2010 - 2015. WER. 2016. 91（8）：89-93.

13. Reported number of human rabies deaths data by country. http：//apps.who.int/gho/data/node.main.NTDRABIESHUMANDEATHS? lang=en.

14. Malaria reported deaths data by country. http：//apps.who.int/gho/data/node.main.A1367? lang=en.

15. Malaria estimated cases estimates by country. http：//apps.who.int/gho/data/view.main.14111? lang=en.

16. Yellow fever reported cases by country. http：//apps.who.int/gho/data/node.main.WHS3_50? lang=en.

17. Cumulative number of confirmed human cases of avian influenza A（H5N1）reported to WHO. http：//www.who.int/influenza/human_animal_interface/H5N1_cumulative_table_archives/en/.

18. SARS. http：//www.who.int/csr/sars/country/table2004_04_21/en/.

19. http：//www.who.int/csr/disease/coronavirus_infections/maps-epicurves/en/.

第九节　缅　　甸

一、国家概况

缅甸联邦共和国（the Republic of the Union of Myanmar），简称缅甸，位于中南半岛西部。东北与中国毗邻（边境相邻 2205km），西北与印度、孟加拉国相接，东南与老挝、泰国交界，西南濒临孟加拉湾和安达曼海。面积约为 67.6 万 km²，海岸线长 3200km。北部多丘陵，崎岖山地；南部多平原、沼泽和河流。属热带季风气候，年平均气温为 27℃。

全国分 7 个邦、7 个省和 1 个联邦区，分别为克钦邦（Kachin）、克耶邦（Kayah）、克伦邦（Kayin）、钦邦（Chin）、实皆省（Sagaing）、德林达依省（Tanintharyi）、勃固省（Bago）、马圭省（Magway）、曼德勒省（Mandalay）、孟邦（Mon）、若干邦（Rakhine）、仰光省（Yangon）、掸邦（Shan）、伊洛瓦底省（Ayeyarwaddy）、内比都特区（Naypyitaw）。省是缅族主要聚居区，邦为各少数民族聚居地，联邦区是首都内比都。缅甸有 74 个县、330 个乡、398 个镇、3065 个选区、13 619 个村组和 64 134 个村落。

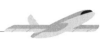

2015年缅甸人口数约5390万。缅甸共有135个民族,主要是缅族、克伦族、掸族、克钦族、钦族、克耶族、孟族和若开族等,缅族约占总人口的65%。少数民族均有自己的语言,其中克钦族、克伦族、掸族和孟族有文字。全国超过85%的人信奉佛教,约8%的人信奉伊斯兰教。

2017/2018财年,缅甸国内生产总值约690亿美元,人均约1300美元,吸引外国直接投资58亿美元。主要贸易伙伴是中国、泰国、新加坡、日本、韩国。截至2013年,缅甸外债余额96亿美元,央行外汇余额11.3亿美元,黄金储备7吨。2010年,城市贫困比例为15.7%,农村为29.2%。

据WHO统计,缅甸2013年<15岁儿童占25%,>60岁占8%,年龄中位数为29岁,总和生育率为1.9,活产数为92万,出生登记覆盖率为72%,男女期望寿命分别为64岁和68岁,人均卫生总支出约37美元,卫生总支出占GDP的1.8%。

二、卫生体系

1. 卫生行政系统　缅甸卫生部(Ministry of Health)及下属部门在全国各地提供健康促进、预防、治疗和康复服务。

(1) 卫生规划司(Department of Health Planning):下设规划、卫生信息、研究和发展、电子健康、综合等部门。

(2) 卫生署(Department of Health):负责向国民提供综合的医疗服务,下设综合、规划、公共卫生、医疗、预防控制、流行病学、法律法规、国立卫生实验室、职业卫生、护理、预算等部门。

(3) 医学科学司(Department of Medical Sciences):负责培训卫生保健人员,下设本科教育、研究生教育、护士教育、规划和统计、对外联络、预算、医学教育中心等部门。

(4) 医学研究一司[Department of Medical Research(Lower)]由6个研究中心组成,含有25个研究科室、10个支撑科室和11个临床基地,力争成为国家健康研究中心,开展传染病相关技术研究,开展传染病诊断、管理和预防控制的适宜技术,重点研究疟疾、病毒性肝炎和结核病。

(5) 医学研究二司[Department of Medical Research(Upper)]:含有10个研究科室和7个支撑科室,研究领域较复杂,如传染病、慢性疾病,传统医学、医疗机构评估、社会医学等。

(6) 传统医学司(Department of Traditional Medicine):负责在现有医疗体系和国家卫生规划中提供全面的传统医学服务,开发传统医学药物和治疗技术,培养传统医学工作者。

(7) 食品药品司(Department of Food & Drug Administration):主要负责食品安全、药品安全、医疗器械和化妆品的质量(图3-3)。

2. 医院系统　国防、铁路、矿业、工业、能源、家庭和交通运输等部委也为职员和家属提供医疗服务,劳动部设立3所综合性医院,工业部运营缅甸制药厂。缅甸医学会的全科医生处在各乡镇设立分支机构,更新医务人员的诊断和治疗措施。私立机构、宗教团体、社区组织等也提供日间护理服务。西方医学与传统医学并存,全国有14所传统医学医院,医生接受传统医学本科以上教育。

医院主要集中在城市和乡镇,公立医院占90%,私立医院占10%。仰光卫生资源丰富,2012年共有119家医院;公立医院74家,约占全国公立医院的8%,私立医院45所,约占全国私立医院的36%。公立医院价格便宜,但药品缺乏,有时只提供处方,由患者在药店自购药品;私立医院条件较好,就诊、药费普遍高于中国国内医院。由于交通便利,部分民众前往

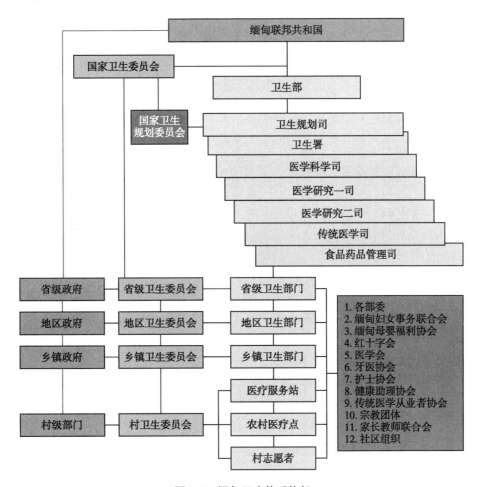

图 3-3 缅甸卫生体系构架

医疗条件好的国家就医,2012 年前往泰国、印度、马来西亚和新加坡就医分别为 6.5 万人次、2.5 万人次、0.7 万人次和 0.55 万人次。缅甸医药行业估计约 49.5 亿美元,仰光和曼德勒约占药品销售的 60%,印度制药公司占市场份额的 40%。

3. 面临的挑战

(1) 缺乏足够的医务人员,大多数职业医师位于或邻近大城市,农村医生非常少。

(2) 医生工资水平较低,在公立医院初级医生月收入约 100~350 美元。

(3) 药品质量也是突出的问题,多数药品不受管制或存在伪造。

(4) 医疗教育体系较弱。

(5) 人均收入低,消费能力差,仰光人均医疗支出是其他地区的 2 倍。

三、传染病监测与防控系统

中央流行病学处负责传染病预防控制、监测和应急处置。国家监测系统覆盖传染病、新发传染病、气候相关疾病和疫苗可预防的疾病。加强与其他部委、国际和地区组织合作,准备和应对埃博拉、H7N9 禽流感、中东呼吸综合征等新发传染病。加强急性弛缓性麻痹监测系统和常规免疫服务,在全国范围内维持无脊髓灰质炎。加强麻疹病例监测,争取 2020 年

实现消除麻疹的目标。通过有效的措施,维持 2010 年实现的孕产妇和新生儿消除破伤风状态。创新防控措施,争取降低狂犬病等传染病的发病率和死亡率。

缅甸公共卫生数据报告分为月报、季报和年报。2012 年全国月报报告率平均为 97%,季报报告率平均为 94%。

四、主要传染病

1. 肠道传染病

(1) 霍乱:缅甸南部拥有广阔的海岸线、卫生条件较差、饮用水不安全、人口拥挤、当地气候条件以及霍乱弧菌广泛存在于外环境中,容易造成霍乱的暴发。2008 年、2011 年、2012 年和 2013 年,缅甸报告霍乱病例数分别为 45 例、16 例、174 例和 33 例,死亡分别为 1 人、0 人、0 人和 0 人。

(2) 伤寒 / 副伤寒:2010—2012 年,缅甸伤寒发病率分别为 8.0/10 万、7.3/10 万和 8.6/10 万,死亡数(或率)分别为 17 人、12 人和 0.01/10 万。

2012 年,各地区伤寒发病率从高到低依次为钦邦(34.5/10 万)、若干邦(17.6/10 万)、实皆省(12.7/10 万)、曼德勒省(11.1/10 万)、孟邦(10.6/10 万)、勃固省(10.3/10 万)、克钦邦(9.2/10 万)、伊洛瓦底省(9.1/10 万)、掸邦北部(8.6/10 万)、马圭省(7.1/10 万)、克耶邦(5.2/10 万)、掸邦南部(5.2/10 万)、掸邦东部(2.9/10 万)、德林达依省(2.6/10 万)、克伦邦(2.3/10 万)、内比都特区(1.5/10 万)和仰光省(0.4/10 万)。

(3) 细菌性痢疾:2010—2012 年,缅甸细菌性痢疾发病率分别为 303.5/10 万、269.7/10 万和 205.2/10 万,死亡数(或率)为 9 人、7 人和 0.01/10 万。

2012 年,各地区细菌性痢疾发病率从高到低依次为钦邦(520.9/10 万)、若干邦(421.1/10 万)、克耶邦(362.9/10 万)、克钦邦(280.5/10 万)、掸邦东部(279.6/10 万)、马圭省(276.8/10 万)、德林达依省(251.2/10 万)、实皆省(234.1/10 万)、伊洛瓦底省(206.7/10 万)、克伦邦(203.2/10 万)、掸邦南部(200.4/10 万)、曼德勒省(174.4/10 万)、掸邦北部(164.2/10 万)、勃固省(162.7/10 万)、孟邦(146.5/10 万)、内比都特区(110.7/10 万)和仰光省(66.4/10 万)。

(4) 脊髓灰质炎:2006 和 2007 年,缅甸脊髓灰质炎报告病例数分别为 1 例和 15 例。2008 年至今,缅甸无脊髓灰质炎报告病例,进入维持无脊髓灰质炎状态。

(5) 腹泻:2010—2012 年,缅甸腹泻发病率分别为 680.1/10 万、668.4/10 万和 670.5/10 万,死亡数(或率)分别为 293 人、244 人和 0.5/10 万。

2. 呼吸道及密切接触传播疾病

(1) 麻疹与风疹:2005—2014 年,缅甸麻疹报告病例数分别为 314 例、760 例、1088 例、333 例、329 例、190 例、2046 例、2175 例、1010 例和 122 例。

2007—2014 年,缅甸风疹报告病例数分别为 2 例、5 例、13 例、11 例、103 例、21 例、23 例和 30 例。

(2) 结核病:2005—2014 年,缅甸结核病现患病例数分别估计为 32 万、31 万、30 万、29 万、28 万、27 万、26 万、26 万、25 万和 24 万例。

2012 年,肺结核痰涂片阳性率为 58.0/10 万,死亡率为 0.5/10 万;复发性肺结核发病率为 10.6/10 万,死亡率为 0.1/10 万;肺结核痰涂片阴性率为 78.6/10 万,死亡率为 0.6/10 万;其他结核发病率为 33.7/10 万,死亡率为 0.1/10 万。2012 年结核病病例中,男性占 63.6%,女性占 36.4%;<1 岁组占 1.7%,1~4 岁组占 10.7%,5~14 岁组占 18.1%,15~44 岁组占 37.0%,

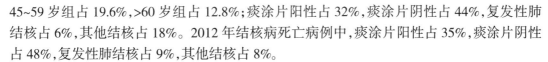

45~59 岁组占 19.6%,>60 岁组占 12.8%;痰涂片阳性占 32%,痰涂片阴性占 44%,复发性肺结核占 6%,其他结核占 18%。2012 年结核病死亡病例中,痰涂片阳性占 35%,痰涂片阴性占 48%,复发性肺结核占 9%,其他结核占 8%。

2014 年,缅甸结核病现患病例数为 24 万,患病率为 457/10 万;结核病(排除结核分枝杆菌和 HIV 合并感染)发病数为 20 万,发病率为 369/10 万;结核分枝杆菌和 HIV 合并感染发病数为 1.9 万,发病率为 36/10 万;结核病(排除结核分枝杆菌和 HIV 合并感染)死亡数为 2.8 万,死亡率为 53/10 万;结核分枝杆菌和 HIV 合并感染死亡数为 4100 人,死亡率为 7.7/10 万。138 352 例新发和复发结核病病例中,<15 岁儿童占 26%,男女性别比值为 1.6∶1。

(3) 白喉:2005—2014 年,缅甸白喉报告病例数分别为 5 例、3 例、5 例、3 例、19 例、4 例、7 例、19 例、38 例和 29 例。

2012 年,缅甸 <5 岁儿童白喉发病率为 0.4/10 万,死亡率为 0.2/10 万。各地区 <5 岁儿童白喉发病率从高到低依次为掸邦北部(1.5/10 万)、曼德勒省(1.2/10 万)、仰光省(0.7/10 万)、伊洛瓦底省(0.3/10 万)、勃固省(0.2/10 万)。

(4) 百日咳:2005—2014 年,缅甸百日咳报告病例数分别为 11 例、13 例、13 例、5 例、3 例、0 例、5 例、2 例、14 例和 5 例。

2012 年,缅甸 <5 岁儿童百日咳发病率为 0.3/10 万,死亡率为 0.1/10 万。各地区 <5 岁儿童百日咳发病率从高到低依次为钦邦(3.3/10 万)、曼德勒省(1.4/10 万)、勃固省(0.5/10 万)、掸邦南部(0.5/10 万)、仰光省(0.2/10 万)和伊洛瓦底省(0.2/10 万)。

(5) 流行性腮腺炎、猩红热:未开展监测,无全国监测数据。

(6) 脑膜炎:2010—2012 年,缅甸脑膜炎发病率分别为 1.5/10 万、1.7/10 万和 2.7/10 万,死亡数(或率)分别为 39 人、48 人和 0.1/10 万。据 WHO 估计,2012 年缅甸脑膜炎死亡数约 4300 例。2012 年,各地区脑膜炎发病率从高到低依次为掸邦北部(9.2/10 万)、德林达依省(7.3/10 万)、勃固省(5.8/10 万)、掸邦东部(4.5/10 万)、克钦邦(3.4/10 万)、实皆省(3.4/10 万)、钦邦(2.5/10 万)、孟邦(2.1/10 万)、曼德勒省(1.9/10 万)、掸邦南部(1.9/10 万)、内比都特区(1.9/10 万)、克伦邦(1.8/10 万)、仰光省(1.5/10 万)、伊洛瓦底省(1.3/10 万)、若干邦(0.8/10 万)、马圭省(0.7/10 万)和克耶邦(0.4/10 万)。

(7) 呼吸道感染:2010—2012 年,缅甸 <5 岁儿童急性呼吸道感染发病率分别为 5145.7/10 万、5788.4/10 万和 5264.2/10 万,死亡率分别为 17.6/10 万、14.4/10 万和 15.6/10 万。WHO 估计 2012 年缅甸呼吸道感染死亡数约 4.06 万例,其中下呼吸道感染死亡为 4.05 万例,上呼吸道感染和中耳炎死亡 100 例。

2012 年,各地区 <5 岁儿童急性呼吸道感染发病率从高到低依次为钦邦(11 426.7/10 万)、马圭省(8303.2/10 万)、实皆省(8026.9/10 万)、若干邦(6892.6/10 万)、克耶邦(6642.2/10 万)、德林达依省(6575.3/10 万)、掸邦东部(6554.3/10 万)、掸邦南部(5448.6/10 万)、克钦邦(5329.8/10 万)、伊洛瓦底省(5021.2/10 万)、曼德勒省(4561.7/10 万)、仰光省(4146.5/10 万)、孟邦(3524.0/10 万)、克伦邦(3476.1/10 万)、掸邦北部(2936.7/10 万)、勃固省(2906.9/10 万)和内比都特区(2364.8/10 万)。

(8) 传染性非典型肺炎:2003 年,缅甸未报告传染性非典型肺炎病例。

(9) 高致病性禽流感:2006 年,缅甸首次报告人感染 H5N1 禽流感病例。

3. 虫媒及自然疫源性疾病

(1) 鼠疫:未检索到近年来缅甸鼠疫疫情。

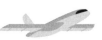

（2）炭疽：2010—2012 年,缅甸炭疽发病率分别为 0.2/10 万、0.0/10 万和 0.1/10 万。

2012 年,各地区炭疽发病率从高到低依次为曼德勒省（0.4/10 万）、实皆省（0.2/10 万）、若干邦（0.2/10 万）和克钦邦（0.1/10 万）。

（3）狂犬病：2010—2012 年,缅甸狂犬病发病率分别为 0.4/10 万、0.5/10 万和 0.4/10 万,死亡数（或率）分别为 205 人、245 人和 0.4/10 万。

2012 年,各地区狂犬病发病率从高到低依次为勃固省（0.9/10 万）、马圭省（0.8/10 万）、曼德勒省（0.6/10 万）、内比都特区（0.6/10 万）、孟邦（0.5/10 万）、实皆省（0.4/10 万）、克钦邦（0.3/10 万）、伊洛瓦底省（0.3/10 万）、克伦邦（0.2/10 万）、德林达依省（0.2/10 万）、若干邦（0.2/10 万）和仰光省（0.1/10 万）。

（4）疟疾：2010—2011 年,缅甸疟疾发病率分别为 1420.0/10 万和 1082.9/10 万,死亡率分别为 1.7/10 万和 1.2/10 万。

2012 年缅甸疟疾发病死亡情况见表 3-4。2012 年,全国门诊患者中,疟疾病例占的 3.97%；住院患者中,疟疾病例占 1.84%；死亡率为 1.67%。各地区门诊患者中疟疾构成比从高到低依次为钦邦（12.53%）、克钦邦（11.68%）、德林达依省（10.98%）、若干邦（8.07%）、克耶邦（7.89%）、掸邦北部（7.42%）、实皆省（5.45%）、掸邦南部（5.36%）、克伦邦（5.17%）、勃固省（2.70%）、伊洛瓦底省（2.41%）、内比都特区（1.98%）、曼德勒省（1.93%）、马圭省（1.84%）、孟邦（1.55%）、掸邦东部（1.25%）和仰光省（0.16%）。

表 3-4　2012 年缅甸疟疾发病死亡情况

省、邦、联邦区	门诊患者中,疟疾构成比 /%	住院患者中,疟疾构成比 /%	病死率 /%
克钦邦	11.68	4.73	2.68
克耶邦	7.89	2.02	0.45
克伦邦	5.17	4.28	1.80
钦邦	12.53	4.21	0.57
实皆省	5.45	3.72	1.99
德林达依省	10.98	4.63	0.87
勃固省	2.70	2.09	1.39
马圭省	1.84	0.51	5.25
曼德勒省	1.93	0.77	0.35
孟邦	1.55	1.56	1.08
若干邦	8.07	2.21	1.62
仰光省	0.16	0.09	0.80
掸邦南部	5.36	4.04	1.64
掸邦北部	7.42	3.89	1.86
掸邦东部	1.25	1.27	0.93
伊洛瓦底省	2.41	1.64	1.99
内比都特区	1.98	0.98	0.25
全国	3.97	1.84	1.67

（5）流行性乙型脑炎：2007—2014 年，缅甸流行性乙型脑炎报告病例数分别为 28 例、5 例、8 例、18 例、20 例、14 例、3 例和 50 例。

（6）钩端螺旋体病：2012 年，缅甸报告 15 例钩端螺旋体病，其中德林达依省 8 例、勃固省 2 例，实皆省、马圭省、孟邦、仰光省和内比都特区各 1 例。

（7）钩虫病：2014 年，一名 33 岁法国男子前往缅甸旅行 3 周，期间穿短裤坐在仰光公园里，回国后确诊为锡兰钩虫病。

（8）类鼻疽：2014 年，在泰缅边境报告 2 例类鼻疽死亡病例。

（9）弓形虫：蝙蝠是潜在的存储宿主。2008 年，在缅甸南部（靠近云南省）采集到的 550 只食虫蝙蝠，161 只检测出弓形虫。

（10）猪囊虫病：2014 年缅甸第一次开展猪囊虫病调查，奈比多地区猪囊虫病患病率为 23.67%，人感染脑囊尾蚴病会出现癫痫、失明和死亡。

4. 血液和性传播疾病

（1）艾滋病：2014 年，缅甸艾滋病患者为 21 万例，死亡 1 万人。15~49 岁患病率为 0.7%，≥15 岁患者为 20 万例，≥15 岁女性患者为 7 万例，0~14 岁儿童患者为 11 万例。

（2）梅毒：2012 年，缅甸初产妇梅毒试验阳性率为 0.82%，各地区初产妇梅毒试验阳性率从高到低依次为若干邦（8.21%）、勃固省（2.70%）、仰光省（1.29%）、德林达依省（0.69%）、伊洛瓦底省（0.63%）、实皆省（0.62%）、孟邦（0.44%）、掸邦南部（0.21%）、克钦邦（0.18%）、曼德勒省（0.12%）、掸邦北部（0.12%）、内比都特区（0.11%）、克伦邦（0.10%）和马圭省（0.07%）（表 3-5）。

表 3-5 2012 年缅甸性传播疾病发病情况

省、邦、联邦区	初产妇梅毒试验阳性率 /%	生殖器溃疡检出率 /%	男性生殖器流脓率 /%	门诊患者中,性传播疾病构成比 /%
克钦邦	0.18	6.8	1.6	0.0
克耶邦	0.00	1.1	0.0	0.0
克伦邦	0.10	4.7	5.4	0.1
钦邦	0.00	0.2	0.0	0.0
实皆省	0.62	2.3	1.0	0.0
德林达依省	0.69	13.1	25.2	0.4
勃固省	2.70	2.7	2.8	0.1
马圭省	0.07	1.7	2.5	0.0
曼德勒省	0.12	4.5	2.3	0.2
孟邦	0.44	0.4	0.3	0.0
若干邦	8.21	6.7	6.7	0.0
仰光省	1.29	2.2	2.8	0.1
掸邦南部	0.21	3.6	0.4	0.0
掸邦北部	0.12	1.0	0.5	0.0
掸邦东部	0.00	2.2	14.1	0.0
伊洛瓦底省	0.63	2.0	3.3	0.1
内比都特区	0.11	2.3	0.0	0.0
全国	0.82	3.2	3.2	0.1

5. 其他疾病

(1) 破伤风:2005—2014年,缅甸全人群破伤风报告病例数分别为186例、224例、259例、147例、229例、96例、178例、75例、73例和73例,新生儿破伤风报告病例数分别为39例、41例、49例、25例、34例、19例、32例、29例、39例和32例。

(2) 麻风病:2005—2013年,缅甸麻风病患病数分别为3571例、3721例、3637例、3365例、3147例、2936例、3082例、3013例和2950例。

2012年,新增麻风病发病率为4.9/10万,<15岁占4.9%,女性占28.5%,2级伤残占10.4%,接受标准化治疗出院数1987人,延误治疗数45人,患病率0.4/万。各地区新增麻风病发病率从高到低依次为掸邦南部(9.8/10万)、勃固省(9.1/10万)、实皆省(7.6/10万)、马圭省(5.9/10万)、掸邦北部(5.6/10万)、伊洛瓦底省(5.4/10万)、曼德勒省(5.0/10万)、内比都特区(4.4/10万)、克伦邦(3.5/10万)、仰光省(3.0/10万)、克耶邦(2.6/10万)、德林达依省(2.0/10万)、钦邦(1.3/10万)、孟邦(0.9/10万)、掸邦东部(0.9/10万)、若干邦(0.5/10万)和克钦邦(0.3/10万)。

(3) 沙眼:2012年,缅甸眼部疾病发病率132.6/10万;<10岁儿童中,沙眼感染构成比为0.0015%;全人群失明构成比为0.0048%;新生儿眼部感染发病率为0.1/千活产儿。

(4) 病毒性肝炎:2010—2012年,缅甸病毒性肝炎发病率分别为17.0/10万、13.1/10万和12.7/10万,死亡数(或率)分别为92人、79人和0.1/10万。

2012年,各地区病毒性肝炎发病率从高到低依次为实皆省(25.4/10万)、钦邦(23.0/10万)、掸邦北部(20.3/10万)、曼德勒省(15.2/10万)、若干邦(15.2/10万)、掸邦南部(13.9/10万)、勃固省(13.8/10万)、克伦邦(13.6/10万)、克钦邦(11.4/10万)、伊洛瓦底省(11.3/10万)、德林达依省(9.7/10万)、孟邦(8.5/10万)、内比都特区(7.2/10万)、掸邦东部(7.1/10万)、克耶邦(6.7/10万)、马圭省(6.3/10万)和仰光省(3.6/10万)。

(5) 中东呼吸综合征:截至2015年10月,缅甸未报告中东呼吸综合征病例。

五、风险评估

1. 腹泻、菌痢、霍乱 缅甸腹泻、菌痢等疾病的发病水平较高,霍乱时有发生。建议赴缅甸的旅行人员注意饮食和饮水卫生,避免生食或食入未加热消毒的食物,尤其是没有煮熟的生鱼、贝类、凉拌食物、未经烹调的蔬菜,勿饮用来源不明的水或含冰饮料。

2. 肺结核 缅甸是结核病流行的国家,赴缅甸旅行人员存在感染肺结核的风险。建议前往拥挤的医院、监狱、无家可归者收容所等容易发生肺结核暴发的人口密集的密闭场所时,佩戴口罩。

3. 登革热、疟疾、寨卡病毒病、流行性乙型脑炎 缅甸为登革热、疟疾、寨卡病毒病、流行性乙型脑炎等虫媒传播疾病多发的国家。赴缅甸的旅行人员,应使用蚊帐、防护服和驱避剂等,避免蚊虫叮咬。长期经贸、施工等人员的感染风险较高,除了避免蚊虫叮咬,还要清除居住和工作区积水,用筛网防蚊,有条件者储备抗疟疾药物,紧急状态下室内滞留喷洒杀虫剂,使用经扑灭司林处理的蚊帐、毯子、床单、披肩、外衣等。

孕妇及计划怀孕的女性更应严格做好个人防护措施,防止蚊虫叮咬。归国人员出现发热、皮疹、结膜炎及肌肉关节痛等症状,应及时就医,主动报告旅行史,并接受医学随访。

4. 白喉 缅甸白喉时有发生。白喉主要经呼吸道传播,病死率高达10%。中国儿童百白破疫苗(diptheria,tetanus and pertussis combined vaccine,DTP)接种率较高,保护性抗体水

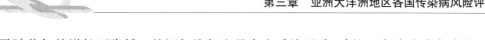

平随着年龄增长而降低。赴缅甸旅行人员存在感染风险,建议无免疫史或免疫史不详的人接种疫苗。

5. 麻风病　缅甸是麻风病流行的国家。赴缅甸旅行人员应避免与活动性麻风病患者密切接触,如必须接触麻风病患者,注意戴口罩、接触后洗手、注意个人卫生、加强营养、提高机体抵抗力等。

6. 艾滋病、梅毒、淋病、乙型肝炎　缅甸是艾滋病、梅毒、淋病、乙型肝炎等疾病流行的国家,赴缅甸人员应做好相关个人防护。

7. 狂犬病　狂犬病是致死性疾病,赴缅甸的旅行人员,应避免被流浪犬、猫或野生动物抓伤和咬伤,不要接触来历不明的流浪犬、猫等动物。暴露后伤口彻底地冲洗和消毒处理,接种疫苗、狂犬病毒人免疫球蛋白或抗狂犬病毒血清。

参考文献

1. 缅甸卫生部 . 缅甸国家概况 . http://www.moh.gov.mm/file/COUNTRY%20PROFILE.pdf.

2. 中国外交部网站 . 缅甸国家概况 . http://www.fmprc.gov.cn/web/gjhdq_676201/gj_676203/yz_676205/1206_676788/1206x0_676790/.

3. 世界卫生组织 . 缅甸国家概况 . http://www.who.int/countries/mmr/en/.

4. 缅甸卫生部 . 卫生基础设置 . http://www.moh.gov.mm/file/HEALTH%20INFRASTRUCTURE.pdf.

5. 缅甸卫生部 . 缅甸卫生保健系统 . http://www.moh.gov.mm/file/MYANMAR%20HEALTH%20CARE%20SYSTEM.pdf.

6. http://www.myanmarhealthcareconsulting.com/.

7. 缅甸卫生部 . 2012 年公共卫生统计数据 . http://www.moh.gov.mm/.

8. http://www.who.int/cholera/statistics/en/.

9. 缅甸卫生部 . 2010—2011 年公共卫生统计数据 . http://www.moh.gov.mm/.

10. WHO/UNICEF 联合报表 . http://www.who.int/immunization/monitoring_surveillance/data/en/.

11. 缅甸下财年拟进行万村饮水工程 . http://www.mofcom.gov.cn/article/i/jyjl/j/201403/20140300508398.shtml.

12. 缅甸政府下架 73 品牌饮用水 . http://www.zaobao.com/realtime/world/story20150226-450770.

13. http://www.who.int/tb/country/data/download/en/.

14. http://www.who.int/tb/country/data/profiles/en/.

15. http://www.who.int/healthinfo/global_burden_disease/estimates/en/index1.html.

16. http://www.who.int/healthinfo/global_burden_disease/estimates/en/index1.html.

17. 世界卫生组织 . 中东呼吸综合征疫情报告 . http://www.who.int/emergencies/mers-cov/en/.

18. Mon PP,Lapkuntod J,Maw MT,et al. Highly pathogenic avian influenza(H5N1)in Myanmar,2006—2010. Arch Virol,2012,157(11):2113-2123.

19. Brunet J,Lemoine JP,Lefebvre N,et al. Bloody diarrhea associated with hookworminfection in traveler returning to France from Myanmar. Emerg Infect Dis,2015,21(10):1878-1879.

20. Chu CS,Winearls S,Ling C,et al. Two fatal cases of melioidosis on the Thai-Myanmar border. F1000Res,2014,3:4.

21. Sun H,Wang Y,Zhang Y,et al. Prevalence and genetic characterization of Toxoplasma gondii in bats in Myanmar. Appl Environ Microbiol,2013,79(11):3526-3528.

22. Khaing TA,Bawm S,Wai SS,et al. Epidemiological Survey on Porcine Cysticercosis in Nay Pyi Taw Area,

Myanmar. J Vet Med,2015,2015：340828.

23. 缅甸在线 . http://www.myanmarol.com/.

24. http://www.who.int/gho/hiv/en/.

25. http://apps.who.int/gho/data/node.main.A1638? lang=en.

第十节　老　　挝

一、国家概况

老挝人民民主共和国(The Lao People's Democratic Republic),简称老挝,是位于中南半岛北部的内陆国家,北邻中国,南接柬埔寨,东临越南,西北达缅甸,西南毗连泰国,面积为23.68 万 km²。湄公河在老挝境内干流长度为 777.4km,流经首都万象。老挝气候属热带、亚热带季风气候,5—10 月为雨季,11 月至次年 4 月为旱季,年平均气温约 26℃。老挝全境雨量充沛,降水量最少年份为 1250mm,最大年降水量达 3750mm。老挝划分为 17 个省、1 个直辖市;有 50 个民族,分属老泰语族系、孟 - 高棉语族系、苗 - 瑶语族系、汉 - 藏语族系,统称为老挝民族;通用老挝语;居民多信奉佛教;华侨华人约 3 万多人。2017 年老挝 GDP 约 170 亿美元,人均 2472 美元。

2017 年,老挝人口总数为 680 万人,男女期望寿命分别为 64 岁和 67 岁。2013 年,15~60 岁男女死亡率分别为 197‰和 158‰。2014 年,人均卫生总支出为 98 美元,卫生总支出占 GDP 的 1.9%。

医疗卫生事业逐年发展,国家职工和普通居民均享免费医疗。

二、卫生体系

1. 卫生行政系统　老挝卫生行政系统分为中央(卫生部)、省级(省级卫生办公室)和地区级(地区级卫生办公室)。卫生服务供系统给分为中央(卫生部直管医院)、省级(省级卫生部门管理的医院)、地区(地区级管理的医院)和社区卫生服务中心(地区级管理),乡村级设还有卫生志愿者。

2. 医院系统　老挝主要城市卫生条件较好,农村特别是山区医疗条件较差。国家重视医疗卫生事业,国家职工享受免费医疗,对产妇和 <5 岁儿童实行免费医疗。截至 2014 年底,全国有公立医院 153 所,其中中央公立医院 5 所,省级医院 12 所,区域医院 4 所,县级医院 129 所和医疗中心 3 所。卫生所 892 所,私人诊所 1133 所。全国有病床 9950 张。2014 年,老挝社会保障覆盖率为 27%。

三、主要传染病

1. 肠道传染病

(1) 霍乱:据 WHO 统计,2007 年、2008 年和 2010 年,老挝霍乱报告病例数分别为 169 例、201 例和 237 例,死亡病例数分别为 3 人、0 人和 4 人;其他年份无霍乱报告病例。

(2) 脊髓灰质炎:2005 年至今,老挝无脊髓灰质炎报告病例。

(3) 腹泻:2009—2010 年,老挝 <5 岁门诊儿童严重脱水性腹泻报告发病率平均为

3.67‰。公河地区报告发病率较高,为12.93‰。

2. 呼吸道及密切接触传播疾病

(1) 麻疹和风疹:2011—2015年,老挝麻疹报告病例数分别为113例、32例、71例、339例和56例;风疹报告病例数分别为169例、78例、83例、2例和45例。

(2) 流行性腮腺炎:2011年和2013年,老挝流行性腮腺炎报告病例数分别为54例和27例。2012年和2014—2015年,老挝未报告流行性腮腺炎病例。

(3) 结核病:2009—2010年,老挝结核病患者发现率平均为71%,达到WHO 70%的标准。

2009—2014年,老挝结核病(包括新发和复发)病例数分别为3900例、4061例、4360例、4118例、4130例和4264例。

(4) 白喉:2011—2015年,老挝白喉报告病例数分别为0例、130例、20例、0例和194例。

(5) 百日咳:2011—2015年,老挝百日咳报告病例数分别为38例、412例、60例、未报告和140例。

(6) 麻风病:2011—2014年,老挝麻风病报告病例数分别为93例、88例、84例和104例。2015年报告麻风病病例88例。2016年第1季度,报告患病数为3例。

3. 虫媒及自然疫源性疾病

(1) 鼠疫:2010—2015年,老挝无鼠疫病例报告。

(2) 狂犬病:2012—2014年,老挝狂犬病报告死亡数分别为7人、13人和4人。

(3) 疟疾:2009—2010年,老挝<5岁住院儿童疟疾报告率为1.3‰,公河和沙湾拿吉地区报告率较高,分别为4.58‰和4.53‰。

2011—2014年,老挝疟疾报告病例数分别为17 835例、46 202例、38 131例和48 071例;死亡病例数分别为17人、44人、28人和4人。另据WHO估计,2013年老挝疟疾病例数为9.3万例。

(4) 流行性乙型脑炎:2011—2015年,老挝流行性乙型脑炎报告病例数分别为24例、23例、9例、4例和13例。

(5) 黄热病:2011—2014年,老挝无黄热病病例报告。

4. 血液和性传播疾病

艾滋病:2015年,老挝15~49岁人群艾滋病患病率为0.3%,较2003年的0.16%有所上升。2015年HIV感染者估计为11 958例,年发病数估计为800~1000例。性行为是主要的传播方式。1990—2013年,异性传播占88%,同性传播占8%,母婴传播占4%。截至2015年,艾滋病登记信息系统共报告8168例HIV感染者,其中<15岁和>15岁的分别为408例和7760例。2015年新报告1096例HIV感染者,其中男性588例,女性508例。接受抗逆转录病毒治疗的有3657例。83.4%的病例集中在湄公河沿岸。首都万象病例数占40.5%、万象省占3%、沙湾拿吉地区占21.1%、巴塞地区占13%。

5. 其他疾病

(1) 破伤风:2011—2015年,老挝新生儿破伤风报告病例数分别为6例、11例、18例、未报告和19例;全人群破伤风病例数分别为24例、36例、34例、未报告和21例。

(2) 高致病性禽流感:2007年,老挝人感染H5N1禽流感报告病例数为2例,均死亡。2003—2006年和2008—2015年,无高致病性禽流感病例报告。

（3）传染性非典型肺炎：2003—2004年，老挝未报告传染性非典型肺炎病例。

（4）中东呼吸综合征：2012—2015年，老挝无中东呼吸综合征病例报告。

四、风险评估

1. 腹泻、甲型肝炎、霍乱　老挝腹泻、甲型肝炎等发病水平较高，霍乱时有发生。建议赴老挝的旅行人员，要事先了解目的地近期消化道传染病的流行情况，注意饮食和饮水卫生，避免生食或食入未加热消毒的食物，尤其是没有煮熟的生鱼、贝类、凉拌食物、未经烹调的蔬菜，勿饮用来源不明的水或含冰饮料。如旅行、居住与工作所在区域的食品和饮用水卫生条件较差，发生感染的风险较大，建议出行前接种甲型肝炎疫苗。

2. 肺结核　老挝是结核病流行的国家，赴老挝旅行人员存在感染肺结核的风险。建议前往拥挤的医院、监狱、无家可归者收容所等容易发生肺结核暴发的人口密集的密闭场所时，佩戴口罩。

3. 登革热、疟疾、寨卡病毒病和流行性乙型脑炎　老挝为登革热、疟疾、寨卡病毒病、流行性乙型脑炎等虫媒传播疾病多发的国家。赴老挝的旅行人员，可使用蚊帐、防护服和驱避剂等，避免蚊虫叮咬。长期经贸、施工等人员的感染风险较高，除了避免蚊虫叮咬，还要清除居住和工作区积水，用筛网防蚊，有条件者储备抗疟疾药物，紧急状态下室内滞留喷洒杀虫剂，使用经扑灭司林处理的蚊帐、毯子、床单、披肩、外衣等。

孕妇及计划怀孕的女性谨慎前往老挝，如需要前往，应严格做好个人防护措施，防止蚊虫叮咬。归国人员出现发热、皮疹、结膜炎及肌肉关节痛等症状，应及时就医，主动报告旅行史，并接受医学随访。

4. 白喉　老挝白喉时有发生。白喉主要经呼吸道传播，病死率高达10%。中国儿童百白破疫苗接种率较高，保护性抗体水平随着年龄增长而降低。赴老挝旅行人员存在感染风险，建议无免疫史或免疫史不详的人接种疫苗。

5. 艾滋病、梅毒、淋病　老挝是艾滋病、梅毒、淋病等血液和性传播疾病流行的国家，赴老挝高危人员做好个人防护。

6. 麻风病　老挝是麻风病流行的国家。赴老挝旅行人员感染风险较低，避免与活动性麻风病患者密切接触，如必须接触麻风病患者，注意戴口罩、接触后洗手、注意个人卫生、加强营养、提高机体抵抗力等。

参考文献

1. 老挝国家概况. 外交部. http://www.fmprc.gov.cn/web/gjhdq_676201/gj_676203/yz_676205/1206_676644/1206x0_676646/.

2. 老挝国家概况. WHO. http://www.who.int/countries/lao/en/.

3. http://www.wpro.who.int/asia_pacific_observatory/hits/series/Lao_Health_System_Review.pdf.

4. 吕余生, 沈德海. 中国 - 东盟年鉴. 北京：线装书局，2015.

5. WHO 霍乱报告病例统计. http://apps.who.int/gho/data/node.main.175.

6. WHO 霍乱死亡病例统计. http://apps.who.int/gho/data/node.main.176.

7. WHO/UNICEF 联合报表．http://www.who.int/immunization/monitoring_surveillance/data/en/.

8. National Health Statistic Report FY 2009-2010. http://www.moh.gov.la/index.php? option=com_phocadownload &view=category&id=9%3Aresearch&Itemid=59&lang=en.

9. Selected diseases for latest years Reported cases by country (latest years). http://apps.who.int/gho/data/view. main.1540? lang=en.

10. WHO 麻风病报告病例统计．http://apps.who.int/gho/data/node.main.WHS3_45? lang=en.

11. Global leprosy update, 2015 : time for action, accountability and inclusion. WER, 2015, 91 (35) : 405-420.

12. Plague around the world, 2010—2015. WER, 2016, 91 (8) : 89-93.

13. Reported number of human rabies deaths data by country. http://apps.who.int/gho/data/node.main. NTDRABIESHUMANDEATHS? lang=en.

14. Malaria reported deaths data by country. http://apps.who.int/gho/data/node.main.A1367? lang=en.

15. Malaria estimated cases estimates by country. http://apps.who.int/gho/data/view.main.14111? lang=en.

16. Yellow fever reported cases by country. http://apps.who.int/gho/data/node.main.WHS3_50? lang=en.

17. Country progress reports – 2016. http://www.unaids.org/sites/default/files/country_documents/LAO_narrative_ report_2016.pdf.

18. Cumulative number of confirmed human cases of avian influenza A (H5N1) reported to WHO. http://www.who. int/influenza/human_animal_interface/H5N1_cumulative_table_archives/en/.

19. SARS. http://www.who.int/csr/sars/country/table2004_04_21/en/.

20. http://www.who.int/csr/disease/coronavirus_infections/maps-epicurves/en/.

第十一节 越 南

一、国家概况

越南社会主义共和国(The Socialist Republic of Viet Nam),简称越南,位于中南半岛东部,北与中国接壤,西与老挝、柬埔寨交界,东面和南面临南海。面积约为 32.9 万 km²,海岸线约3260km。越南地处北回归线以南,属热带季风气候,高温多雨;年平均气温为 24℃。年平均降雨量为 1500~2000mm。北方分春、夏、秋、冬四季。南方雨、旱两季分明,大部分地区 5—10 月为雨季,11 月至次年 4 月为旱季。全国划分为 58 个省和 5 个直辖市;有 54 个民族,京族占总人口的 86%,岱依族、傣族、芒族、华人、侬族等人口数均超过 50 万;主要语言为越南语,主要宗教为佛教、天主教、和好教和高台教。越南 GDP 为 2448 亿美元,人均 GDP 为2587 美元。

越南人口总数为 9170 万人(2015 年 12 月),男女期望寿命分别为 71 岁和 81 岁,2013年 15~60 岁男女死亡率分别为 189‰和 69‰,2014 年人均卫生总支出为 390 美元,卫生总支出占 GDP 的 7.1%。

二、卫生体系

1. 卫生行政系统 越南国家医疗卫生行政管理制度由国家、省、地方、公社等级别组成,每个等级都由人民委员会和共产党负责管理。国家中央政府是最高级别,公社是最低级别。国家级医疗卫生行政管理包括卫生部和国家级医院;省级包括省卫生厅和省级医院;地

方级包括地方医疗卫生中心和地方医院;公社级主要指社区卫生服务。

越南的医疗机构也分为4个层面,在国家层面,卫生部负责卫生法律和政策的制定;在省和地方层面,直接受国家和卫生部领导;卫生部通过省、市和区级卫生部门对公立和私立卫生部门管理负责。越南的行政管理采取中央集权制,由中央政府统一组织、管理和操作。

2. 医院系统 越南大部分的卫生服务机构都是政府部门。国家中心医院附属于医学院,负责医学研究和医学教育,中心医院配备专科医生和现代设备;省级医院接受和治疗下级医院无法医治的患者(即转院患者),省级和中心医疗保健服务还负责员工的预防医学培训和药品的生产;地方级医院提供二级服务,接受普通疾病患者进行基本的治疗,还承担紧急医疗、儿童免疫和公共卫生监管等医学服务;公社卫生所主要接待门诊患者和预防护理;还设有妇产科、儿科、肺结核和麻风病等专门医院。社区诊所为门诊患者提供医疗服务,包括内科、外科、儿科、妇产科、眼科、急诊和牙科诊所。社区门诊作为转诊患者中心和社区保健站,起着中转站的作用。社区医护人员通常被派往乡村,主要提供初级医疗服务,上述人员在当地接受几个月的培训后,被每个公社的生产队雇佣;开展市场经济后,生产队都被解散了,不能维持当地的医护人员体系,大部分的医护人员返回务农。公社保健站在为居民提供初级医疗服务方面起着不可忽视的作用。在20世纪50年代早期,越南通过公社医疗保健中心为公民提供基本的初级和预防保健护理。越南公共医疗卫生服务发展良好,覆盖广大的农村。公社医疗保健中心从北方开始建立,到1975年战争结束,扩展到南方。大部分公社都有保健站,配备经过3年培训的助理医生。1987年起,越南政府就为公社医疗保健工作者资助工资。到1993年,每个公社都有很多医疗保健工作者被国家雇用。到1997年,覆盖全国99%的公社主要从事初级护理,包括预防和治病服务。在保健站,农民常常接触这类的医疗体系,如果病情超出保健站医治的范围,患者被送往诊所,保健站的工作人员是辅助医疗人员。

2013年越南有医疗机构13 562个,其中医院1069家,疗养和体力恢复医院60家,护肤医院20家,妇产科医院12家,多科防治医院636家,乡镇、机关、企业医务站(室)11 765家。全国有病床28.07万张,医生6.86万人,医士5.71万人,护士9.83万人,助产士2.9万人,高级药剂师8400人,中级药剂师2.03万人,司药员1700人。

三、传染病监测与防控系统

越南法定报告传染病有霍乱、疟疾、新生儿破伤风、其他人群的破伤风、流感、伤寒、病毒性肝炎、腺病毒结膜炎、狂犬病、急性弛缓性麻痹、鼠疫、志贺菌痢疾、阿米巴痢疾、流行性脑脊髓膜炎、麻疹、H5N1流感、腹泻、水痘、流行性腮腺炎、风疹、病毒性脑膜炎、白喉、钩端螺旋体病、手足口病、登革热、百日咳、炭疽和人感染链球菌病。越南有1个国家级、3个地区级、63个省级和700个县级实验室。

四、主要传染病

1. 肠道传染病

(1) 霍乱:据WHO统计,2000—2006年、2007年、2008年、2009年、2010年和2011年越南报告霍乱病例数分别为0例、1946例、853例、471例、606例和3例,2009年报告死亡1人;其他年份无霍乱报告病例数。

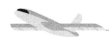

2008 年 3 月 22 日至 4 月 5 日,20 个省报告了 2490 例严重水性腹泻,其中 377 例霍乱病例。绝大多数病例发生在河内,主要是 O1 型霍乱弧菌,无死亡病例,主要食用污染的食物引起。

(2) 脊髓灰质炎:1998 年至今,越南无脊髓灰质炎报告病例。

(3) 手足口病:越南手足口病有两个流行高峰,分别为 3—5 月和 9—12 月。南部地区病例数较多,占 60%。2011 年病例数为 112 370 例,死亡 169 人。

2. 呼吸道及密切接触传播疾病

(1) 麻疹和风疹:2011—2015 年,越南麻疹报告病例数分别为 750 例、578 例、1123 例、15 033 例和 256 例;风疹病例数分别为 7259 例、185 例、54 例、59 例和 798 例。

(2) 流行性腮腺炎:越南未开展流行性腮腺炎监测,或未报告流行性腮腺炎病例。

(3) 肺结核:2009—2014 年,越南肺结核(新发和复发)病例数分别为 96 861 例、97 448 例、98 804 例、102 112 例、100 395 例和 100 349 例。

(4) 白喉:2011—2015 年,越南白喉报告病例数分别为 13 例、12 例、11 例、16 例和 15 例。

(5) 百日咳:2011—2015 年,越南百日咳报告病例数分别为 105 例、98 例、54 例、90 例和 309 例。

(6) 麻风病:2011—2014 年,越南麻风病报告病例数分别为 748 例、296 例、260 例和 187 例。2015 年,新检出病例数为 178 例;麻风病新增发病数为 143 例;女性 53 例,儿童 5 例,2 级伤残 31 例,复发 6 例。2016 年第 1 季度,越南麻风病报告患病数为 174 例。

3. 虫媒及自然疫源性疾病

(1) 鼠疫:2010—2015 年,越南无鼠疫报告病例。

(2) 炭疽:无文献数据。

(3) 狂犬病:2010—2014 年,越南报告狂犬病死亡数分别为 87 人、110 人、98 人、105 人和 67 人。

(4) 疟疾:越南疟疾发病率由 1991 年的 2.8/10 万下降到 2013 年的 0.72/10 万。2013 年有 1440 万人生活在疟疾流行区。绝大多数病例和死亡发生在中部沿海和高原地区。

2011—2014 年,越南报告疟疾病例数分别为 16 612 例、19 638 例、17 128 例和 15 752 例;死亡分别为 14 人、8 人、6 人和 6 人。另据 WHO 估计,2013 年越南疟疾病例数为 2.3 万例。

(5) 流行性乙型脑炎:2011—2015 年,越南流行性乙型脑炎报告病例数分别为 126 例、183 例、224 例、421 例和 368 例。

(6) 登革热:越南通常 3~5 年出现一次登革热流行高峰,每年感染高峰在 6—10 月。2000 年越南登革热发病率为 32.5/10 万,2009 年上升至 120.0/10 万,2011 年为 78.0/10 万。登革热病例数和死亡主要集中南部。2001—2011 年 76.9% 的病例和 83.3% 的死亡发生在南方的 20 个省。<15 岁的儿童占 90%。

(7) 基孔肯雅热:2012 年 1 月至 2013 年 2 月在越南和柬埔寨边境的 Dong Thap 医疗机构中,监测到 131 例急性发热伴有黄热病或基孔肯雅热症状的病例;经 IgM 检测,77% 的病例为登革热,4 个登革热血清型均检测出,其中以 2 型和 4 型为主;未检测出基孔肯雅热。

(8) 黄热病:2011—2014 年,越南未报告黄热病病例。

4. 血液和性传播疾病

(1) 艾滋病:越南的艾滋病主要集中在高危人群中,如注射吸毒者、性工作者和男男性行

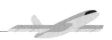

为者。1994 年,越南在 10 个省建立艾滋病哨点监测,2009 年覆盖全国。

2014 年,越南估计有 25.6 万例艾滋病病例,15~49 岁人群的患病率为 0.39%。

(2) 乙型肝炎:越南是乙型肝炎高流行的国家。860 万人乙型肝炎抗原阳性。8.8% 男性和 12.3% 的女性是慢性乙型肝炎感染,主要传播途径是母婴传播。2012 年,乙型肝炎疫苗的接种率为 97%,出生及时接种率为 75%。2011 年的乙型肝炎流行病调查中,2% 的 <5 岁儿童感染了乙型肝炎。

(3) 丙型肝炎:越南一般人群的丙型肝炎感染率较低。丙型肝炎病例主要集中在注射吸毒者中,约 97% 的病例是注射吸毒者。

5. 其他疾病

(1) 破伤风:2011—2015 年,越南破伤风病例数分别为 186 例、253 例、306 例、244 例和 360 例,其中新生儿破伤风报告病例数分别为 32 例、39 例、46 例、34 例和 47 例。

(2) 高致病性禽流感:2003—2015 年,越南累计报告人感染 H5N1 禽流感病例 112 例,死亡 57 人。2003 年、2004 年、2005 年、2007 年、2008 年、2009 年、2010 年、2012 年、2013 年和 2014 年报告人感染 H5N1 禽流感病例数分别为 3 例、29 例、61 例、8 例、6 例、5 例、7 例、4 例、2 例和 2 例,死亡人数分别为 3 人、20 人、19 人、5 人、5 人、5 人、2 人、2 人、1 人和 2 人。

(3) 传染性非典型肺炎:2003 年 2 月 3 日至 4 月 14 日,越南报告 63 例传染性非典型肺炎病例,其中男性 39 例,女性 24 例,年龄中位数 43 岁(范围为 20~76 岁),死亡 5 人,1 例输入病例,医务人员感染 36 例。

(4) 中东呼吸综合征:2012—2015 年,越南无中东呼吸综合征病例。

五、风险评估

1. 腹泻、霍乱　越南腹泻发病水平较高,霍乱时有发生。建议赴越南的旅行人员注意饮食和饮水卫生,避免生食或食入未加热消毒的食物,尤其是没有煮熟的生鱼、贝类、凉拌食物、未经烹调的蔬菜,勿饮用来源不明的水或含冰饮料。

2. 肺结核　越南是结核病流行的国家,赴越南旅行人员存在感染肺结核的风险。建议前往拥挤的医院、监狱、无家可归者收容所等容易发生肺结核暴发的人口密集的密闭场所时,佩戴口罩。

3. 登革热、疟疾、寨卡病毒病、流行性乙型脑炎、基孔肯雅热　越南为登革热、疟疾、寨卡病毒病、流行性乙型脑炎、基孔肯雅热等虫媒传播疾病多发的国家。赴越南的旅行人员,应使用蚊帐、防护服和驱避剂等,避免蚊虫叮咬。长期经贸、施工等人员的感染风险较高,除了避免蚊虫叮咬,还要清除居住和工作区积水,用筛网防蚊,有条件者储备抗疟疾药物,紧急状态下室内滞留喷洒杀虫剂,使用经扑灭司林处理的蚊帐、毯子、床单、披肩、外衣等。

孕妇及计划怀孕的女性谨慎前往越南,如需要前往,应严格做好个人防护措施,防止蚊虫叮咬。归国人员出现发热、皮疹、结膜炎及肌肉关节痛等症状,应及时就医,主动报告旅行史,并接受医学随访。

4. 白喉　越南白喉时有发生。白喉主要经呼吸道传播,病死率高达 10%。中国儿童百白破疫苗接种率较高,保护性抗体水平随着年龄增长而降低。赴越南旅行人员存在感染风险,建议无免疫史或免疫史不详的人接种疫苗。

5. 麻风病　越南是麻风病流行的国家。赴越南旅行人员感染风险较低,避免与活动性麻风病患者密切接触,如必须接触麻风病患者,注意戴口罩、接触后洗手、注意个人卫生、加强营养、提高机体抵抗力等。

6. 艾滋病、梅毒、淋病、乙型肝炎 越南是艾滋病、梅毒、淋病、乙型肝炎等疾病流行的国家,赴越南高危人员做好个人防护。

参考文献

1. 越南国家概况 . 外交部 .http://www.fmprc.gov.cn/web/gjhdq_676201/gj_676203/yz_676205/1206_677292/1206x0_677294/.

2. 越南国家概况 .WHO.http://www.who.int/countries/vnm/en/.

3. 孙丽娟,宫开庭 . 越南医疗卫生体制发展与改革概述 . 中国卫生经济,2015,(09):93-95.

4. 吕余生,沈德海 . 中国 - 东盟年鉴 . 北京:线装书局,2015.

5. http://aseanregionalforum.asean.org/files/Archive/19th/ARF%20Workshop%20on%20Disease%20Detection%20and%20Surveillance,%20Manila,%2013-15September2011/Annex%2012%20-%20Presentation%20by%20Viet%20Nam.pdf.

6. https://www.cia.gov/library/publications/the-world-factbook/docs/notesanddefs.html? fieldkey=2193&term=Major infectious diseases.

7. WHO 霍乱报告病例统计 .http://apps.who.int/gho/data/node.main.175.

8. WHO 霍乱死亡病例统计 .http://apps.who.int/gho/data/node.main.176.

9. WHO/UNICEF 联合报表 . http://www.who.int/immunization/monitoring_surveillance/data/en/.

10. Viet Nam country profile cholera (2008). http://www.who.int/cholera/countries/VietNamCountryProfile2008.pdf.

11. WHO/UNICEF 联合报表 . http://www.who.int/immunization/monitoring_surveillance/data/en/.

12. http://www.wpro.who.int/vietnam/topics/hand_foot_mouth/factsheet/en/.

13. Selected diseases for latest years reported cases by country (latest years). http://apps.who.int/gho/data/view.main.1540? lang=en.

14. WHO 麻风病报告病例统计 .http://apps.who.int/gho/data/node.main.WHS3_45? lang=en.

15. Global leprosy update,2015:time for action,accountability and inclusion. WER,2015,91(35):405-420.

16. Plague around the world,2010-2015. WER,2016,91(8):89-93.

17. Reported number of human rabies deaths data by country. http://apps.who.int/gho/data/node.main.NTDRABIESHUMANDEATHS? lang=en.

18. http://www.wpro.who.int/vietnam/topics/malaria/factsheet/en/.

19. Malaria reported deaths data by country. http://apps.who.int/gho/data/node.main.A1367? lang=en.

20. Malaria estimated cases estimates by country. http://apps.who.int/gho/data/view.main.14111? lang=en.

21. http://www.wpro.who.int/vietnam/topics/dengue/factsheet/en/.

22. Cuong HQ,Vu NT,Cazelles B,et al. Spatiotemporal dynamics of dengue epidemics,southern Vietnam. Emerg Infect Dis,2013,19(6):945-953.

23. Kim LPT,Briant L,Tang TB,et al. Surveillance of dengue and chikungunya infection in Dong Thap,Vietnam:A 13-month study. Asian Pac J Trop Med,2016,9(1):39-43.

24. Yellow fever reported cases by country. http://apps.who.int/gho/data/node.main.WHS3_50? lang=en.

25. http://www.wpro.who.int/vietnam/topics/hiv_aids/factsheet/en/.

26. 越南艾滋病国家报告 . http://www.unaids.org/sites/default/files/country/documents/Vietnam%20NCPI%20

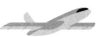

2013.pdf.

27. http://www.wpro.who.int/vietnam/topics/hepatitis/factsheet/en/.

28. http://www.wpro.who.int/vietnam/topics/hepatitis/factsheet_hepc/en/.

29. Cumulative number of confirmed human cases of avian influenza A(H5N1) reported to WHO. http://www.who.int/influenza/human_animal_interface/H5N1_cumulative_table_archives/en/.

30. SARS. http://www.who.int/csr/sars/country/table2004_04_21/en/.

31. http://www.who.int/csr/disease/coronavirus_infections/maps-epicurves/en/.

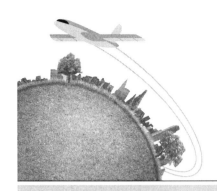

第四章

中亚地区各国传染病风险评估和建议

第一节 哈萨克斯坦

一、国家概况

哈萨克斯坦共和国(The Republic of Kazakhstan),简称哈萨克斯坦,位于亚洲中部,北邻俄罗斯,南与乌兹别克斯坦、土库曼斯坦、吉尔吉斯斯坦接壤,西濒里海,东接中国。面积约272.49万 km²,排名世界第9位;地形复杂,境内多为平原和低地,东南高、西北低,大部分领土为平原和低地。大陆性气候,首都阿斯塔纳1月气温平均为 –19~–4℃,7月气温平均为19~26℃。北部的自然条件与俄罗斯中部及英国南部相似,南部与外高加索及南欧的地中海沿岸国家相似。

全国分为3个直辖市和14个州,分别为首都阿斯塔纳市、原首都阿拉木图市、奇姆肯特市、阿拉木图州、阿克莫拉州、阿克托别州、阿特劳州、巴甫洛达尔州、曼格斯套州、卡拉干达州、科斯塔奈州、克孜勒奥尔达州、江布尔州、东哈萨克斯坦州、南哈萨克斯坦州、西哈萨克斯坦州和北哈萨克斯坦州。

哈萨克斯坦人口数约1831.17万(截至2018年9月);由140个民族组成,其中哈萨克族占65.5%、俄罗斯族占21.4%,还有乌兹别克、乌克兰、白俄罗斯、德意志、鞑靼、维吾尔、高丽、塔吉克等民族。哈萨克语为国语,官方语言为哈萨克语和俄语。超过50%的居民信奉伊斯兰教(逊尼派)。还有东正教、天主教和佛教等。

2017年哈萨克斯坦GDP约为1390.03亿美元,同比增长4%,符合年度经济增长预期。失业率不断下降,2010年失业率为5.8%,2013年失业率控制到5.2%。居民生活水平不断提高,2012年和2013年9月居民平均工资分别为679美元和692美元;人均收入分别为346美元和361.6美元。

据WHO统计,哈萨克斯坦2013年<15岁儿童占26%,>60岁占10%,年龄中位数为29岁,总和生育率为2.5,活产数33.68万,死亡15.9万人,出生登记覆盖率为100%,男女期望寿命分别为64岁和70岁,人均卫生总支出约1023美元,卫生总支出占GDP的4.3%。

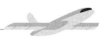

二、公共卫生体系

1. 卫生系统组织结构　哈萨克斯坦的医疗组织结构分为 5 级:国家医疗中心和科研机构、城市医院和州医院、区级中心医院、各类乡村医疗机构(包括乡村门诊和乡村地段医院)、各类初级医生工作站(医士和助产士)(图 4-1)。

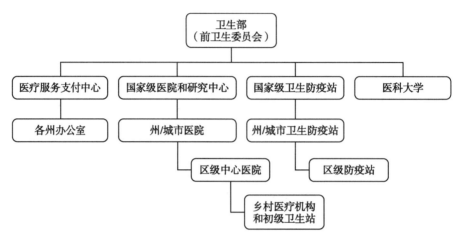

图 4-1　哈萨克斯坦卫生系统组织结构

哈萨克斯坦卫生部(前卫生委员会)是国家级最高管理机构,主要负责政策制定、立法、组织实施科学研究,监测国民健康状况,监管改革的落实,确保卫生人员的教育培训质量等。卫生部下辖大学附属医院、医学研究所、肿瘤治疗中心、传染病治疗中心、结核治疗中心、血液制品供应机构等。

州一级的卫生管理机构是医疗卫生管理系统的主体部分,负责大部分医院和联合诊所。各州政府有相当大的自治权,国家税收主要是通过各州政府征收,而州政府也可以留存相当大的比例。各州下设若干个行政区,各行政区的中心医院负责管理初级和中级医疗卫生服务。初级医疗网络包括 1365 家乡村门诊和 6161 家初级医生工作站,自哈萨克斯坦独立以来,由各类初级医生工作站和诊所组成的农村初级医疗网络遭到严重破坏,资金短缺。目前哈萨克斯坦正致力于改造和重建初级医疗服务网络。

近年来,哈政府推行将医疗机构划分为国有机构与医疗企业两类,国有医疗机构由国家预算拨款,医疗企业是在财政和法律上均独立的自治机构,与支付者(医疗服务支付中心或私营医疗保险公司)签订医疗服务合同。哈萨克斯坦还有规模不大的私人医疗组织,主要为药店、牙科诊所、少量私营医院、疗养院和联合诊所。一些政府部门还有自己的医疗机构,如内务部、国家安全委员会、铁道部等,上述医疗机构独立于医疗服务网络管理体系之外。

2. 卫生医疗经费来源　目前医疗卫生经费主要来源于 3 个方面:①政府预算拨款,包括急救医疗、三级医疗服务、公共卫生等;②个人;各州可自留所征收税款的 50%,可将部分资金用于医疗保健服务;③国际援助项目,来自世界银行、WHO、美国国际开发署、联合国、亚洲开发银行、欧盟、国际红十字会等。

3. 卫生改革发展方向　哈萨克斯坦确立了以下优先发展方向:大力发展初级医疗保

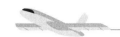

健,改进医疗卫生管理系统,加强母婴健康,重要疾病的预防、诊断、治疗和康复,加强卫生人员的培训。

4. 传染病监测系统　传染病监测主要由国家卫生与流行病学监测委员会负责。该组织下设 16 个卫生与流行病学监测部门、16 个流行病学资讯中心、6 个区域监测中心和 6 个区域流行病学资讯中心。2005—2008 年,哈萨克斯坦政府拨款 37 亿坚戈用于升级流行病学实验室;2009—2010 年,投资 20 亿坚戈用于构建区级实验室网络。

三、传染病的主要危险因素

1. 环境恶化,污染严重　据哈萨克斯坦自然资源和环境保护部的资料显示,空气污染最为严重的城市有乌斯季卡缅诺戈尔斯克、列宁诺戈尔斯克、阿拉木图、阿克托别、杰兹卡兹甘、铁米尔套、达拉斯、彼得罗巴甫洛夫斯克、奇姆肯特和卡拉干达。每年哈萨克斯坦向大气中排放的污染物达 249 万吨。

2. 安全饮用水与卫生设施落后　虽然哈萨克斯坦水质达到了联合国安全饮用水的标准,但仍有许多人遭受肝炎和肠胃炎等疾病的折磨。哈萨克斯坦超过 90% 的人口已经享有安全的用水和卫生设施,但是这一数据并没有考虑到水资源的分配、供应、质量和供给的可靠性。如果考虑上述因素,享有安全用水的实际人数低于 30%。

3. 人群与牛羊等动物的接触机会较多　哈萨克斯坦的畜牧业较为发达,但技术装备落后,且以小规模散养为主,集约化程度不高,导致与家畜有关的动物源性传染病发病率较高,如布鲁氏菌病、炭疽。

4. 人口迁移多,数量大　哈萨克斯坦国内迁移的规模是前所未有的。内部迁移比外部移民人数多,如 1999—2009 年约 65 万人从远近各个国家到哈萨克斯坦永久居住,同时国内有 238.1 万人迁居。从阿克莫拉州、阿克纠宾州、南哈萨克斯坦州、江布尔州和东哈萨克斯坦州迁居出来的居民,主要投奔到阿拉木图市和阿斯塔纳市,以及阿拉木图州、阿特劳州和满吉斯套州。迁移的主要原因是在小城市没有就业岗位,缺少基础设施,距离大城市较远等。人口迁移数量越大,传染病传播的概率越大。

四、公共卫生监测数据

1. 孕产妇死亡率和婴儿死亡率　哈萨克斯坦的孕产妇死亡率非常高。2009 年,官方报告和世界银行估计的孕产妇死亡率分别为 37.2/10 万活产儿和 45.0/10 万活产儿(表 4-1)。

表 4-1　哈萨克斯坦妇幼卫生相关指标

单位:1/ 千活产儿

	1990 年	1995 年	2000 年	2005 年	2009 年
婴儿死亡率	51.1	48.0	38.4	30.7	25.6
孕产妇死亡率	78.0	76.0	59.0	45.0	45.0
流产率	701.7	807.2	616.1	450.4	316.9
青少年生育率	—	—	34.2	29.5	29.5
<5 岁儿童死亡率	60.3	56.3	44.3	34.8	28.7

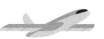

婴儿死亡率从 1990 年开始下降,2009 年婴儿死亡率达 25.6/ 千活产儿。2005 年 1 月,哈萨克斯坦卫生部根据 WHO 的定义对婴儿死亡的标准进行调整。由于统计对象范围的增加,计算出的婴儿死亡率也有所下降。

2. 各种疾病死亡率 哈萨克斯坦各种疾病死亡率见表 4-2。

表 4-2 1985—2009 年哈萨克斯坦各种疾病死亡率

单位:1/10 万

死亡原因	1985 年	1990 年	1995 年	2000 年	2005 年	2009 年
传染病	33.96	24.11	46.10	39.74	31.21	19.41
肺结核	18.37	13.53	32.06	30.81	26.36	14.04
艾滋病	—	—	—	—	0.46	0.83
循环系统疾病	617.14	597.91	799.44	787.94	846.48	626.37
局部缺血性心脏病	331.16	307.27	420.31	402.74	381.42	238.50
脑血管疾病	192.98	202.40	240.06	239.57	221.36	180.41
癌症	205.45	215.5	203.24	190.61	172.72	155.30
结肠癌	13.32	14.73	14.14	15.45	14.82	13.86
呼吸道癌症	43.58	51.00	46.76	41.75	35.78	31.05
乳腺癌	15.33	15.74	17.51	22.18	21.04	19.70
宫颈癌	10.15	9.52	7.99	9.21	8.39	9.35
糖尿病	5.80	8.90	16.11	13.16	10.29	9.46
精神行为失常	2.51	1.56	6.17	3.93	4.43	3.10
呼吸道疾病	141.07	100.82	132.94	102.42	81.69	64.57
消化道疾病	44.62	38.42	50.12	53.09	64.59	58.04

五、主要传染病

1. 肠道传染病

(1) 甲型肝炎:哈萨克斯坦是甲型肝炎流行区,<14 岁儿童的病例占 70%~75%;2001 年,哈萨克斯坦塞米伊地区发生甲型肝炎疫情,有 60 多名患者住院治疗;其中 45 人为 25~35 岁的成人,10 人为学龄前及在学儿童;该地区每 5~7 年发生一次甲型肝炎疫情。根据哈萨克斯坦统计委员会网站统计数据,2014 年哈萨克斯坦甲型肝炎的发病率为 5.9/10 万。

(2) 霍乱:2001—2011 年,哈萨克斯坦发生霍乱 4 例。哈萨克斯坦不是霍乱流行区,均为输入性病例,如从巴基斯坦、乌兹别克斯坦、土耳其和印度尼西亚输入。1993 年,65 名霍乱病例通过航空旅行从巴基斯坦输入。

2. 呼吸道及密切接触传播疾病

(1) 麻疹:2004 年 9 月至 2005 年 3 月,哈萨克斯坦共发现 1.6 万例麻疹。2015 年 1 月 1日至 10 月 27 日,哈萨克斯坦报告 2283 例麻疹,<1 岁儿童占 17%。

(2) 肺结核:哈萨克斯坦是 WHO 欧洲区域中结核病患病率最高的国家。据 WHO 报告,1995 年、2000 年和 2004 年哈萨克斯坦结核病发病率分别为 135/10 万、196/10 万和 223/10

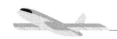

万。尽管2005年以来哈萨克斯坦结核病发病率和死亡率有所下降,但疫情仍然很严重。基于WHO推荐的直接观察下的短程治疗法,哈萨克斯坦成立了国家结核病防控项目,由国家结核病中心负责实施与协调,2014年结核病发病率为57.4/10万。

3. 虫媒及自然疫源性疾病

(1)鼠疫:哈萨克斯坦人间鼠疫比较稳定,年均发生1~5例,主要发生在牧区的牧民。由于哈萨克斯坦人没有剥食野生动物习惯,一般没有接触感染,感染途径主要是经染疫跳蚤叮咬,鼠疫类型主要为腺鼠疫。境内动物间鼠疫比较活跃,在鼠疫疫源地内每年都有动物鼠疫流行,主要染疫宿主为大沙鼠、红尾沙鼠、柽柳沙鼠、灰旱獭和天山旱獭。主要鼠疫疫源地类型有2种,一类是荒漠、半荒漠疫源地,约10万km²,分布在南部荒漠、半荒漠地带,主要宿主动物是大沙鼠。另一类是高山疫源地,约8万km²,分布在天山山脉的高山地带,主要宿主动物为灰旱獭和天山旱獭。

(2)肾综合征出血热:2000年首次在江布尔州和西部各州确诊了肾综合征出血热(hemorrhagic fever with renal syndrome,HFRS),该病例主要是由堤岸田鼠携带的普马拉病毒所致,堤岸田鼠是在欧洲除地中海区域以外分布最广泛的汉坦病毒携带宿主,栖于温带阔叶林和混交林等各种林区。

(3)钩端螺旋体病:哈萨克斯坦每年都有钩端螺旋体病病例,特别是在东部地区。1998年12月东哈萨克斯坦州的厄斯克门出现钩端螺旋体病疫情,报告2000余例,死亡6人。

(4)布鲁氏菌病:哈萨克斯坦以畜牧业为主,人与牛羊接触机会较多,布鲁氏菌病比较常见,每年约3000例感染。

(5)疟疾:哈萨克斯坦具备疟疾发生和流行的条件,疟疾传播重要媒介——米赛按蚊在全国均有分布。从20世纪20年代初至40年代末,哈萨克斯坦每年都有数十万例疟疾发生。20世纪90年代采取疟疾防控措施和实施监测计划后,疟疾病例大量减少,1998年仅在南部和西北部靠近水域地区有4例本地散发病例。间日疟占绝大多数,主要从塔吉克斯坦和阿塞拜疆输入。45%的感染者为在塔吉克斯坦和阿富汗边境的现役军人,其他为难民、商人、失业者和学生。

(6)塔海娜热:有研究从哈萨克斯坦等5国分离出塔海娜病毒S和M基因片段。

(7)锡尔河峡谷热:1973年夏,哈萨克斯坦在锡尔河流域从发热病例血液中首次分离到锡尔河峡谷热病毒,病例有蜱叮咬史。后从采集的亚洲璃眼蜱、达吉克斯坦革蜱分离到此病毒。临床表现为突然高热(39~40℃)、寒战、头痛和四肢、胸腹部出现大面积的红疹性瘀点,预后较好。锡尔河峡谷热病毒广泛分布于哈萨克斯坦半荒漠地区。锡尔河、伊犁河、恩巴河和塔拉斯河河谷都被确定为自然疫源地。在疫区亚洲璃眼蜱病毒带毒率为2.7%,达吉克斯坦革蜱带毒率为0.3%。

(8)克里米亚-刚果出血热:克里米亚-刚果出血热是布尼亚病毒科内罗病毒属蜱传病毒所致,以发热、全身性出血为典型特征的烈性传染疾病。病毒在非洲、巴尔干地区、中东和亚洲北纬50°以南的国家中流行,发生于饲养家畜较多,气候干旱适宜蜱滋生的地区。病毒宿主包括各种野生和家养动物,如牛、绵羊和山羊,传播媒介主要为璃眼蜱。

哈萨克斯坦为克里米亚-刚果出血热流行国家,大多数病例发生在南哈萨克斯坦州。1989年该州出现了90例感染病例,感染高峰期在5月,2/3病例是因剪羊毛感染,另1/3是经蜱叮咬传播。小亚璃眼蜱带毒率为0.01%~0.02%,因其主要寄生于家养牲畜,在病原传播

感染人方面具有较重要的流行病学意义。残眼璃眼蜱带毒率达到 0.11%,主要寄生于野生动物。2009—2010 年,哈萨克斯坦病例出现明显上升,政府加强了疾病监测和控制,启动了蜱咬报告系统,经分析发现春夏季节、特定区域及蜱咬与克里米亚 - 刚果出血热病例密切相关,提出防控措施应关注于预防蜱叮咬,同时开展医院相关感染控制演练,增强诊疗意识。近年来,哈萨克斯坦通过院内感染或人人传播出现新发病例有上升趋势。

(9)森林脑炎:蜱传脑炎病例在哈萨克斯坦东部地区和阿拉木图州都有报道,且存在远东型和中欧型两种类型。2004—2006 年森林脑炎发病数分别为 10 例、9 例和 6 例,2006 年哈萨克斯坦对蜱咬人群开展了 6 万余人次被动免疫。从阿拉木图的全沟硬蜱分离到同属黄病毒属的 Karshi 病毒。

(10)莱姆病:莱姆病呈区域性流行,主要流行区域为硬蜱栖息的林区地带,分布于北纬 30° 以北的亚热带、温带和寒带地区。林业工人和农民是本病的高发人群,流行期为 4—10 月。莱姆病在哈萨克斯坦的主要传播媒介为全沟硬蜱,部分区域蜱携带莱姆螺旋体阳性率达到 60%。

(11)利什曼原虫病:利什曼原虫病是由利什曼属的各种原虫所致人兽共患的一种以慢性经过为主的寄生虫疾病,主要有 3 种疾病类型:内脏利氏曼病(VL,又称黑热病)、皮肤利氏曼病(CL)和黏膜皮肤利氏曼病(ML)。

哈萨克斯坦病例主要以 VL、CL 为主。VL 的病原体主要为杜氏利什曼原虫,宿主动物主要为犬科动物,传播媒介为斯氏白蛉和长管白蛉。克孜勒奥尔达州、南哈萨克斯坦州和江布尔州是历史上的 VL 流行区,超过 96% 的病例为 <3 岁的幼儿。20 世纪 60 年代后基本无新发病例,但在 2000 年后又出现新的致死病例。

CL 流行区分布在哈萨克斯坦南部,病原体主要为大型杜氏利曼原虫,宿主动物主要为大沙鼠,传播媒介主要为巴氏白蛉和蒙古白蛉。20 世纪 80 年代由于环境、气候变化等原因,什姆肯特州和克孜勒奥尔达州,传播媒介数量剧增,导致 CL 暴发,2002—2006 年报道了 147 例 CL,40% 的病例是 <14 岁的儿童。通过在流行区加强宿主动物和传播媒介的防控措施后,CL 病例显著下降,2007—2008 年未见新发病例。但 2009 年在南哈萨克斯坦州出现 9 例病例,其中 3 例为儿童。

4. 血液和性传播疾病

(1)艾滋病:哈萨克斯坦是艾滋病高发国家,吸毒是主要危险因素。1990 年哈萨克斯坦 HIV 感染者仅为 4 人。2000 年、2005 年和 2009 年 HIV 感染者分别为 347 人、964 人和 2081 人。2013 年的调查显示,1987—2013 年共发现 19 905 例 HIV 感染者,其中 1933 例确诊为艾滋病,死亡 1431 人。

(2)梅毒:哈萨克斯坦梅毒发病率较高,2000 年、2005 年和 2009 年哈萨克斯坦梅毒发病率分别为 161/10 万、61/10 万和 46/10 万。

六、风险评估

1. 甲型肝炎、霍乱 哈萨克斯坦是甲型肝炎流行区,霍乱时有发生。建议赴哈旅行人员,要事先了解目的地近期消化道传染病的流行情况,注重饮食和饮水卫生,勤洗手,勿饮用来源不明的水或含冰饮料,不食用未彻底煮熟的食物,尤其是贝壳类水产,或没有经过煮熟的青菜和已切开的瓜果。如旅行、居住与工作所在区域的食品和饮用水卫生条件较差,发生

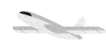

感染的风险较大,建议出行前接种甲型肝炎疫苗。

2. 鼠疫、肾综合征出血热 哈萨克斯坦人间鼠疫和肾综合征出血热发病率较低,赴哈旅行人员感染鼠疫、肾综合征出血热风险较低。建议旅行人员避免接触鼠类、野生动物。

哈萨克斯坦鼠疫疫源地主要分布在荒漠、半荒漠和高山。前往南部荒漠以及天山山脉的高山地带的人员,避免接触鼠类、旱獭等野生动物。野外工作人员做好个人防护,营区灭鼠、防蚤,接种肾综合征出血热疫苗。

3. 肺结核 哈萨克斯坦是全球结核病发病率较高的国家,赴哈旅行人员存在感染肺结核的风险。建议前往拥挤的医院、监狱、无家可归者收容所等容易发生肺结核暴发的人口密集的密闭场所时,佩戴口罩。

4. 布鲁氏菌病 哈萨克斯坦以畜牧业为主,布鲁氏菌病发病水平较高。赴哈旅行人员感染风险较低,建议避免食用生奶及生奶制品(如奶酪等)。在哈从事牛羊等家畜养殖、屠宰、贩运、实验室检测和防控工作的人员,感染布鲁氏菌病的风险较高,需要做好职业防护。从哈进口牛、羊等家畜时,要严格检疫。

5. 锡尔河峡谷热、克里米亚 - 刚果出血热、森林脑炎、莱姆病 赴哈旅行人员感染锡尔河峡谷热、克里米亚-刚果出血热、森林脑炎、莱姆病的风险较低。建议旅行人员避免蜱叮咬。赴哈从事狩猎、探险旅行或兽医或野外作业时,感染风险较高,需要做好职业防护(有条件者接种森林脑炎疫苗、莱姆病疫苗)。

克里米亚 - 刚果出血热可能通过家畜贩运、候鸟迁徙等途径从哈萨克斯坦输入中国。

6. 利什曼原虫病 哈萨克斯坦的克孜勒奥尔达州、南哈萨克斯坦州和江布尔州是黑热病流行区。赴哈旅行人员感染风险较低,应避免白蛉等昆虫的叮咬。

7. 艾滋病、梅毒 哈萨克斯坦是艾滋病和梅毒高发国家,建议高危人群做好防护。

参考文献

1. 中国外交部网站.哈萨克斯坦国家概况. http://www.fmprc.gov.cn/web/gjhdq_676201/gj_676203/yz_676205/1206_676500/1206x0_676502/.

2. 中国商务部网站.哈萨克斯坦 2010—2013 年经济情况简述. http://www.mofcom.gov.cn/article/i/dxfw/jlyd/201311/20131100403327.shtml.

3. 世界卫生组织.哈萨克斯坦国家概况. http://www.who.int/countries/tjk/zh/.

4. 刘术,蒋铭敏.哈萨克斯坦医疗卫生制度改革.国外医学:卫生经济分册, 2005, 第 2 期(2):60-63.

5. Katsaga A, Kulzhanov M, Karanikolos M, et al. Kazakhstan health system review. Health Systems in Transition, 2012, 14:1-154.

6. 郑明球.环境污染与畜禽传染病的相互关系(续).福建畜牧兽医, 2001, 23(2):17-19.

7. 杨建梅.哈萨克斯坦共和国生态污染现及防治措施.中亚信息, 2001(7):1-4.

8. 中国水网.安全的水?哈萨克斯坦的教训. http://news.h2o-china.com/html/2008/06/724201213580916_1.shtml.

9. 中国商品网.哈萨克斯坦畜牧业现状、问题及发展方向. http://ccn.mofcom.gov.cn/spbg/show.php? id=14133.

10. 中亚研究网.哈萨克斯坦人口迁移热潮政府面临严峻考验. http://euroasia.cass.cn/news/401453.htm.

11. 天津市疾病预防控制中心官网.哈萨克斯坦:64人因甲肝住院. http://cdctj.com.cn/main/shownews.php? tblName=A0015_10&storepk=36&newsid=10867

12. 搜狐新闻.哈萨克斯坦发现黑热病和霍乱病例. http://news.sohu.com/94/38/news146143894.shtml

13. 王凌冰,何冰,田峰,等.新疆及接壤国家传染病流行概况分析.口岸卫生控制,2015,20(2):23-27.

14. Aikimbayev A M, Bekenov J Y, Meka-Mechenko T V, et al. The Epidemiological surveillance of highly pathogenic diseases in Kazakhstan. Nato Science for Peace & Security, 2009, 00:15-20.

15. 叶小伟.哈萨克斯坦麻疹患者减少.中亚信息,2005,(5):34-34.

16. 深圳出入境检验检疫.疫情预警:多国麻疹疫情. http://www.szciq.gov.cn/cn/News_bulletin/rdgz/201511 06/48854.html.

17. Terlikbayeva A, Hermosilla S, Galea S, et al. Tuberculosis in Kazakhstan: analysis of risk determinants in national surveillance data. BMC Infectious Diseases, 2012, 12(16):262-262.

18. 中华人民共和国.哈萨克斯坦居民卫生状况. http://www.mofcom.gov.cn/article/i/jyjl/e/201504/20150 400939823.shtml.

19. 郭刚,吴熙然,王郁,等.哈萨克斯坦病媒生物性疾病.中国国境卫生检疫杂志,2015(4):289-292.

20. Thorne C, Ferencic N, Malyuta R, et al. Central Asia: hotspot in the worldwide HIV epidemic. Lancet Infectious Diseases, 2010, 10(7):479-488.

第二节　乌兹别克斯坦

一、国家概况

乌兹别克斯坦共和国(The Republic of Uzbekistan),简称乌兹别克斯坦,位于中亚腹地,是双内陆国(自身无出海口,5个邻国也均是内陆国)。南靠阿富汗,北部和东北与哈萨克斯坦接壤,东、东南与吉尔吉斯斯坦和塔吉克斯坦相连,西与土库曼斯坦毗邻。东西长1400km,南北宽925km,面积约44.89万km²。气候属严重干旱的大陆性气候。夏季漫长、炎热,7月平均气温为25~32℃,南部白天气温常高达40℃;冬季短促、寒冷,1月平均气温为–6~ –3℃,北部绝对最低气温为–38℃。年均降水量平原地区为80~200mm,山区为1000mm,大部分集中在冬春两季。

乌兹别克斯坦下设1个自治共和国、12个州和1个直辖市,分别为卡拉卡尔帕克斯坦自治共和国、安集延州、布哈拉州、吉扎克州、卡什卡达里亚州、纳沃伊州、纳曼干州、撒马尔罕州、苏尔汉河州、锡尔河州、塔什干州、费尔干纳州、花拉子模州、塔什干市。

乌兹别克斯坦经济增长速度总体较为平稳,2017年乌国内生产总值为249.14万亿苏姆,同比增长5.3%;人均GDP769.2万苏姆,同比增长3.6%;全年通货膨胀率为14.4%(2018年1月乌官方公布)。2014年贸易总额为280.54亿美元;累计吸引外资1000多亿美元。据乌兹别克斯坦国家统计委员会数据,2016年上半年就业人口1319万人,同比增长了1.8%,就业率为94.8%,失业率为5.2%。

乌兹别克斯坦共有130多个民族,其中乌兹别克族人口数占80%,俄罗斯族占5.5%,塔吉克族占4%,哈萨克族占3%,卡拉卡尔帕克族占2.5%,鞑靼族占1.5%,吉尔吉斯族占1%,朝鲜族占0.7%。乌兹别克语为官方语言,俄语为通用语,主要宗教为伊斯兰教,属逊尼派,其次为东正教。

据 WHO 统计,2013 年乌兹别克斯坦人口数约为 3020 万人,<15 岁儿童占 29%,>60 岁占 7%,年龄中位数为 25 岁。城市人口数占 36%,总和生育率为 2.3,死亡 186 万人,出生登记覆盖率为 84%,死因登记覆盖率为 8%,2015 年男女期望寿命分别为 66 岁和 73 岁。2013年人均卫生总支出约 330 美元,卫生总支出占 GDP 的 6.1%。

二、公共卫生体系

1. 卫生系统组织机构　乌兹别克斯坦的卫生系统包括公共、私营和其他的卫生系统。在管理、监管职能以及问责制的基础上,乌兹别克斯坦的国营卫生系统分为国家(共和国)级、省(地区)级和市(县)级,最高层次是由卫生部和其他国家机构所组成。私营部门仍然很小,主要包括药房、诊所以及参与医疗保健提供和药品/医疗设备供应的机构。

卫生部是乌兹别克斯坦卫生体系的主要组织、规划和管理的参与者,其主要的职责包括立法和监管、制定卫生服务质量和数量标准、监测医疗质量、确定重点医学研究、监测人口健康、对卫生专业人员进行课程培训、管理执照、卫生工作人员的认证以及协调国际对卫生部门的援助。卫生部还可评估政府和部门政策的实施情况。卫生部直辖的医疗机构有科学委员会、治疗和预防委员会、妇幼保健部门、人力资源及科技部门和医学教育机构、检验控制部门等。

乌兹别克斯坦的卫生系统最高层次的医疗机构还包括医疗中心和研究机构,高等医疗教育机构,医学院校、研究生医疗教育机构、药学研究所和一些卫生专科学校,以及被列为国家重要性的卫生保健服务机构(图 4-2)。

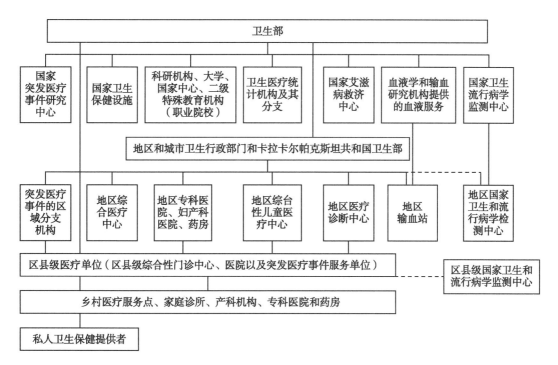

图 4-2　乌兹别克斯坦卫生系统组织结构框架

2. 卫生医疗经费 乌兹别克斯坦在医疗卫生方面投入占 GDP 的比例较大,2012 年约为 5.9%,低于 WHO 欧洲区域的平均水平 8.3%,但略高于中亚国家的平均水平。2012 年,公共来源(大部分通过税收)占了所有医疗支出的 53.1%,而个人来源(主要是以自费的形式)占到 46.9%。

3. 卫生医疗改革 过去的 20 年,乌兹别克斯坦经历了几次重要的卫生改革,目的是完善医疗卫生的供应、管理和资金。改革的领域主要包括初级医疗(主要是在农村地区)、二级和三级医疗、突发医疗。初级卫生保健从多层次转变为两级系统,全科医生的培训已经开始,初级卫生保健的人均费用不断增长。同时引入新的方法来预防和控制、监测和评估孕产妇及婴儿的健康、公共卫生和非传染病等。二级和三级卫生医疗保健的能力被缩减,三级医疗设施的管理和资金安排被引进。

三、传染病监测系统

乌兹别克斯坦的传染病监测系统分为国家、省级和县级。2005 年,乌兹别克斯坦共有 216 家卫生流行病学单位,7 家消毒单位和 166 家混合经营单位。卫生流行病系统还有多个研究机构和中心。特殊危险性传染病控制中心是从国家卫生流行病学监测系统中心分离出来的,直接向卫生部卫生流行病学调查部门报告。此外,卫生流行病系统的机构包括病毒学研究机构和流行病学、微生物学和传染病研究机构。

在国家层面,卫生部卫生与流行病学调查部门是负责对整个国家卫生和传染病状况的全面控制,监督国家所有的卫生流行病学部门。卫生流行病学监测中心负责环境卫生服务、食品安全和控制传染病,该中心分成卫生部门和流行病学部门。卫生部门主要负责控制与常见的工业危害有关的卫生问题,包括卫生、辐射、食品安全和相关活动。流行病学部门主要负责预防和控制传染病;下设病毒学、寄生虫病、结核病、性病、霍乱、瘟疫和"特别危险的传染病"等科室。

1998 年,乌兹别克斯坦建立了性病艾滋病控制中心,它是从卫生流行病系统中分离出来的。国家艾滋病中心位于塔什干,在每个省有子单位。艾滋病中心有 3 个功能:预防 HIV 感染和艾滋病、分析乌兹别克斯坦 HIV 感染和艾滋病的流行病学、对 HIV 感染者和艾滋病人群进行治疗。省级艾滋病中心主要开展 HIV/AIDS 的监测和诊断,进行健康教育和逐步参与临床案例管理。

预防接种服务是医疗服务过程中的一个重要组成部分。大部分与卫生保健相关的政府文件都会声明预防接种工作是政府工作中应优先考虑的。接种疫苗是由公共初级保健提供者进行,县卫生机构和卫生流行病学单位进行协调和控制。卫生部制定了强制性免疫和疫苗接种计划。近年来,私营部门发展了新服务来满足公共服务没有覆盖的疫苗接种服务,例如甲型肝炎、乙型肝炎和流感等。

四、传染病的危险因素

1. 安全饮用水与卫生设施不完善 化肥、农药污染、农业废水、工业废水、生活用水污染致使乌兹别克斯坦水资源污染严重,有少数家庭能够使用集中污水处理设施。世界银行项目对乌兹别克斯坦的水资源处理做出了重大投资,但是现有的农村供水管网依然不符合国际标准。亚洲发展银行估计乌兹别克斯坦不到一半的人口能够用上改善的饮用水。上述

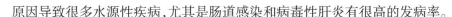

原因导致很多水源性疾病,尤其是肠道感染和病毒性肝炎有很高的发病率。

2. 医疗支出水平较低　2013 年人均卫生总支出约 330 美元,卫生总支出占 GDP 的 6.1%。尽管这些年卫生支出不断增长,但仍低于 WHO 欧洲区域的平均水平。由政府担保的对于传染病的基本福利较脆弱。

3. 畜牧业发达,动物源性疾病发病率高　乌兹别克斯坦同其他的中亚和地中海国家一样,畜牧业发达,与家畜有关的动物源性疾病发病率高,如布鲁氏菌病、利什曼原虫病、包虫病等。

4. 环境问题突出,污染严重　由于咸海危机的影响,生态环境不断恶化,咸海地区居民的健康状况明显下降,发病率逐年上升,30% 人群患有咸海生态恶化带来的疾病,99% 的孕妇患贫血症,高血压则是当地最为普遍的疾病。咸海沿岸新生儿死亡率达 8%,远远高出其他地区。来自各种工业废料和未经消毒处理的生活垃圾、开采矿藏飞灰和废渣污染了空气,还有一些铀矿石的加工废料造成了放射性污染。每年约有 400 万吨的有害物质进入大气,产生超过 40 万吨的污染物。

五、公共卫生监测数据

1. 期望寿命　据世界银行估计,2012 年乌兹别克斯坦男女期望寿命分别为 64.8 岁和 71.5 岁。而乌兹别克斯坦国家统计委员会报告的 2012 年本国男女期望寿命则分别为 70.7 岁和 75.5 岁,高于世界银行估计值(表 4-3)。

表 4-3　1980—2012 年乌兹别克斯坦期望寿命

	1980 年	1990 年	1995 年	2000 年	2005 年	2010 年	2012 年
期望寿命(估计,总人群)/岁 [a]	65.3	66.7	66.3	66.9	67.3	67.9	68.1
期望寿命(估计,男性)/岁 [a]	61.8	63.6	63.2	63.8	64.1	64.6	64.8
期望寿命(估计,女性)/岁 [a]	68.9	70.0	69.6	70.3	70.7	71.3	71.5
期望寿命,总人群 / 岁 [b]	67.2	69.7	67.9	69.6	70.5	72.9 [c]	73.1 [c]
期望寿命,男性 / 岁 [b]	63.6	66.3	65.0	67.0	68.2	70.6 [a]	70.7 [a]
期望寿命,女性 / 岁 [b]	70.4	72.9	70.7	72.2	73.0	75.1 [a]	75.5 [a]

来源:[a] 世界银行,2014;[b] 国家统计委员会,2013;[c] 欧洲 WHO,2014

2. 孕产妇死亡率和婴儿死亡率　据 WHO 估计,乌兹别克斯坦的孕产妇死亡率约为 36/10 万活产儿(表 4-4)。

3. 主要死亡原因　乌兹别克斯坦死因主要是循环系统疾病(尤其是缺血性心脏病和心血管疾病)。20 世纪 80 年代以来,循环系统疾病死亡率不断地增长(表 4-5)。2008 年,非传染病年龄标准化死亡率为 937.8/10 万,<70 岁的人口构成比较高,其中男性为 54.0%,女性为 39.1%。2008 年所有非传染病的死因中,心血管疾病占 77%,癌症占 7%~8%,呼吸道疾病占 3%~4%。消化道疾病的死亡率也明显增加,主要是慢性肝病和肝硬化。

表 4-4 乌兹别克斯坦妇幼卫生相关指标

单位:1/千活产儿

	1980 年	1990 年	1995 年	2000 年	2005 年	2010 年	2012 年
围产儿死亡率		19.6	13.7	10.3	8.8	11.3ᵃ	10.7ᵃ
新生儿死亡率(世界银行估计)		20.7	19.8	18.3	16.1	14.2	13.5
新生儿死亡率(国家统计)ᵃ						6.6	61
婴儿死亡率(国家统计)	42.9	34.3	26.3	19.1	15.0	11.1ᵃ	9.8ᵃ
婴儿死亡率(世界银行估计)	86.9	60.5	56.9	51.3	43.1	36.7	34.4
<5 岁儿童死亡率(国家统计)ᵃ						14.8ᵃ	13.8ᵃ
<5 岁儿童死亡率(世界银行统计)	111.2	73.8	69	61.4	50.6	42.5	39.6
孕产妇死亡率 *(国家统计)	41.2	34.1	33.0	34.5	29.2	21.0	20.2ᵃ
孕产妇死亡率 *(世界银行统计)		66	54	48	44	40	36
青少年生育率(女性 15~19 岁)(世界银行估计)	41.0	55.9	56.4	50.0	49.3	42.8	38.8
流产率	290.8	309.6	135.0	103.7	85.3	66.0ᵃ	62.0ᵃ

来源:欧洲 WHO,2014;世界银行,2014;ᵃ 国家统计委员会,2013;* 单位为 1/10 万活产儿

表 4-5 1981—2005 年主要死因年龄标准化死亡率

单位:1/10 万

死亡原因(国际疾病分类 -10)	1981 年	1990 年	1995 年	2000 年	2005 年 ᵃ
所有原因	1096.6	1060.1	1272.0	1189.5	1149.2
传染病					
所有传染病和寄生虫病(A0-B99)	42.3	30.9	33.8	28.0	21.3
肺结核(A15-A19)	18.8	12.8	16.3	21.3	16.4
艾滋病(B20-B24)	—	—	0.0	0.0	0.2
非传染病					
恶性肿瘤(C00-C97)	117.7	119.2	96.9	84.7	77.4
结肠癌(C18)	5.7	6.2	4.8	4.2	3.9
喉,气管,支气管和肺癌(C32-C34)	16.0	18.5	14.7	11.7	11.6
乳腺癌(C50),女性	8.2	10.6	10.5	11.4	11.6
宫颈癌(C53),女性	5.4	4.7	5.5	4.2	5.7
糖尿病(E10-E14)	5.7	11.8	25.1	22.5	30.2
精神行为异常(F00-F99)	3.3	1.7	6.2	3.2	1.7
循环系统疾病(I00-I99)	575.6	600.2	781.9	772.3	754.2
缺血性心脏病(I20-I25)	365.5	379.8	476.1	449.3	380.9
心血管疾病(I60-I69)	154.9	164.5	209.2	192.1	177.9

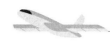

续表

死亡原因（国际疾病分类 -10）	1981 年	1990 年	1995 年	2000 年	2005 年 ª
呼吸系统疾病（J00-J99）	154.8	110.8	117.7	93.8	66.4
消化系统疾病（K00-K93）	53.4	52.1	67.7	62.2	66.7
其他原因					
交通事故（V01-V99）	18.3	23.1	10.6	11.0	11.4
自杀（X60-X84）	10.7	10.3	9.5	9.7	5.5
不明确和未知的死亡原因	—				0.9

来源：欧洲 WHO，2014b；注：ª2005 年数据来源于 2005 年欧洲 WHO

六、主要传染病

1. 肠道传染病

（1）脊髓灰质炎：1993—1994 年乌兹别克斯坦的撒马尔罕地区出现Ⅲ型脊髓灰质炎暴发疫情，共报告 74 例脊髓灰质炎病例。2010 年欧亚大陆暴发Ⅰ型脊髓灰质炎疫情，2010 年初乌兹别克斯坦有 23 例确诊病例。

（2）甲型肝炎：2013 年美国食品安全新闻网报告，乌兹别克斯坦东部地区暴发甲型肝炎疫情，数百人感染。乌兹别克斯坦卫生部官员称，每年会出现季节性甲型肝炎疫情，季节性疫情通常与时令食品有关。

（3）伤寒 / 副伤寒：2002 年 5 月，乌兹别克斯坦中部的吉扎克地区暴发伤寒，据当地医院统计，在首都塔什干西南 180km 的小镇帕赫塔科尔，3 天内当地医院收治了 81 名感染伤寒的患者。但地区流行病防治中心的有关统计数字则相对较低。伤寒暴发的主要原因是当地污水排放系统出现渗漏导致饮用水污染。

2. 呼吸道及密切接触传播疾病

（1）流行性腮腺炎：1997—2012 年，乌兹别克斯坦流行性腮腺炎的发病数不断降低，但在 2012 年的发病数要比 2011 年多（表 4-6）。

表 4-6　乌兹别克斯坦流行性腮腺炎主要疫情

年份	发病数（发病率）	地区	年份	发病数（发病率）	地区
1997	11 587	塔什干、布哈拉、纳沃伊	2009	1454（5.1/10 万）	—
2002	9677	塔什干、布哈拉	2010	1418	
2007	4151	塔什干、费尔干纳、纳沃伊	2011	1160	
2008	1862（6.9/10 万）	—	2012	2300	

（2）肺结核：乌兹别克斯坦是 WHO 53 个欧洲成员国中 18 个结核病发病率较高的国家之一，肺结核发病率从 1980 年的 43.1/10 万增长到 1995 年的 57.5/10 万，2004 年肺结核发病

率达到 78.4/10 万。2008 年新发病例约为 30 800 例,新发率为 113/10 万;其中 13 800 例病例属于涂片阳性肺结核患者,涂阳率为 50/10 万。结核病新发率从 1990 年的 68/10 万增长到 2007 年的 113/10 万。乌兹别克斯坦是全球多重耐药结核疾病负担最重的 27 个国家之一,在新发病例中多重耐药结核占 15%,在复发病例中高达 60%。

(3)百日咳:2007—2012 年乌兹别克斯坦报告的百日咳病例数分别为 106 例、31 例、35 例、33 例、36 例和 62 例。

3. 虫媒及自然疫源性疾病

(1)疟疾:乌兹别克斯坦疟疾的传播风险较低。2007 年共报告疟疾病例 87 例,死亡 1 人;2008 年共报告 27 例,其中 8 例本地病例。传播风险最高的地区是南部和东部,特别是与阿富汗和塔吉克斯坦接壤的地区。传播主要发生在 5—10 月,但是如果乌兹别克斯坦南部地区条件适宜,传播期为 4—11 月。

(2)布鲁氏菌病:2008—2009 年乌兹别克斯坦布鲁氏菌病报告病例数分别为 410 例和 332 例。

(3)狂犬病:狂犬病在乌兹别克斯坦不是法定传染病。全球狂犬病疾病负担研究估计,乌兹别克斯坦每年约有 12 人死于狂犬病。

(4)利什曼原虫病:利什曼原虫病是由利什曼原虫属的各种原虫引起的人畜共患的寄生虫疾病。主要有内脏利什曼病(VL,又称黑死病)、皮肤利什曼病(CL)和黏膜皮肤利什曼病(MV)等类型。乌兹别克斯坦主要以 CL 和 VL 为主。2004 年之前,每年报告的 CL 病例不多于 5 例;2009 年登记了 26 例,病例集中在纳曼干。CL 流行地区为布哈拉、卡拉帕克斯坦、纳沃伊、卡斯卡达亚、苏坎代亚,通常聚集性病例每年超过 100 例。CL 的发病数每年为 100~300 例,2004 年发生一次 CL 疫情,病例达 210 例(图 4-3)。

(5)包虫病:包虫病仍是乌兹别克斯坦公共卫生优先考虑的人畜共患病。官方数据显示,2000 年和 2001 年人包虫病病例分别为 1435 例和 819 例,但是可能低估了发病数。研究显示,2002—2010 年 8014 例急诊患者被确诊为包虫病患者,其中 2010 年确诊了 2966 例(表 4-7)。

4. 血液和性传播疾病

(1)艾滋病:乌兹别克斯坦 HIV 感染率相对较低,但是世界上艾滋病患者数量增长最快的国家之一。1987—2010 年根据 WHO 欧洲区域办事处和欧盟疾病预防控制中心数据显示,乌兹别克斯坦共报告 24 057 例 HIV 感染病例,其中 651 例为艾滋病,死亡 333 人。2011 年,乌兹别克斯坦报告 HIV 感染新增病例 3584 例,其中男性占 52.4%。2011 年 HIV 感染病例中,44.6% 是通过注射毒品感染,吸毒者从 1991 年到 2005 年增加 8 倍;37.2% 是通过异性性接触传播,3.7% 通过母婴传播。

乌兹别克斯坦艾滋病的检测是免费的,2010 年共有 14 167 例病例接受 HIV 常规的治疗。2010 年,抗逆转录病毒治疗的覆盖率约为 28%(16%~47%);截至 2011 年,超过 8003 人接受了治疗。

(2)淋病和梅毒:乌兹别克斯坦独立以来,性病的发病率急剧增长,尤其是梅毒和淋球菌感染。2005 年,淋球菌感染率为 23.95/10 万,约是独立体国家水平(53.83/10 万)的一半,低于中亚国家的平均水平(35.56/10 万),是欧盟平均水平(9.78/10 万)的 2.5 倍。

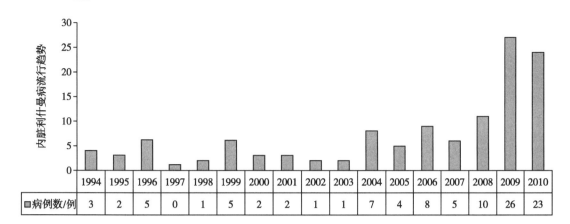

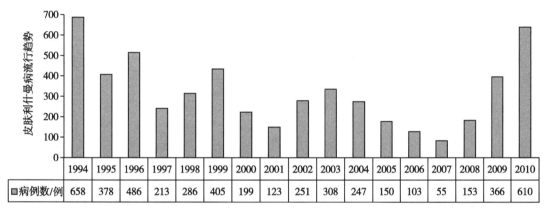

图 4-3　1994—2010 年乌兹别克斯坦皮肤利什曼病和内脏利什曼病流行趋势

表 4-7　2002—2010 年乌兹别克斯坦 14 个州急诊科研究中心外科包虫病病例数

州	包虫病病例数 / 例									
	2002 年	2003 年	2004 年	2005 年	2006 年	2007 年	2008 年	2009 年	2010 年	总计
塔什干	30	80	56	81	136	285	146	128	122	1064
安集延州	44	57	70	75	88	80	77	64	87	642
布哈拉州	—	15	16	35	35	37	39	44	47	268
吉扎克州	78	65	67	76	83	92	79	91	101	819
卡什卡达里亚州	—	90	77	91	83	133	111	97	65	747
纳沃伊州	63	92	89	90	99	83	106	96	101	819
纳曼干州	—	62	49	50	58	56	51	57	53	451
撒马尔罕州	—	51	61	91	106	91	121	112	103	736
苏尔汉河州	—	77	49	50	58	56	51	57	53	451
塔什干州	—	—	—	—	—	—	—	11	17	28
费尔干纳州	19	23	49	52	74	95	62	60	52	486
花拉子模州	105	79	77	42	16	33	57	54	55	518
卡拉卡尔帕克斯坦	9	6	8	15	41	23	24	22	24	172
总计	2421	2814	2812	2847	2975	3199	3082	2952	2966	8014

2005 年,乌兹别克斯坦梅毒发病率为 16.2/10 万,低于独联体国家(49.46/10 万)和中亚国家平均水平(34.38/10 万),超过欧盟平均水平(2.94/10 万)。

七、风险评估

1. 伤寒和甲型肝炎　伤寒和甲型肝炎是乌兹别克斯坦常见的传染病。建议赴乌兹别克斯坦旅行人员,要事先了解目的地近期消化道传染病的流行情况,注重饮食和饮水卫生,勤洗手,勿饮用来源不明的水或含冰饮料,不食用未彻底煮熟的食物,尤其是贝壳类水产,或没有经过煮熟的青菜和已切开的瓜果。如旅行、居住与工作所在区域的食品和饮用水卫生条件较差,发生感染的风险较大,建议出行前接种甲型肝炎疫苗。

2. 结核病　乌兹别克斯坦是全球多重耐药结核疾病负担最重的 27 个国家之一。赴乌兹别克斯坦旅行人员存在感染肺结核的风险。建议前往拥挤的医院、监狱、无家可归者收容所等容易发生肺结核暴发的人口密集的密闭场所时,佩戴口罩。

3. 布鲁氏菌病　赴乌兹别克斯坦旅行人员存在感染风险,建议避免食用生奶及生奶制品(如奶酪等)。在乌兹别克斯坦从事牛羊等家畜养殖、屠宰、贩运、实验室检测和防控工作的人员,感染布鲁氏菌病的风险较高,需要做好职业防护。从乌兹别克斯坦进口牛、羊等家畜时,严格检疫。

4. 包虫病　包虫病是乌兹别克斯坦主要流行的人畜共患病。赴乌兹别克斯坦旅行人员一般情况下感染风险较低,但仍建议避免与犬接触,保持良好的卫生习惯。

5. 疟疾　乌兹别克斯坦的疟疾发病率较低。在当地长期经贸、施工等人员有一定的感染风险,在蚊媒活动高的季节,还应该清除居住和工作区域的积水,使用纱窗纱门,注意防蚊灭蚊,有条件者储备抗疟疾药物。

6. 艾滋病和性传播疾病　乌兹别克斯坦 HIV 感染率低,但近年增长速度快,应避免不安全的性行为。

参考文献

1. 中华人民共和国大使馆经济商务参赞处. 乌兹别克斯坦经济情况. http://uz.mofcom.gov.cn/article/ddgk/201508/20150801094694.shtml

2. 中国就业网. 2016 年上半年乌兹别克斯坦失业率 5.2%. http://www.chinajob.gov.cn/World/content/2016-08/03/content_1222874.htm

3. 中国领事服务网. 乌兹别克斯坦. http://cs.mfa.gov.cn/zggmcg/ljmdd/yz_645708/wzbkst_647880/

4. 世界卫生组织. 乌兹别克斯坦国家概况. http://www.who.int/gho/countries/uzb.pdf? ua=1

5. MohirAhmedov, RavshanAzimov, ZulkhumorMutalova,et al. Uzbekistan:health system reviewJ. Health Systems in Transition,2014:1-164

6. Susanne Herbst, DiloromFayzieva, Thomas Kistemann. Cotton, water, salts and soums: economic and ecological restructuring in Khorezm, UzbekistanM. Water and Sanitation-Related Health Aspects in Khorezm, Uzbekistan.2012:141-153.

7. 上海合作组织成员国环境保护研究. 乌兹别克斯坦共和国环境概况.

8. Rol,W Sutter,TI Iskandarov. A large outbreak of poliomyelitis following temporary cessation of vaccination in

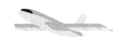

Samarkand, Uzbekistan, 1993—1994J. 1997, 175 Suppl 1:S82-S85.

9. 中华人民共和国商务部 : 塔吉克暴发脊灰疫情 .http://www.mofcom.gov.cn/aarticle/i/jyjl/m/201005/2010050 6908319.html

10. 食品商务网 . 乌兹别克斯坦东部暴发甲肝疫情 . http://www.21food.cn/html/news/35/1112933.htm

11. 搜狐网 . 由于饮用水遭受污染乌兹别克斯坦中部暴发伤寒 . http://news.sohu.com/86/88/news200698886. shtml

12. WHO Regional Office for the Europe (EURO), WHO Offices for Kyrgyzstan and Uzbekistan. Public health risk assessment and interventions: Kyrgyzstanand Uzbekistan. June 2010.

13. 世界卫生组织 . 世界卫生统计报告 .

14. 世界卫生组织 . 乌兹别克斯坦 . http://www.who.int/leishmaniasis/resources/UZBEKISTAN.pdf? ua=1

15. Sung-Tae Hong, Yan Jin, KhikmatAnvarov,et al. Infection status of hydatid cysts in humans and sheep in UzbekistanJ. Korean J Parasitol Vol. 2013,51（3）: 383-385.

16. Daniel Wolfe, Richard Elovich, AzizbekBoltaev, etal. HIVin central Asia: Tajikistan,Uzbekistan and KyrgyzstanM. Public Health Aspects of HIV/AIDS in Low and Middle Income Countries.2008:557-581

第三节　土库曼斯坦

一、国家概况

土库曼斯坦（Turkmenistan），位于中亚西南部，为内陆国家；北部和东北部与哈萨克斯坦、乌兹别克斯坦接壤，西濒里海与阿塞拜疆、俄罗斯相望，南临伊朗，东南与阿富汗交界；面积约为 49.12 万 km²，是仅次于哈萨克斯坦的第二大中亚国家，但约 80% 的领土被卡拉库姆大沙漠覆盖。全境大部分是低地，平原多在海拔 200m 以下。南部和西部为科佩特山脉和帕罗特米兹山脉。气候属强烈大陆性气候，是世界上最干旱的地区之一。年度平均温度为 14~16℃，日夜和冬夏的温差很大，夏季气温长期高达 35℃，冬季在接近阿富汗的山区 Gushgy，气温可低至 –33℃。年降水量则由西北面沙漠的 80mm，递增至东南山区的每年 300mm，雨季主要在春季（1—5 月）。

全国分为 1 个直辖市和 5 个州，分别为阿什巴哈德市、阿哈尔州、巴尔坎州、达绍古兹州、列巴普州和马雷州。

土库曼斯坦人口数约为 562 万（2019 年 1 月），由 120 多个民族组成，其中土库曼族占94.7%，另外还有乌兹别克族占 2%、俄罗斯族占 1.8%，还有哈萨克、亚美尼亚、塔尔、阿塞拜疆等 120 多个民族（1.5%）。国语为土库曼语，俄语为通用语。多数居民信奉伊斯兰教（逊尼派），俄罗斯族和亚美尼亚族信仰东正教。

2009 年以来，土库曼斯坦经济保持持续快速增长。世界银行估算，2014 年土库曼斯坦GDP 同比增长 10.3%，约 460 亿美元，人均 GDP 为 6572 美元。土官方未公布 2014 年消费者价格指数，官方称 2015 年工作目标是将通货膨胀率控制在 6%。

据WHO统计，土库曼斯坦2013年<15岁儿童占29%，>60岁占7%，年龄中位数为26岁，总和生育率为 2.3，活产数为 111.8 万，死亡 45.9 万人，2015 年男女期望寿命分别为 62 岁和70 岁。2013 年人均卫生总支出约 273 美元，卫生总支出占 GDP 的 2.0%。

二、公共卫生体系

1. 卫生系统简介 卫生医疗工业部负责卫生政策的制定以及为全国人口提供卫生保健服务。卫生流行病学督察部提供环境公共卫生服务,其在阿什哈巴德有一个中央单位,在区域和地区层面有多个分支。卫生流行病分支单位负责监测环境公共影响,预防传染病,职业健康和食品安全。土库曼斯坦私营的卫生机构发挥的作用仍然很小,主要局限于牙科护理和药房。医疗中心乎所有的医院都保持公有制。

初级卫生保健服务在农村地区是由农村医疗中心提供服务,主要提供免疫接种、基本急救、家庭访问、基本产前护理和转诊服务等。较小的农村医院也提供一些传统的门诊护理服务,但越来越多地被取消或转化为健康中心。综合诊疗所(现在被称为城市健康中心)为城市提供初级卫生保健服务。二级卫生保健服务是由地区和城市水平的医院及专科医院提供;二级及更高级的卫生保健服务则是由位于首都的临床医院提供(图 4-4)。

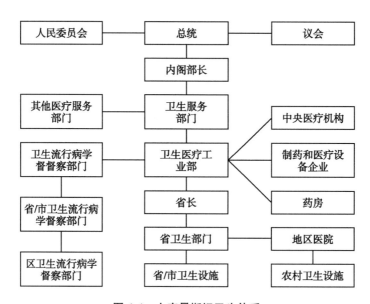

图 4-4 土库曼斯坦卫生体系

2. 卫生医药部 卫生医药工业部的职责包括卫生立法、制定和实施卫生医疗改革、卫生研究、教育和劳动力计划问题、发展和实现与医疗设备及制药行业相关的预防和保健的计划和活动。该部处理环境健康问题,计划医疗卫生预算和监测人口的健康状况。卫生医药工业部从 1995 年以来就开始扩大对医疗设备的管辖范围。一些中央机构,通常是具有临床和研究的第三方单位,以前直接与内阁部长联系,目前在行政管理和资金上都隶属于卫生医药部的管辖之下。土库曼斯坦的决策权仍然高度集中和官僚化,虽然拥有信息系统协助管理,但是上述信息系统更善于集中收集国家计划数据,而不是在地方层面上提供辅助决策信息。

3. 卫生体制改革 自独立以来,土库曼斯坦的卫生经费不断下降,其经费从 1991 年占GDP 的 3.2% 下降到 1994 年 0.8%。由于医疗支出的降低以及苏联解体等的影响,土库曼斯坦的医疗服务不断恶化,药品和设备短缺,卫生保健系统服务效率低。国家重视治疗性服

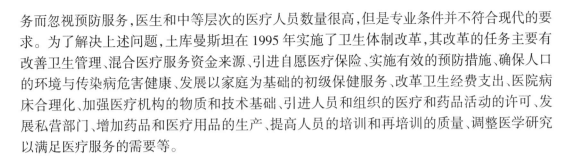

务而忽视预防服务,医生和中等层次的医疗人员数量很高,但是专业条件并不符合现代的要求。为了解决上述问题,土库曼斯坦在 1995 年实施了卫生体制改革,其改革的任务主要有改善卫生管理、混合医疗服务资金来源、引进自愿医疗保险、实施有效的预防措施、确保人口的环境与传染病危害健康、发展以家庭为基础的初级保健服务、改革卫生经费支出、医院病床合理化、加强医疗机构的物质和技术基础、引进人员和组织的医疗和药品活动的许可、发展私营部门、增加药品和医疗用品的生产、提高人员的培训和再培训的质量、调整医学研究以满足医疗服务的需要等。

三、传染病监测系统

土库曼斯坦在国家级、省级和区级具有完善的卫生流行病学垂直管理系统,该垂直组织在传染病控制方面是比较成功的。1998 年,该服务系统更名为国家卫生流行病学监察部,主要职责有国家环境控制与流行病学研究、传染病控制、所有相关健康产品的卫生认证、传染病和环境健康指标有关信息的收集、环境条件对健康的影响的监测和评估、对环境卫生和人口流行病学相关能力建设的指导,发展和完善媒介控制和食品中毒的措施、卫生条件以及相关法律法规的标准设置,控制食品质量和水质,公共卫生健康教育,虫害防治和消毒,采购、储存、运输、分发疫苗和血清。

四、传染病影响因素

1. 安全饮用水与卫生设施落后　大多数农村人口引用开放或者潜在受感染的水源导致伤寒和病毒性肝炎的暴发。盐碱地水长期以来对土库曼斯坦的人口健康都有很大的威胁,生活在咸海地区 40% 的人口遭受肾脏问题。

2. 否认传染病的存在,缺乏获取医学相关信息的途径　2004 年土库曼斯坦卫生和医疗工业部颁布了一条禁止诊断传染病的禁令,禁止诊断和报告能够引起流行的疾病,包括肺结核、麻疹、霍乱和肝炎等,导致不能获取疾病的发病率等信息,为传染病的传播创造条件。近年来,土库曼斯坦否认有新的艾滋病病例,否认 2004 年鼠疫等,对传染病的预防控制和公众健康有极大的威胁。许多卫生专业人员和一般人群无法获得本国和其他国家卫生和卫生保健的相关信息以及国际医学文献。很少有卫生专业人员被允许参加国际会议。

3. 削减卫生经费支出　2013 年土库曼斯坦人均卫生总支出为 276 美元,卫生总支出占GDP 的 2%,属于公共卫生支出比例最低的国家之一。近些年土库曼斯坦并没有进行全面的医疗改革,卫生部门的重组一直是基于总统设置的决定,并试图削减医疗卫生支出。卫生部门没有一种透明的国家预算,因此很难确定在卫生医疗资源上的实际经费。

五、公共卫生监测数据

1. 孕产妇死亡率和婴儿死亡率　根据 2007 年联合国儿童基金会报告,土库曼斯坦是 <5 岁儿童死亡率最高的 50 个国家之一,2015 年 <5 岁儿童死亡率达到 51.4/ 千活产儿。2005 年正式登记的婴儿死亡率为 14.1/ 千活产儿,但是联合国儿童基金委员会估计约为81/ 千活产儿。土库曼斯坦孕产妇死亡率从 1990 年的 117.7/10 万活产儿下降到 2010 年的15.8/10 万活产儿,这与整个国家的社会经济发展水平密切相关。2000 年的人口与健康调查显示,47% 的育龄妇女(15~49 岁)和 36% 的 <5 岁儿童具有贫血症状。2016 年世界卫生统

计报告中显示,土库曼斯坦的孕产妇死亡率达到42/10万活产儿。

2. 期望寿命 2011年土库曼斯坦期望寿命平均为70.6岁,其中男性为66.4岁,女性为73.5岁。

3. 引起死亡的主要原因 土库曼斯坦引起死亡的主要病因有缺血性心脏病、高血压性心脏病、下呼吸道感染、心脑血管疾病和肺结核等(表4-8)。

表4-8 土库曼斯坦引起死亡的主要原因(2003,WHO)

指标	死因构成比/%	指标	死因构成比/%
缺血性心脏病	28	肝硬化	3
高血压性心脏病	12	腹泻	3
下呼吸道感染	9	围产期引起的死亡	2
心脑血管疾病	5	自杀	1
肺结核	4	糖尿病	1

六、主要传染病

1. 肠道传染病

(1) 脊髓灰质炎:2010年,土库曼斯坦共报告3例脊髓灰质炎病例。

(2) 戊型肝炎:1985年,土库曼斯坦的达什奥古兹省暴发了戊型肝炎疫情,共16 175例病例,发病率达到1704/10万,1985年后无暴发,仅有一些散发病例。

2. 呼吸道及密切接触传播疾病

(1) 肺结核:土库曼斯坦是WHO 53个欧洲成员国中18个结核病发病率最高的国家之一;结核病发病率从2000年的130/10万下降到2007年的75/10万,但是结核病仍然是最严重的健康问题之一。土库曼斯坦在1999年引入WHO推荐的直接观察下的短程疗法(DOTS),2007年DOTS疗法的覆盖率达到100%。据WHO估计,2013年土库曼斯坦结核病发病率(新发和复发)为75/10万。

2013年一项研究首次对土库曼斯坦2012年8月至2013年3月的多重抗药性结核病疾病负担进行调查,在756例病例中(578例新增病例),新增病例多重耐药性结核占13.9%,多重耐药性病例中的37.6%曾经接受过结核病治疗。

(2) 白喉:2010—2012年白喉报告病例数分别为2例、2例和1例。

3. 虫媒及自然疫源性疾病

(1) 鼠疫:俄罗斯等国媒体报道,2004年4月一场鼠疫在土库曼斯坦暴发,疫情造成10多人死亡。土当局将鼠疫患者隔离到阿什曼哈德州外的一家医院进行秘密治疗,医生被命令宣布引起死亡的原因是"食物中毒"。

(2) 利什曼原虫病:2000—2009年,土库曼斯坦共报告约1562例皮肤利什曼病病例,主要发生在南部和西部地区。据WHO数据显示,上述病例大部分发生在与伊朗萨拉克什接壤的地区。尽管皮肤利什曼病病例在不断增加,但是缺乏利什曼原虫的媒介数据。

(3) 疟疾:土库曼斯坦在20世纪60年代就已经消除疟疾。但是20世纪80年代到90年代,由于大量的水上项目例如卡拉库姆运河的建立、扩大灌溉以及增加水稻产量等以及

与阿富汗接壤地区人口流动日益增加等原因,在一些地区疟疾威胁逐渐增加。与阿富汗接壤的玛丽省记录了两次间日疟的暴发,分别在 1998—1999 年(一个军事训练营)和 2002—2003 年(石油工人)。2004 年起,土库曼斯坦无疟疾本地病例。2010 年,WHO 宣布土库曼斯坦已消除疟疾。

4. 血液和性传播疾病

(1)艾滋病:土库曼斯坦不公布艾滋病发病数据并且否认有新增病例。1986—2006 年,土库曼斯坦仅报告有 1 例艾滋病病例。联合国艾滋病规划署估计土库曼斯坦有 200~400 例艾滋病。由于该国广泛注射毒品、性工作者较多以及性传播疾病率高等原因,土库曼斯坦具有艾滋病传播的风险。一项 7919 名妇女关于艾滋病健康意识调查中,仅有 31% 的受调查者知道安全套可以预防传播。

(2)梅毒和淋病:WHO 报道,土库曼斯坦的梅毒发病率从 1990 年的 4.62/10 万增长到 1997 年的 56.06/10 万。联合国儿童基金会报道,2002 年阿什曼哈德的性传播疾病发病率最高,梅毒的发病率达到 72.9/10 万,淋病的发病率为 93.4/10 万;但是土库曼斯坦的官方数据称,2002 年梅毒和淋病的发病率为 52.8/10 万。

七、风险评估

1. 霍乱　土库曼斯坦霍乱暴发时有发生。建议赴土库曼斯坦旅行人员,要事先了解目的地近期消化道传染病的流行情况,注重饮食和饮水卫生,勤洗手,勿饮用来源不明的水或含冰饮料,不食用未彻底煮熟的食物,尤其是贝壳类水产,或没有经过煮熟的青菜和已切开的瓜果。如旅行、居住与工作所在区域的食品和饮用水卫生条件较差,发生感染的风险较大,建议出行前接种霍乱疫苗。

2. 肺结核　土库曼斯坦是全球结核病发病率较高的国家,赴土库曼斯坦旅行人员存在感染肺结核的风险。建议前往拥挤的医院、监狱、无家可归者收容所等容易发生肺结核暴发的人口密集的密闭场所时,佩戴口罩。

3. 鼠疫　媒体报道土库曼斯坦时有鼠疫暴发。赴土库曼斯坦旅行人员感染鼠疫风险较低。建议旅行人员避免接触鼠类、野生动物。前往疫区(沙漠、林区和高山地带等)人员,应避免接触鼠类、旱獭等野生动物。野外工作人员做好个人防护,营区灭鼠、防蚤。

4. 利什曼原虫病　土库曼斯坦皮肤利什曼原虫病较为严重,该国的南部和西部地区,即与伊朗和阿富汗接壤的地区尤其严重。赴土库曼斯坦旅行人员感染风险较低,应避免白蛉等昆虫的叮咬。

5. 艾滋病、梅毒　土库曼斯坦是艾滋病和梅毒高发国家,建议做好个人防护。

参考文献

1. 中国商务部 . 对外投资合作国别(地区)指南 - 土库曼斯坦 .
2. 世界卫生组织 . 土库曼斯坦 . http://www.who.int/gho/countries/tkm.pdf? ua=1
3. Chary Mamedkuliev, Elena Shevkun, Steve Hajioff. Health Care Systemsin Transition: Turkmenistan. European Observatory on Health Care Systems 2000.

4. Rechel B, Mckee M. The effects of dictatorship on health: the case of Turkmenistan. Bmc Medicine, 2007, 5 (1):21-21.

5. Euro-WHO. Strengthening the response to noncommunicable diseases inTurkmenistan.http://www.euro.who.int/en/ countries/turkmenistan/publications3/strengthening-the-response-to-noncommunicable-diseases-in-turkmenistan

6. DrRossitzaKurdova-Mintcheva, DrAafje Rietveld Dr Richard Cibulskis. Eliminating Malaria-Achieving elimination in Turkmenistan.WHO,2012.

7. WHO. World health statistics 2011.http://www.who.int/whosis/whostat/2011/en/

8. A Albetkova,J Drobeniuc,T Yashina,et al. Characterization of hepatitis E virus from outbreak and sporadic cases in Turkmenistan. Journal of Medical Virology, 2007, 79 (11):1696-702

9. State of Turkmenistan's health system.The lancet,2010.

10. M Durdyeva,S Tomasova,A Hovhannesy.Drug-resistant tuberculosis in Turkmenistan:results of the first nationwide survey. European Respiratory Journal. 2015, 46 (suppl 59).

11. CR Vitek,M Wharton. Diphtheria in the former soviet union:reemergence of a pandemic disease. Emerging Infectious Diseases.1998, 4 (4):539-550.

12. H Bakhshi,MA Oshaghi,MR Abai. Molecular detection of Leishmania infection in sand flies in border line of Iran-Turkmenistan: restricted and permissive vectors. Experimental Parasitology. 2013, 135 (2):382-387

13. Bernd Rechel, Martin McKee. The effects of dictatorship on health:the case of Turkmenistan. Bmc Medicine, 2007, 5 (1):1-10

14. Health and dictatorship_ effects of repression in Turkmenistan. THE LANCET ,2003.

15. Bernd Rechel, Martin McKee. Human rights and health in Turkmenistan. KognitiveSprachverarbeitung, 2005:15-38

第四节　塔吉克斯坦

一、国家概况

塔吉克斯坦共和国（The Republic of Tajikistan），简称塔吉克斯坦，是位于中亚东南部的内陆国家，北邻吉尔吉斯斯坦，西邻乌兹别克斯坦，南与阿富汗接壤，东接中国。面积约14.31 万 km²，东西长 700km，南北宽 350km。境内多山，约占国土面积的 93%，有"高山国"之称。全境属典型的大陆性气候，春、冬两季雨雪较多；夏、秋季节干燥少雨，南北温差较大。

全国分为 3 个州（省）、1 个区、1 个直辖市，分别为索格特州（原列宁纳巴德州）、哈特隆州、戈尔诺 - 巴达赫尚自治州、中央直属区和杜尚别市。首都为杜尚别市。

塔吉克斯坦人口数约 910 万（截至 2019 年 1 月），共有 86 个民族，其中塔吉克族占80%，乌兹别克族占 15.3%，俄罗斯族占 1%。还有鞑靼、吉尔吉斯、乌克兰、土库曼、哈萨克、白俄罗斯、亚美尼亚等民族。塔吉克语为国语，俄语为通用语。多数居民信奉伊斯兰教，多数为逊尼派（帕米尔一带属什叶派）。

2017 年塔吉克斯坦 GDP 为 610.9 亿索莫尼（约合 69 亿美元），人均国内生产总值约 775美元，国内生产总值增长率为 7.1%。据塔吉克斯坦财政部数据，截至 2014 年 9 月，塔吉克外债余额为 21.22 亿美元，占 GDP 的 25.7%。

据WHO统计，塔吉克斯坦 2013 年 <15 岁儿童占 36%，>60 岁占 5%，年龄中位数为 22 岁，总和生育率为 3.8，活产数为 27.1 万，死亡 4.89 万人，出生登记覆盖率为 88%，男女期望寿命

分别为 66 岁和 68 岁,人均卫生总支出约 170 美元,卫生总支出占 GDP 的 6.8%。

二、公共卫生体系

1. 卫生体系　概况近几年,塔吉克斯坦大力致力于医疗改革,建立包含新的管理机制和财政来源的公共卫生体系。国家政府仍然是国民卫生保健服务的主要资助者和提供者,但居民个人自费卫生支出却远大于公共财政负担的部分。

卫生部负责国家级卫生保健服务,而地方政府负责管辖区内的卫生服务。卫生服务的组织形式与国家行政机构保持一致,根据行政级别和国家项目的需要被划分成不同单位(图4-5)。根据以下 4 个行政级别而制定卫生服务管理机制:

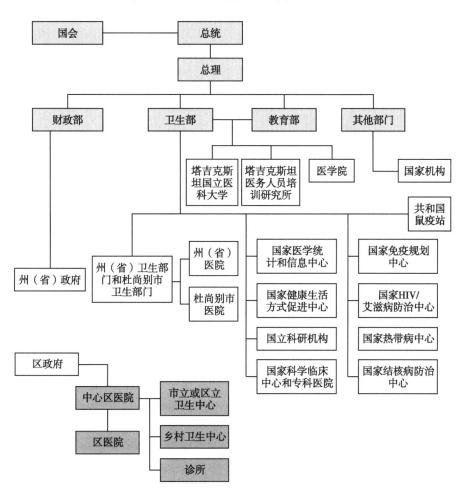

图 4-5　塔吉克斯坦卫生体系构架

国家级——卫生部;

州(省)级和直辖市级(杜尚别)——州政府和直辖市政府的卫生部门;

区(市)级——区(市)卫生保健部门以及区(市)级医院;

乡镇(村)级——基层卫生保健部门。

塔吉克斯坦 1997 年颁布的《健康保护法》规定,国家卫生行政机关的职责是保护国民

健康。但卫生部只负责制定卫生政策,具体的卫生服务主要由地方卫生部门承担。

2. 卫生部　卫生部的职责包括制定、执行、监督、评估和协调国家各项有关卫生领域的政策;负责确保卫生服务的高质高效以及药物和医疗设备的安全。卫生部对国家专科医院、杜尚别市三级医院以及优先级项目医疗设备和用品的采购等都负有直接管理责任和经济责任。卫生部资助并直接管理的卫生机构包括共和国医院、国立医科大学和公共卫生服务组织(图4-6)。

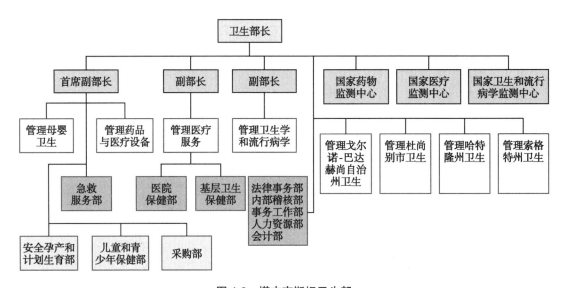

图4-6　塔吉克斯坦卫生部

除了卫生部管辖的医疗机构之外,部分医疗机构由其他部门领导,如国防部、内务部、司法部、交通运输部等。其中有8所大型医院,向军人或囚犯提供服务。

三、传染病监测系统

塔吉克斯坦国家卫生与流行病学监测中心主要负责传染病监测。但由于人力和技术的缺乏,该监测中心很难完成其大部分任务。政府也意识到其提供的官方数据并不能真实地反映塔吉克斯坦传染病流行的实际情况。由于公共卫生服务体系分裂成多个纵向结构和不同项目,每个系统又都有各自的信息系统,塔吉克斯坦传染病监测系统仍很不完善。

四、传染病的主要危险因素

1. 经济社会发展水平较低　塔吉克斯坦处于人均GDP国家较低的行列。人均卫生总支出约170美元,卫生总支出占GDP的6.8%,属于公共卫生支出比例最低的国家之一。

2. 安全饮用水与卫生设施的落后　塔吉克斯坦拥有丰富的水资源。由于缺乏组织结构、资金短缺和过时基础设施,水资源的利用和保护方面存在很多问题。只有1/3的塔吉克斯坦居民能使用上氯化消毒后的自来水。约有30%的人使用泉水,其他塔吉克斯坦人直接从河里和分流渠道里取水。只有5%的人能连接到公共排水系统。供水和污水处理系统的工作经常由于电力短缺而中断,这也是水源污染的一个重要原因。2004年以来,塔吉克斯

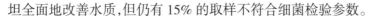

坦全面地改善水质,但仍有 15% 的取样不符合细菌检验参数。

3. 人群与牛羊等动物的接触机会较多　塔吉克斯坦是以畜牧业为主产业的典型山地国家,与家畜有关的动物源性传染病发病率较高,如布鲁氏菌病、炭疽。

4. 传染病监测系统　难以及时发现暴发疫情塔吉克斯坦传染病监测覆盖的病种少,未能覆盖所有地区和医疗机构,传染病诊断能力较弱,政府报告、学术杂志、政府媒体等未报告疾病不等于无病例。传染病监测系统还采用报表等传统方式,不能及时发现暴发疫情,难以早期防控。

五、公共卫生监测数据

1. 孕产妇死亡率和婴儿死亡率　据联合国儿童基金会报告,塔吉克斯坦孕产妇的主要死因包括未能获得良好的产前保健、分娩环境卫生条件不合格以及交通问题,特别是在农村地区。2006 年,塔吉克斯坦孕产妇死亡率为 43.4/10 万。实际的数值远高于此,原因是很多在家分娩的孕妇没有计算在内。2008 年,塔吉克斯坦有 40.2% 的孕妇在家分娩,占农村地区的 80%。WHO 研究表明,2004 年塔吉克斯坦婴儿死亡率达 91‰,高于 WHO 欧洲区其他国家。

2. 期望寿命　2013 年塔吉克斯坦男女出生期望寿命分别为 66 岁和 68 岁。2016 年塔吉克斯坦男女出生期望寿命分别为 69 岁和 73 岁。

3. 儿童营养状况　2003 年塔吉克斯坦关于营养与水卫生的研究表明,8.3% 的 6~29 个月婴儿和 1% 的 30~59 个月婴儿患有急性营养不良,36.2% 的 6~59 个月婴幼儿患有慢性营养不良。2002 年的研究显示,5% 的儿童营养不良,0.8% 的儿童严重营养不良,31% 的儿童发育迟缓。而 2005 年的调查表明,塔吉克斯坦 7.2% 的儿童患有营养不良,26.9% 的儿童发育迟缓。

4. 免疫规划　1995—1997 年,在联合国儿童基金会和 WHO 的支持下,塔吉克斯坦建立了国家免疫规划,计划在 2003 年消除脊髓灰质炎,2007 年消除麻疹,将乙型肝炎纳入常规免疫项目。塔吉克斯坦的计划免疫项目包括卡介苗(bacille calmette guerin,BCG)、百白破疫苗、破伤风疫苗、麻疹疫苗、口服脊髓灰质炎疫苗、b 型流感嗜血杆菌(*Haemophilus influenzae type b*,Hib)疫苗、乙型肝炎疫苗和风疹疫苗。2005 年,国家统计委员会的调查显示,塔吉克斯坦 <1 岁儿童麻疹疫苗接种率为 85.6%。2002 年 6 月,WHO 宣布塔吉克斯坦已消除脊髓灰质炎,但仍有发生。

六、主要传染病

1. 肠道传染病

(1)脊髓灰质炎:2002 年塔吉克斯坦宣布消除脊髓灰质炎,但 2010 年,塔吉克斯坦发生Ⅰ型脊髓灰质炎野病毒输入并导致暴发(病毒来自印度)。本次疫情共报告 458 例脊髓灰质炎野病毒病例,分布于 35 个行政区域(塔吉克斯坦共有 61 个行政区域,58 个区和 3 个市),其中 26 例死亡。首例病例于 2010 年 2 月 1 日发生麻痹,最后一例病例 7 月 4 日发生麻痹,疫情持续时间长达 5 个月。458 例实验室确诊脊髓灰质炎病例中,小于 1 岁 90 例(20%),1~5 岁 225 例(49%),6~14 岁 90 例(20%),15 岁及以上 53 例(11%)。塔吉克斯坦的疫情传播至其他 3 个无脊髓灰质炎国家:俄罗斯(14 例)、土库曼斯坦(3 例)和哈萨克斯坦(1 例)。

（2）伤寒/副伤寒：1996年塔吉克斯坦发生第1次伤寒流行，原因是水管系统陈旧，暴雨致使饮水污染。1996年至1997年3月，伤寒病例总数达5万~6万；1997年，首都杜尚别市发生5000例伤寒，死亡46人；从患者分离出的92%的沙门菌对塔吉克斯坦使用的第一线抗生素耐药。

（3）甲型肝炎/戊型肝炎：1971—1976年塔吉克斯坦首都杜尚别的甲型肝炎发病率为345.0~486.0/10万，1977年、1979年和1983年甲型肝炎发病率分别为1035.6/10万、1026.4/10万和855.4/10万。塔吉克斯坦急性病毒性肝炎中，戊型肝炎占42%。

（4）霍乱：塔吉克斯坦卫生条件较差、饮用水不安全，容易造成霍乱的暴发。2002—2011年，塔吉克斯坦报告霍乱691例。

2. 呼吸道及密切接触传播疾病

（1）麻疹：2004年9—10月，塔吉克斯坦开展消除麻疹运动，296万目标儿童的麻疹疫苗接种率达97.7%（表4-9）。2007年，麻疹发病率为0.03/10万。

表4-9　塔吉克斯坦麻疹疫苗接种率（1999—2005年）

	1999年	2005年
WHO报告数	89.9%	94.0%
调查估计数	61.0%	85.6%

（2）白喉：20世纪90年代，塔吉克斯坦发生了白喉暴发疫情（约1万例），1995—1996年开展全国范围的白破联合疫苗接种活动，暴发疫情得以控制。2000年以来，仅报告了52例白喉。

（3）肺结核：发病率呈上升趋势（表4-10）。1993—2007年，塔吉克斯坦肺结核发病率由11.7/10万上升到94.3/10万。据WHO估计，2007年塔吉克斯坦肺结核发病率高达231/10万，2005年结核病年龄别死亡率为14.7/10万。2007年，结核病多发于男性（60%）和20~54岁人群（70%）。一项针对500名结核病患者的研究显示，16.8%的未接受治疗患者为耐多药结核病患者，61.5%的接受过治疗患者为耐多药结核病患者。

表4-10　1995—2001年塔吉克斯坦结核病发病情况

	1995年	1996年	1997年	1998年	1999年	2000年	2001年11月
新发病例数/例	4071	4557	5103	5714	6395	7151	7990
发病率/100 000^{-1}	71	78	86	95	105	115	127
结核病检出率/%	41	36	39	43	40	39	31
结核病死亡率/100 000^{-1}	N/A	3.0	6.1	N/A	5.9	7.1	N/A

N/A表示无数据

塔吉克斯坦政府与多个国际组织合作，建立并实施结核病控制项目。

3. 虫媒及自然疫源性疾病

（1）炭疽：由于国家经济脆弱，炭疽得不到很好的控制，中亚东部中间地区存在传统的"炭疽带"。1996年，塔吉克斯坦报道105例。1998年，炭疽在塔吉克斯坦南部有严重流行。2013年7月，塔吉克斯坦背部索格特州确诊6名炭疽杆菌感染者。

(2) 狂犬病：2011 年，塔吉克斯坦被狗、猫、老鼠和家畜咬伤而患狂犬病的事件比 2010 年增加了 1113 起。

(3) 布鲁氏菌病：塔吉克斯坦以畜牧业为主，人与牛羊接触机会较多，布鲁氏菌病比较常见。

(4) 疟疾：截至 2002 年，塔吉克斯坦约有 40 万疟疾病例，其中包括发病率持续上升的恶性疟。疟疾发病率的上升与阿富汗难民输入有关，水稻、灌溉渠为蚊子的滋生提供了有利条件。1993 年起，疟疾成为塔吉克斯坦重大卫生问题。1990 年和 1997 年死亡率分别为 3.3/10 万和 512/10 万。近年来，在塔吉克斯坦政府和国际组织共同努力下，疟疾发病率有所下降，2007 年死亡率降至 9.5/10 万。

(5) 克里米亚 - 刚果出血热：塔吉克斯坦最近一起克里米亚 - 刚果出血热暴发疫情发生于 2009 年，有 3 名患者死亡，包括图尔祖佐达传染病医院的主任。

4. 血液和性传播疾病

(1) 艾滋病：2008 年塔吉克斯坦报告 HIV 感染人数有 373 例，但联合国艾滋病规划署估计 2007 年塔吉克斯坦的 HIV 感染人数为 0.5 万 ~2.3 万。

静脉注射毒品是塔吉克斯坦 HIV 主要的传播途径。2008 年哨点监测调查研究显示，塔吉克斯坦注射毒品者中 HIV 的感染率为 7.6%~30%。联合国毒品暨犯罪办公室调查数据显示，2005 年塔吉克斯坦登记在册的 5341 名吸毒者中有 70% 注射毒品。截至 2007 年，官方登记的吸毒者数为 8000 人，但实际数是这个数值的数倍。性工作者中 HIV 的感染率远小于吸毒者，塔吉克斯坦性工作者 HIV 感染率为 0.7%。

(2) 梅毒：1990—1998 年，塔吉克斯坦梅毒发病率分别为 1.6/10 万、1.6/10 万、2.9/10 万、4.9/10 万、7.8/10 万、14.7/10 万、18.8/10 万、19.0/10 万和 16.3/10 万。

七、风险评估

1. 霍乱 塔吉克斯坦是霍乱流行区，暴发时有发生。建议赴塔旅行人员要事先了解目的地近期消化道传染病的流行情况，注重饮食和饮水卫生，勤洗手，勿饮用来源不明的水或含冰饮料，不食用未彻底煮熟的食物，尤其是贝壳类水产，或没有经过煮熟的青菜和已切开的瓜果。如旅行、居住与工作所在区域的食品和饮用水卫生条件较差，发生感染的风险较大，建议出行前接种霍乱疫苗。

2. 肺结核 塔吉克斯坦是全球结核病发病率较高的国家，赴塔旅行人员存在感染肺结核的风险。建议前往拥挤的医院、监狱、无家可归者收容所等容易发生肺结核暴发的人口密集的密闭场所时，佩戴口罩。

3. 布鲁氏菌病 塔吉克斯坦以畜牧业为主，布鲁氏菌病发病水平较高。赴塔旅行人员感染风险较低，建议避免食用生奶及生奶制品(如奶酪等)。在塔从事牛羊等家畜养殖、屠宰、贩运、实验室检测和防控工作的人员，感染布鲁氏菌病的风险较高，需要做好职业防护。从塔吉克斯坦进口牛、羊等家畜时，严格检疫。

4. 炭疽 塔吉克斯坦人间炭疽发病率较高。赴塔旅行人员感染风险较低，建议避免接触病死畜，不食用生肉。在塔从事牛羊等家畜养殖、屠宰、贩运、实验室检测和防控工作的人员，感染炭疽的风险比一般人群高，需要做好职业防护。从塔吉克斯坦进口牛、羊等家畜时，严格检疫。

5. 狂犬病 塔吉克斯坦狂犬病发病率较高,赴塔旅行人员应避免被犬、猫等动物抓伤和咬伤,被犬、猫等动物咬伤后要及时冲洗伤口,并及时接种狂犬病疫苗,必要时注射免疫球蛋白。

6. 疟疾 塔吉克斯坦疟疾发病率较高。赴塔的旅行人员,应避免蚊虫叮咬,例如穿浅色上衣长袖,涂抹趋避剂。长期经贸、施工等人员的感染风险较高,应避免蚊虫叮咬,居住和工作区域清除积水,防蚊灭蚊,有条件者储备抗疟疾药物。

7. 艾滋病、梅毒 塔吉克斯坦是艾滋病和梅毒高发国家,建议做好个人防护。

参考文献

1. 中国外交部网站.塔吉克斯坦国家概况.http://www.fmprc.gov.cn/web/gjhdq_676201/gj_676203/yz_676205/1206_676908/1206x0_676910/.

2. 东方财富网.2014年塔吉克斯坦宏观经济情况.http://finance.eastmoney.com/news/1351,20150513505993339.html.

3. 世界卫生组织.塔吉克斯坦国家概况.http://www.who.int/countries/tjk/zh/.

4. Khodjamurodov G, Rechel B. Tajikistan: health system review. Health Systems in Transition, 2010, 12(2):v-xix, 1-154.

5. 亚欧网.塔吉克斯坦饮用水问题亟待解决.http://www.yaou.cn/news/201212/31/2540.html.

6. https://workspace.who.int/sites/goarn/Lists/Updates/DForm.aspx? ID=5693.

7. 王永怡.伤寒在塔吉克斯坦暴发.传染病信息,1997,第3期:108-108.

8. 全球戊型病毒性肝炎流行状况(WHO 2010年12月报告).http://hep.cmt.com.cn/detail/24632.html.

9. 王凌冰,何冰,田峰,等.新疆及接壤国家传染病流行概况分析.口岸卫生控制,2015,20(2):23-27.

10. Khetsuriani N, Zakikhany K, Jabirov S, et al. Seroepidemiology of diphtheria and tetanus among children and young adults in Tajikistan: Nationwide population-based survey, 2010. Vaccine, 2013, 31(42):4917-4922.

11. 吴建峰,张家祝,严国祥,等.全球炭疽流行概况.中国国境卫生检疫杂志,2006,(06):339-341.

12. 中亚研究网.塔吉克斯坦近期狂犬病患者增多.http://euroasia.cass.cn/news/464569.htm.

13. 中华人民共和国驻塔吉克斯坦大使馆经济商务参赞处.塔专家呼吁尽快采取措施控制疟疾传播.

14. Wolfe D, Elovich R, Boltaev A, et al. HIV in Central Asia: Tajikistan, Uzbekistan and Kyrgyzstan. 2008.

15. Godinho J, Novotny T, Tadesse H, et al. HIV/AIDS and Tuberculosis in Central Asia. // World Bank Publications, 2004.

16. Riedner G1, Dehne KL, Gromyko A.Recent declines in reported syphilis rates in eastern Europe and central Asia: are the epidemics over? Sex Transm Infect. 2000,76(5):363-365.

第五节 吉尔吉斯斯坦

一、国家概况

吉尔吉斯共和国(Kyrgyz Republic),通称吉尔吉斯斯坦,位于中亚东北部,北和东北接哈萨克斯坦,南邻塔吉克斯坦,西南毗连乌兹别克斯坦,东南和东面与中国接壤。面积为19.99万 km²,东西长900km,南北宽410km。90%的领土海拔超过1500m,牧场占总面积的43%。

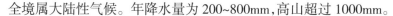

全境属大陆性气候。年降水量为 200~800mm,高山超过 1000mm。

全国划分为 7 州 2 市,分别为楚河州、塔拉斯州、奥什州、贾拉拉巴德州、纳伦州、伊塞克湖州、巴特肯州、首都比什凯克市和奥什市。

截至 2018 年 10 月,吉尔吉斯斯坦人口数为 636.2 万,其中吉尔吉斯族占 72.8%,乌兹别克族占 14.5%,俄罗斯族占 6.2%,东干族占 1.1%,维吾尔族占 0.9%,塔吉克族占 0.9%,土耳其族占 0.7%,哈萨克族占 0.6%,其他为鞑靼、阿塞拜疆、朝鲜、乌克兰等民族。吉尔吉斯斯坦还居住着白俄罗斯族、土库曼族、摩尔多瓦族和格鲁吉亚族等。男性占 49.5%,女性占 50.5%。70% 以上的居民信仰伊斯兰教,多数属逊尼派。其次为东正教和天主教。国语为吉尔吉斯语,官方语言为俄语。

根据吉尔吉斯斯坦国家统计委员会公布的数据,2017 年吉尔吉斯斯坦 GDP 约合 71.63 亿美元,同比增长 4.5%。

据 WHO 统计,吉尔吉吉斯坦 2013 年 <15 岁儿童占 30%,>60 岁占 6%,年龄中位数为 25 岁,总和生育率为 3.1,活产数 15.08 万,死亡 3.65 万人,出生登记覆盖率为 98%,男女期望寿命分别为 65 岁和 72.6 岁,人均卫生总支出约 221 美元,卫生总支出占 GDP 的 6.7%。

二、公共卫生体系

卫生部负责制定国家卫生政策、设立临床标准。但由于实施了责任放权,卫生相关工作的实施者是地方卫生局和卫生服务提供者。全国的卫生服务系统被分为 4 个行政等级,国家级、州级、城市级和区级。许多国家项目由垂直系统执行,如免疫规划。随着欧盟诸国卫生服务私有化浪潮的推动,吉尔吉斯斯坦国内某些卫生服务部门也逐步实行私有化。但从总体看来,其卫生服务部门私有化受到很多限制,目前的私人医疗机构主要包括门诊和药房,规模都很小(图 4-7)。

1991 年独立以来,吉尔吉斯斯坦卫生经费的剧烈缩减对卫生服务的质量产生消极的影响,这可能是国内人口健康状况恶化的部分原因。宏观经济环境促成了吉尔吉斯斯坦卫生服务的改革。卫生体制改革基于如下几个目标:

1. 改善人口的健康状况。

2. 通过消除不同地区和城乡地区的健康指标差异、确保患者的权益和现存卫生服务的可及性来提高卫生服务获得的平等性。

3. 更有效、更高效地利用卫生资源。

4. 提高卫生服务的质量。

三、传染病监测系统

国家卫生与流行病监测部负责全国传染病监测,并由 1 名常务副局长和 1 名理事长领导。该部可分为 3 个部门:国家流行病监测部门、国家卫生监督管理部门和卫生检验部门。国家卫生与流行病监测部还包括一些独立法人机构,如国家艾滋病协会、国家免疫中心、国家检疫中心、国家健康促进中心和预防医学研究所。国家卫生与流行病监测部是在 1997 年由原国家流行病学卫生站与卫生部的卫生 - 流行病学部合并而来,是负责公共卫生的主要组织。其监测的疾病包括 30 种传染病和 5 种寄生虫病。

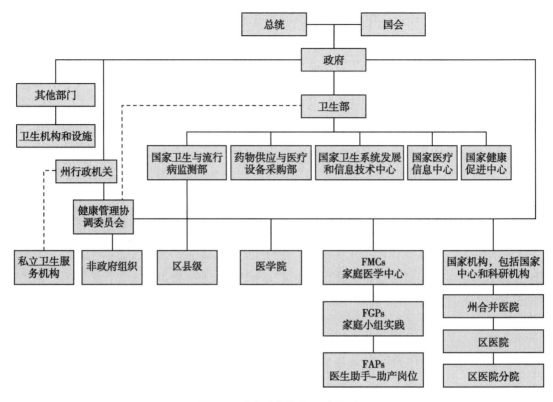

图 4-7 吉尔吉斯斯坦卫生体系

四、传染病的主要危险因素

1. 经济社会发展水平较低 吉尔吉斯斯坦处于人均 GDP 国家较低的行列,人均卫生总支出约 221 美元,卫生总支出占 GDP 的 6.7%,属于公共卫生支出比例较低的国家。

2. 偶有骚乱,卫生条件差 2010 年 4 月 6 日,首都比什凯克市数千反对派游行示威,要求总统辞职。4 月 7 日,反对派与警方冲突,造成近百人伤亡。据统计,南部暴乱造成至少114 人死亡,1458 人受伤,同时近 8 万难民逃离。

3. 人群与牛羊等动物的接触机会较多 吉尔吉斯斯坦以农牧业为主要产业,与家畜有关的动物源性传染病发病率较高,如布鲁氏菌病、炭疽等。

4. 传染病监测系统难以及时发现暴发疫情 传染病监测覆盖的病种少,未能覆盖所有地区和医疗机构,传染病诊断能力较弱,政府报告、学术杂志、政府媒体等未报告疾病不等于无病例。传染病监测系统还采用报表等传统方式,不能及时发现暴发疫情,难以早期防控。

五、公共卫生监测数据

1. 孕产妇死亡率和婴幼儿死亡率 2008 年和 2009 年,吉尔吉斯斯坦孕产妇死亡率分别为 81/10 万活产儿和 69.8/10 万活产儿。2008 年孕产妇的主要死因包括妊娠高血压(22.4%)、产后出血(52.2%)和感染并发症(10.4%)。

2004 年,吉尔吉斯斯坦婴儿死亡率为 25.7/ 千活产儿,2005—2007 年婴儿死亡率平均为30/ 千活产儿;2004 年 <5 岁儿童死亡率为 31.2/ 千活产儿,2005—2007 年 <5 岁儿童死亡率平

均为 35~36/ 千活产儿;2008 年、2009 年 <5 岁儿童死亡率分别为 38/ 千活产儿、37/ 千活产儿。

2. 期望寿命　2008 年,全人群期望寿命为 67 岁,男性和女性分别为 63 岁和 72 岁(表 4-11)。

表 4-11　1980—2009 年吉尔吉斯斯坦期望寿命

	1980 年	1990 年	2000 年	2008 年	2009 年
期望寿命,全人群 / 岁	65	68	69	67	—
期望寿命,女性 / 岁	70	73	72	72	—
期望寿命,男性 / 岁	61	64	65	63	—

3. 死因顺位　2009 年,吉尔吉斯斯坦前 6 位死因依次为心血管疾病(693/10 万)、恶性肿瘤(120/10 万)、呼吸系统疾病(97/10 万)、外因、损伤和中毒(81/10 万)、消化系统疾病(78/10 万)、传染病与寄生虫病(22/10 万)(表 4-12)。

表 4-12　吉尔吉斯斯坦主要死因

单位:1/10 万

	1990 年	1995 年	2000 年	2006 年	2007 年	2008 年	2009 年
心血管系统疾病	537	675	673	733	720	706	693
呼吸系统疾病	160	187	152	133	116	110	97
恶性肿瘤	142	120	117	114	108	109	120
消化系统疾病	49	69	69	86	85	82	78
外因、损伤和中毒	112	132	91	94	89	88	81
传染病和寄生虫病	25	37	41	29	26	23	22
神经系统疾病	11	20	16	15	15	15	14

4. 免疫规划　2009 年,对全国儿童强制接种卡介苗、百白破 -Hib- 乙型肝炎联合疫苗、麻腮风疫苗、口服脊髓灰质炎疫苗、乙型肝炎疫苗、白破疫苗。国家免疫规划中心负责计划免疫的实施、疫苗的采购和运输。

六、主要传染病

1. 肠道传染病

(1) 伤寒 / 副伤寒:吉尔吉斯斯坦伤寒主要发生在 4—6 月(干旱季节)和 7—9 月(季风季节)。

2003 年 11 月,吉尔吉斯斯坦南部地区暴发肠伤寒疫情,确诊伤寒病例 100 多人,另有 200 多名疑似病例;疫情主要原因是一些居民饮用了没有经过消毒处理的淡水。

(2) 脊髓灰质炎:2010 年 3 月至 5 月 25 日,塔吉克斯坦共发现 545 名急性弛缓性麻痹疑似病例,其中 141 例 I 型脊髓灰质炎病例。

2. 呼吸道及密切接触传播疾病

(1) 麻疹:2014 年 1 月 1 日至 2015 年 3 月 1 日,WHO 欧洲区通报 2.3 万多例麻疹。吉尔吉斯斯坦仅在 2015 年前 7 周就报告了 7000 多例。

(2)肺结核:20世纪90年代,吉尔吉斯斯坦出现耐多药结核病,为当地重要公共卫生问题。2011年WHO数据显示,吉尔吉斯斯坦耐多药结核病的比例在复发病例中占53%,在新发病例中占26%。2007—2011年,结核病发病率为3.99/万。吉尔吉斯斯坦40%被监管人员患有结核病,1/3的患者存在耐药性。

3. 虫媒及自然疫源性疾病

(1)鼠疫:2013年,吉尔吉斯斯坦东北部1名15岁男孩因跳蚤叮咬,死于淋巴腺鼠疫,这是30年来首次出现的病例。

(2)炭疽:2003年10月,吉尔吉斯斯坦南部发生炭疽疫情,确诊11名炭疽患者。2006年9月,南部发现5例炭疽病例,其中奥斯州卡拉库里金区沙克拉特玛村4例,贾拉拉巴德州苏扎克区1例。2012年9月,全国不同地区的5人被确诊为炭疽,9名疑似病例。

(3)狂犬病:2008年,吉尔吉斯斯坦奥什地区报告3人死于狂犬病,还报告了41例动物狂犬病病例。

(4)布鲁氏菌病:吉尔吉斯斯坦是世界上动物和人布鲁氏菌病感染最高的国家。2008年2—8月,布鲁氏菌病发病率为151.3/10万。

(5)疟疾:2002年,吉尔吉斯斯坦的奥什州出现了严重的疟疾疫情,1305人发病;吉南部地区以及相邻的塔吉克斯坦的水稻种植面积扩大较快,导致蚊虫繁殖量大大增加。2002年,吉尔吉斯斯坦疟疾患者约为2000例。2008—2011年,疟疾新发患者为50例。

4. 血液和性传播疾病

(1)艾滋病:2011年,吉尔吉斯斯坦艾滋病和结核病患者数量增长的速度已进入世界前列。截至2011年9月1日,HIV感染者超过3704例,死亡501人。妇女和儿童感染HIV的人数也在增多。有264名儿童是HIV携带者,其中80名因母亲感染,其余在医疗机构感染。2010年之前,奥什市艾滋病患者的数量在吉尔吉斯斯坦居于首位。官方的统计数据显示,HIV携带者超过了3704人,其中74%为男性,26%为女性。根据尚未证实的数据,吉尔吉斯斯坦艾滋病患者可能超过1万人。

(2)梅毒:2005年吉尔吉斯斯坦性工作者中,梅毒患者占15.5%。

七、风险评估

1. 伤寒/副伤寒 吉尔吉斯斯坦是伤寒/副伤寒流行区。建议赴吉旅行人员,要事先了解目的地近期消化道传染病的流行情况,注重饮食和饮水卫生,勤洗手,勿饮用来源不明的水或含冰饮料,不食用未彻底煮熟的食物。如旅行、居住与工作所在区域的食品和饮用水卫生条件较差,发生感染的风险较大,建议出行前接种伤寒/副伤寒疫苗。

2. 肺结核 吉尔吉斯斯坦是全球结核病发病率较高的国家,赴吉旅行人员存在感染肺结核的风险。建议前往拥挤的医院、监狱、无家可归者收容所等容易发生肺结核暴发的人口密集的密闭场所时,佩戴口罩。

3. 鼠疫 虽然吉尔吉斯斯坦鼠疫的发病率较低,但其生态环境适宜鼠类繁殖,是世界鼠疫自然疫源地分布的50个国家之一。赴吉旅行人员感染鼠疫风险较低。建议旅行人员避免接触鼠类、野生动物。鼠疫疫源地主要分布在沙漠、林区和高山地带。前往沙漠、林区和高山地带人员,避免接触鼠类、旱獭等野生动物。野外工作人员做好个人防护,营区灭鼠、防蚤。

4. 布鲁氏菌病 吉尔吉斯斯坦以畜牧业为主,布鲁氏菌病发病水平较高。赴吉旅行人员避免食用生奶及生奶制品(如奶酪等)。在吉从事牛羊等家畜养殖、屠宰、贩运、实验室检测和防控工作的人员,感染布鲁氏菌病的风险较高,需要做好职业防护。从吉尔吉斯斯坦进口牛、羊等家畜时,严格检疫。

5. 炭疽 吉尔吉斯斯坦有人间炭疽病例报告。赴吉旅行人员感染风险较低,建议避免接触病死畜,不食用生肉。在吉从事牛羊等家畜养殖、屠宰、贩运、实验室检测和防控工作的人员,感染炭疽的风险比一般人群高,需要做好职业防护。进口牛、羊等家畜时,严格检疫。

6. 狂犬病 吉尔吉斯斯坦有人间狂犬病报道,旅行人员应避免被犬、猫等动物抓伤和咬伤,被犬、猫等动物咬伤后要及时冲洗伤口,并及时接种狂犬病疫苗,必要时注射被动免疫制剂。

7. 白喉 有新闻报道白喉是吉尔吉斯的常见疾病。白喉主要经呼吸道传播,病死率高达10%。中国儿童百白破疫苗接种率较高,保护性抗体水平随着年龄增长而降低。赴吉旅行人员可能存在感染风险,建议无免疫史或免疫史不详的人接种疫苗。

8. 疟疾 吉尔吉斯斯坦疟疾发病率较高,从阿富汗、塔吉克斯坦和乌兹别克斯坦等国的输入疫情压力大。赴吉的旅行人员,应避免蚊虫叮咬,例如穿浅色上衣长袖,涂抹趋避剂。长期经贸、施工等人员的感染风险较高,应避免蚊虫叮咬,居住和工作区域清除积水,防蚊灭蚊,有条件者储备抗疟疾药物。

9. 艾滋病、梅毒、淋病等血液和性传播疾病 吉尔吉斯斯坦是艾滋病和梅毒及淋病等血液和性传播疾病高发国家,建议做好个人防护。

参考文献

1. 中国外交部网站.吉尔吉斯斯坦国家概况.http://www.fmprc.gov.cn/web/gjhdq_676201/gj_676203/yz_676205/1206_676548/1206x0_676550/.
2. 世界卫生组织.吉尔吉斯斯坦国家概况.http://www.who.int/countries/kgz/zh/
3. 舒展,尤川梅,聂建刚.吉尔吉斯斯坦卫生体制改革概况.中国社会医学杂志,2009,(04):222-223.
4. Ibraimova A, Akkazieva B, Ibraimov A, et al. Kyrgyzstan: Health system review. Health Syst Transit, 2011, 13 (3):xiii, xv.
5. 新华网.吉尔吉斯斯坦肠伤寒疫情继续扩大 http://news.xinhuanet.com/world/2003-11/19/content_1185773.htm.
6. http://www.ifrc.org/docs/appeals/10/MDRKG006do.pdf.
7. 世界卫生组织.麻疹 - 世界卫生组织欧洲区域.http://www.who.int/csr/don/6-march-2015-measles/zh/.
8. Barmankulova A, Higuchi M, Sarker M A, et al. Tuberculosis and rifampicin resistance among migrants in kyrgyzstan: detection by a new diagnostic test. Nagoya Journal of Medical Science, 2015, 77(2):41-49.
9. 中亚研究网.结核病肆虐吉尔吉斯斯坦监狱.http://euroasia.cass.cn/news/392334.htm.
10. 时代焦点网.吉尔吉斯斯坦一男孩患鼠疫身亡.http://www.shidainews.com/a/20130827/4542.html.
11. 人民网.吉尔吉斯斯坦:南部发现炭疽疫情.http://www.people.com.cn/GB/paper2515/10664/969584.html.
12. 新华网.吉尔吉斯斯坦发现5起人类炭疽病例.http://www.cqagri.gov.cn/zw/Details.aspx? topicId=170573&ci=1015&psi=13.
13. 天津市疾病预防控制中心.乌克兰,吉尔吉斯斯坦狂犬病.http://cdctj.com.cn/main/shownews.php? tblNa

me=A0015_10&storepk=36&newsid=13162.

14. 邱趁丽 . 吉尔吉斯斯坦布鲁氏菌病疫情 . 公共卫生与临床医学 , 2009, (2):124-124.

15. 新华网 . 吉尔吉斯斯坦南部疟疾疫情严重患者人数达 1305 人 . http://news.xinhuanet.com/newscenter/2002-10/09/content_589154.htm.

16. 王凌冰 , 何冰 , 田峰 , 等 . 新疆及接壤国家传染病流行概况分析 . 口岸卫生控制 , 2015, (2):23-27.

17. 中亚研究网 . 吉尔吉斯斯坦艾滋病人数增速居世界前列 . http://euroasia.cass.cn/news/456732.htm.

18. Mamaev T. Results of HIV sentinel epidemiological surveillance among sex workers in Osh City of Kyrgyz Republic. ZhurnalMikrobiologiiEpidemiologii I Immunobiologii, 2007 (3):72.

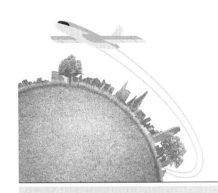

第五章

西亚地区各国传染病风险评估和建议

第一节 伊 朗

一、国家概况

伊朗伊斯兰共和国(The Islamic Republic of Iran),简称伊朗,位于亚洲西南部,同土库曼斯坦、阿塞拜疆、亚美尼亚、土耳其、伊拉克、巴基斯坦和阿富汗相邻,南濒波斯湾和阿曼湾,北隔里海与俄罗斯、哈萨克斯坦相望,素有"欧亚陆桥"和"东西方空中走廊"之称。海岸线长 2700km。境内多高原,东部为盆地和沙漠。气候属大陆性气候,冬冷夏热,大部分地区干燥少雨。

伊朗人口数为 8165 万,共分 31 个省;首都为德黑兰,人口数为 1100 万。波斯人占66%,阿塞拜疆人占 25%,库尔德人占 5%,其余为阿拉伯人、土库曼人等少数民族。官方语言为波斯语。伊斯兰教为国教,98.8% 的居民信奉伊斯兰教,其中 91% 为什叶派,7.8% 为逊尼派。

伊朗盛产石油,石油产业是伊经济支柱和外汇收入的主要来源之一,石油收入占伊朗外汇总收入的半数以上。2017 年,伊朗 GDP 为 4277 亿美元,人均 GDP 为 5250 美元。世界银行将其评为中上收入水平国家。全国实行中、小学免费教育。>6 岁受教育人口占全国总人口的 82.5%。有高等院校 2515 所,大学生近 440 万人。

二、卫生体系

1986 年起,伊朗政府将医学教育职能划归卫生部,组建了卫生和医学教育部(Ministry of Health and Medical Education,MOHME),承担医学研究和技术、医学教育、食品药品和健康等方面职责。伊朗卫生体系高度中央集权化,所有健康目标、政策和资源配置均出自MOHME。MOHME 拥有全国最大的医疗服务网络体系以及医学院,管理全国医疗卫生服务。1995 年、2000 年和 2006 年,政府投入卫生经费占 GDP 的比例分别为 4.7%、5.9% 和 7.8%。1979 年以来,伊朗政府建立了初级卫生保健体系(primary health care),为全民提供医疗卫生

服务。在农村,一个村或几个村设有 1 个卫生室,由受训的村医(behvarz)或社区医生运营;1 名村医服务对象约 1200 人。村卫生室上设有农村卫生中心(rural health center),通常有 1 名内科医生、1 名卫生技术员和 1 名管理员,服务人口约 7000 人。城市地区医疗卫生机构设置与农村类似。地区卫生中心(district health center)负责辖区内的城市和农村的卫生中心、卫生室的管理。每省至少设有一家省级医科大学(院),校长也是省级卫生行政部门的最高领导,管理学校,负责管理辖区内的地区卫生中心和教学医院。2005 年,每万名伊朗人拥有 9 名内科医生、16 名护士 / 助产士、2 名牙医、2 名药剂师。

除了医疗服务职能外,地区卫生中心通常设有疾病预防和控制、环境卫生、家庭健康、职业卫生、统计和互联网技术、健康教育、青少年和学校卫生等职能部门。疾病预防控制工作主要涵盖传染病项目、非传染病项目和精神卫生项目;也针对特殊疾病或特殊人群开展专项工作,如儿童、成年男性、妇女和孕妇、艾滋病、性病、癌症、糖尿病、心脏病、脑卒中等。

伊朗还有私立医疗机构和非政府组织,私立医疗机构主要分布在城市地区,侧重于提供二级和三级的医疗服务;非政府组织侧重于儿童癌症、乳腺癌、糖尿病、地中海贫血等。

三、传染病监测和防控体系

MOHME 设有伊朗疾病控制中心(Iranian Centre for Disease Control),负责全国传染病疫情防控事务,设有法定传染病监测和防控体系,嵌套于全国卫生体系之内,医科大学、各级地方卫生机构、实验室、私人医院均有监测报告义务。伊朗制定的法定报告病种监测方案与 WHO 相关指南保持一致,要求报告确诊病例、临床诊断病例和疑似病例,由国家统一发布鲁氏菌病例定义,监测的信息包括人口学、临床、实验室、放射检查和流行病学资料。如发现甲型肝炎、肺结核、淋病、艾滋病、克里米亚 - 刚果出血热、疟疾、狂犬病、脑膜炎、霍乱、细菌性痢疾、布鲁氏菌病、白喉、利什曼原虫病、阿米巴痢疾等法定传染病后,须按照最快速度进行报告。

伊朗的传染病监测系统存在的主要问题包括:

1. 缺乏统一的疾病报告信息系统;

2. 报告率低下,研究表明 1 年内仅 14.8%~18.5% 的医生报告过病例;

3. 逐级上报,报告时间冗长;以疟疾为例,从地方到国家层面,需要经过 5 级报告,其中从第 2 级报告到第 3 级耗时 1~19 天;

4. 私营医院在灾后不参与疾病监测工作;

5. 监测人员薪酬保障不足、缺乏专门制度、需优化医生诊断和报告流程、强化治疗部门和预防部门的合作、设计监测奖惩制度等方面问题。

1982 年起,伊朗建立了全国免疫规划技术咨询组;1984 年,在初级卫生保健体系中推广扩大免疫规划项目。伊朗免疫规划项目的疫苗包括卡介苗、口服脊髓灰质炎疫苗、乙型肝炎疫苗、百白破疫苗、麻腮风疫苗、AC 群流行性脑脊髓膜炎疫苗(军人)、风疹疫苗(育龄妇女且风疹抗体阴性)、成人破伤风疫苗(每隔 10 年对军人和孕妇接种)、水痘疫苗(部分高风险人群)、流感疫苗(高危人群)。

四、主要传染病

伊朗主要的疾病负担已经从传染病转向慢性非传染性疾病。传染病的主要疾病负担是

急性呼吸道感染、HIV/AIDS、肺结核等。受限于监测数据完整性,WHO 的报告低估了伊朗肠道传染病的疾病负担。

1. 肠道传染病

(1) 甲型肝炎:伊朗甲型肝炎的自然感染率很高。由于当地供水和厕所卫生条件较差,大多数儿童在 10 岁以前有过甲型肝炎病毒暴露;2011 年的研究显示,90% 的 >33 岁人群有甲型肝炎抗体。

(2) 细菌性腹泻:在伊朗东北部开展的 1 项腹泻病原体调查显示,11.8% 是志贺菌,25.7% 是大肠杆菌(其中 10.4% 为产志贺毒素的大肠杆菌),未分离到沙门菌;志贺菌引起的腹泻中,宋内氏菌占 55%。东南部地区新生儿腹泻病原体调查发现,0.6% 是由大肠杆菌 O157:H7 引起的。南部地区 2~58 岁腹泻病原体调查发现,9.6% 为空肠弯曲菌,15.8% 为沙门菌,9.6% 为志贺菌。

伊朗志贺菌对四环素和复方新诺明耐药。伤寒沙门菌对常用抗生素敏感,但德黑兰 6 家医院发现了伤寒住院患者耐多药的现象。

(3) 幽门螺杆菌感染:伊朗的幽门螺杆菌感染率很高,7~18 岁人群感染率为 40.9%,19~45 岁人群感染率为 68%,≥45 岁人群感染率为 75.6%。

(4) 肠道寄生虫病:在过去 40 年中,伊朗肠道寄生虫病大幅度下降。例如 1961 年北部马赞德兰省蛔虫感染率高达 86.3%,1995 年降至 0.3%。伊朗全人群蛔虫感染率约为 1.5%,东北部地区感染率最高,超过 23%。钩虫病感染率低于 0.1%。线虫感染率为 0.2%(感染率最高的发生在波斯湾北部的胡泽斯坦省)。鞭虫和牛肉绦虫感染率分别为 0.1% 和 0.2%。蛲虫病感染率较高,全国感染率为 9%(东南地区)~35%(东北地区)。一项全国 >2 岁 53 995 人的调查显示,19.3% 的人群感染了肠道寄生虫,最常见的有蓝氏贾第鞭毛虫(10.9%)、蛔虫(1.5%)、阿米巴(1.0%)、蛲虫(0.5%)。

20 年前,伊朗北部里海沿岸地区的肝吸虫是重要的公共卫生问题;1999—2002 年,该地区报告肝吸虫病 107 例。2000 年,西部省份科曼莎省报告了 17 例肝吸虫病。当地牛的肝吸虫感染率为 1.5%。人感染肝吸虫主要原因是生吃受到污染的水田芥等水生植物。

2. 呼吸道及密切接触传播疾病

(1) 肺结核(TB):2014 年,伊朗估计肺结核患者 2.6 万例,患病率为 33/10 万;其中新发病例 1.7 万例,发病率为 22/10 万;新发感染的 HIV 和 MTB 共感染患者 4000 例。近年来,伊朗肺结核疫情有轻微上升趋势。2014 年伊朗的肺结核中,多耐药病例占 0.8%。新发病例治疗成功率为 87%,复发病例治疗成功率为 82%,多耐药病例治疗成功率为 48%。当地容易诱发多耐药结核病的相关因素为年龄低于 45 岁、男性、之前接受过治疗、移民、居住条件差和无工作。

(2) 免疫规划覆盖的呼吸道及密切接触传播疾病:1984 年起,伊朗实施扩大免疫规划,早期疫苗接种率低于 40%,2011 年接种率上升至 99%。伊朗麻疹、白喉、百日咳的疾病负担呈明显下降趋势。

随着疫苗接种率的提高,伊朗麻疹疫情快速下降,2006 年起降至较低水平。2018 年伊朗报告麻疹发病率为 0.85/10 万。

3. 虫媒及自然疫源性疾病

(1) 克里米亚 - 刚果出血热:1970 年,伊朗首次在羊血液中发现克里米亚 - 刚果出血热

病毒;1974—1975 年,首次发现人类感染病例;1999 年,伊朗意识到该病是一个重要的公共卫生问题。2000—2010 年,伊朗共报告克里米亚-刚果出血热病例 738 例,死亡 108 人。病毒与巴基斯坦流行的毒株相近。2002 年的发病率最高。该病早期类似流感,难以鉴别诊断,主要通过蜱叮咬传播,密切接触病例或医院感染也可以传播。

伊朗无裂谷热、汉坦病毒等其他类型病毒性出血热的资料。

(2)西尼罗病毒病:2008—2009 年伊朗马群血清学调查发现,西尼罗病毒抗体阳性率为 24%(1%~88%),南部和西部的感染率最高。500 名献血者的抗体检测表明,IgG 抗体阳性率为 5%,IgM 抗体阳性率为 0。伊朗人群感染西尼罗病毒罕见并发脑炎。

伊朗无基孔肯雅病毒病、登革热等蚊媒传染病的资料。

(3)布鲁氏菌病:伊朗全境均有布鲁氏菌病报道,呈现地方性流行态势,发病率从 1989 年的 >1000/10 万下降到 2003 年的 238/10 万。该病主要通过生奶、软羊奶酪感染,其次是破损皮肤接触、吸入感染性的气溶胶。伊朗农村认为给新生儿喂食生初乳可以预防感染,这一习俗增加了新生儿感染布鲁氏菌病的风险。

(4)钩端螺旋体病:钩端螺旋体病在伊朗北部马赞德兰省较为常见,每年发病率为 1.6/10 万,患者主要为 40~50 岁男性农民,夏季高发。

(5)包虫病:伊朗的包虫病疫情高发,不同地区流浪犬或牧羊犬细粒棘球幼感染率为 5%~50%。伊朗有 3 种不同传播模式:家畜型,狗与家畜之间循环;沙漠型,狗与骆驼之间循环;丛林型,野生肉食动物和反刍动物之间循环。

(6)Q 热:Q 热是由伯纳特立克次体引起的急性动物源性疾病。家畜是主要传染源,感染动物外观健康,但分泌物、排泄物以及胎盘、羊水中均含有病原体。人主要通过吸入污染病原体的尘埃或形成的气溶胶感染,另外受损皮肤或黏膜接触、蜱叮咬、饮用污染的奶制品也可导致感染,人传人罕见。

伊朗 Q 热疫情信息很少。2010 年东南地区研究显示,疑似布鲁氏菌病患者的伯纳特立克次体 I 相和 II 相 IgG 阳性率分别为 24% 和 36%。

(7)利什曼原虫病:伊朗最常见的利什曼原虫病是皮肤型,南部和西部地区的少数疫区是属于内脏型(黑热病)。伊朗常见的病原是热带利什曼原虫和硕大利什曼原虫。伊朗传播皮肤型利什曼原虫病的媒介是塞氏白蛉。

(8)疟疾:目前伊朗的疟疾处于消除前期。2014 年,伊朗共报告疟疾确诊病例 1243 例(本地感染病例 338 例),无死亡;95% 的病例分布在南方。病原体主要为间日疟(93%),少数为恶性疟(7%)。

4. 血液和性传播疾病

(1)乙型肝炎:1993 年伊朗开始乙型肝炎疫苗免疫接种项目,对所有新生儿和高危人群开展接种,人群感染率出现下降。2012 年伊朗人群乙肝表面抗原携带率为 2.1%,中部和西部携带率较低(<2%),东北部地区携带率较高(>3%)。

(2)丙型肝炎:2012 年伊朗人群丙型肝炎感染率低于 1%。在输血人群(地中海贫血、凝血障碍)、静脉吸毒人群感染率较高。

(3)艾滋病:伊朗 15~49 岁人群 HIV 感染率从 1990 年的 0.02% 上升到 2004 年的 0.2%。2012 年约有 9.2 万例 HIV 感染者,每年因艾滋病死亡 6000~6500 人,主要死于 HIV 和 MTB 共同感染。虽然 HIV 感染者可以免费获得抗病毒治疗,但治疗依从性低于 70%。

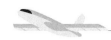

（4）衣原体：伊朗东北部地区人群的衣原体感染率高。178 名男性尿道炎患者调查结果显示，10.7% 的感染沙眼衣原体。德黑兰 20~30 岁和 31~40 岁女性宫颈炎患者中，衣原体的感染率分别为 33% 和 49%。

5. 其他疾病

（1）麦地那龙线虫病和血吸虫病：20 世纪 70 年代中期起，伊朗未报告麦地那龙线虫病。伊朗在消灭血吸虫病方面上开展了大规模运动，取得重要进展。

（2）医院感染：伊朗的医院感染疾病负担较重。伊朗院内感染率约为 9.4%，最常见的感染类型为尿道感染（28.9%）、肺炎（28%）、手术部位感染（26.8%）、血液感染（16.4%）；主要发生在烧伤科，其次是重症监护室、肿瘤科。院内感染患者的病死率为 14.8%。

（3）中东呼吸综合征：伊朗官方未通报本地感染中东呼吸综合征病例，曾经通报过 3 例由沙特阿拉伯输入病例造成的继发感染病例：2014 年 5 月，伊朗首次报告 2 例中东呼吸综合征病例，均与接触自沙特阿拉伯朝觐归国的病例有关；2015 年 5 月，伊朗再次通报 1 例中东呼吸综合征病例，与接触自沙特阿拉伯朝觐归国的流感样病例有关。

五、风险评估

1. 肠道传染病

（1）甲型肝炎：中国公民赴伊朗可能暴露于甲型肝炎，但感染发病的风险较低。即便该病输入中国，由于国内有较高的人群免疫屏障以及较好的卫生条件，不易继发大规模传播，因此对国内公共卫生风险低。

（2）细菌性腹泻：中国公民赴伊朗如果要长期在当地生活，日常暴露概率高，发生感染性腹泻的可能性较高，此类疾病容易治愈或者自愈，因此对于个体而言总体风险为中等。当该病输入中国，由于国内有较好的卫生条件，不易继发大规模传播，对国内公共卫生风险低。

（3）幽门螺杆菌感染：幽门螺杆菌主要在共同就餐、接吻等日常密切接触过程中发生传播。中国赴伊朗公民如果遵从国内饮食生活习惯，以及常见的人际交往模式，发生传染的可能性相对较低；但其后果严重性较高，因此该病对中国赴伊朗公民的感染风险为中等。

（4）肠道寄生虫病：中国公民赴伊朗如果要长期在当地生活，日常暴露概率高，发生肠道寄生虫病的风险相对较高。当该病输入中国，由于国内有较好的卫生条件或不易形成持续传播的条件，不容易继发大规模传播，因此对国内公共卫生风险低。

2. 呼吸道及密切接触传播疾病

（1）肺结核：伊朗目前的肺结核人群患病率低于中国，中国公民赴伊朗感染风险不会超过国内水平。当该病输入中国时，也不会明显增加该病的公共卫生风险。

（2）免疫规划覆盖的呼吸道及密切接触传播疾病：中国疫苗接种水平较高，中国公民赴伊朗感染上述疾病的风险低。当此类疾病输入中国后进一步传播的风险低。

3. 虫媒及自然疫源性疾病

（1）克里米亚 - 刚果出血热：如果中国公民赴伊朗开展野外工作，有可能暴露并感染克里米亚 - 刚果出血热，其疾病严重程度较高，因此风险较高；而其他在城市的人群感染可能性低。该病输入后，不容易造成持续传播，其公共卫生风险水平为中等。

（2）西尼罗病毒病：如果中国公民在夏秋季节赴伊朗，可能因蚊虫叮咬感染西尼罗病毒；老年人容易发生神经系统疾病，病情较重，风险相对较高。中国暂无西尼罗病毒病传播疫情

报告,其传播媒介目前只在新疆被发现,如果患者不在新疆居住,且输入后蚊媒密度条件不适宜病原体的传播,此病就难以形成持续性传播;因此对于新疆以外的地区,输入后进一步传播的风险极低;对于新疆而言,进一步传播的风险为中等。

(3) 布鲁氏菌病:中国公民赴伊朗暴露感染布鲁氏菌病可能性高于国内,严重程度较高,因此对于个人风险而言较高。该病不容易在人与人之间传播,且中国近年来发病率持续上升,该病输入并不会明显改变布鲁氏菌病在中国的流行风险。

(4) 钩端螺旋体病:如果中国赴伊朗公民不接触疫水或者鼠类等动物,感染机会低。该病输入不易造成持续传播,进一步传播的风险极低。

(5) 包虫病:中国公民赴伊朗有可能暴露感染包虫病,严重程度较高,因此对于个人风险而言较高。该病不容易在人与人之间传播,输入后在中国进一步传播的风险极低。

(6) Q 热:中国公民赴伊朗有可能暴露感染 Q 热,严重程度较高,因此对于个人风险而言较高。该病不容易在人与人之间传播,该病输入后在中国进一步传播的风险极低。

(7) 利什曼原虫病:中国公民赴伊朗有可能暴露感染利什曼原虫病,严重程度较高,因此对于个人风险而言较高。但该病不容易在人与人之间传播,输入后在中国进一步传播的风险极低。

(8) 疟疾:中国公民赴伊朗暴露感染疟疾风险为中等。中国目前处于疟疾消除阶段,国内有较高的监测和防控力量,病例输入后在中国进一步传播的风险较低。

4. 血液和性传播疾病

(1) 乙型肝炎:中国公民乙型肝炎自然感染或者接种疫苗后产生保护率水平较高,因此中国公民赴伊朗感染乙型肝炎风险低。该病输入中国后,进一步传播的风险较低。

(2) 丙型肝炎:中国公民赴伊朗感染丙型肝炎风险低;该病输入中国后,进一步传播的风险极低。

(3) 艾滋病:中国公民赴伊朗感染 HIV 的风险取决于个人是否有高危行为。该病输入中国后进一步传播的风险不会改变中国当前疫情的流行态势。

(4) 衣原体:中国公民赴伊朗感染衣原体的风险取决于个人是否有高危行为。

5. 其他疾病

(1) 麦地那龙线虫病和血吸虫病:中国公民赴伊朗感染麦地那龙线虫和血吸虫的风险低。输入中国后进一步传播的风险也极低。

(2) 中东呼吸综合征:伊朗的中东呼吸综合征在动物间的流行状态不明确;中东呼吸综合征可以通过接触患病骆驼和病例等途径感染,多个国家曾经报告自中东旅行归国后的病例,病死率高;中国公民赴伊朗感染中东呼吸综合征的风险为中等。中东呼吸综合征曾经在韩国输入后造成多地医院感染暴发,且有 1 例输入到中国,因此该病输入后对中国的风险极高。

参考文献

1. 中华人民共和国外交部.伊朗国家概况(2019 年 1 月更新). https://www.fmprc.gov.cn/web/gjhdq_676201/ gj_676203/yz_676205/1206_677172/1206x0_677174/(2019 年 3 月 9 日访问)

2. Iran Ministry of Health and Medical Education.http://mohme.gov.ir/（2016 年 10 月 9 日访问）

3. Mehrdad R. Health System in Iran. JMAJ,2009,52（1）:69-73.

4. UNICEF. Iran's Excellent Primary Health Care System. http://www.unicef.org/iran/media_4427.html（2016 年 10 月 9 日访问）

5. Kermanshah University of Medical Sciences. About Kermanshah city health center. http://khc.kums.ac.ir/en/policy（2016 年 10 月 9 日访问）

6. Azar FE,Masoori N,Meidani Z, et al. Proposal for a modernized Iranian notifiable infectious diseases surveillance system: comparison with USA and Australia. East Mediterr Health J,2010,16（7）:771-777.

7. Asadi-Lari M,Sayyari AA, Akbari ME, et al. Public health improvement in Iran—lessons from the last 20 years. Public Health,2004,118（6）:395-402.

8. Fadaei DN, Arab M, Rahimi FA, et al. Survey of communicable diseases surveillance system in hospitals of Iran: aqualitative approach. Glob J Health Sci,2016,8（9）:53909.

9. Akbari H,Majdzadeh R, Rahimi FA, et al. Timeliness of malaria surveillance system in Iran. Iran J Public Health,2013,42（1）:39-47.

10. Babaie J,Fatemi F,Ardalan A, et al. Communicable diseases surveillance system in East azerbaijan earthquake: strengths and weaknesses. PLoSCurr,2014,6.

11. Moradi-Lakeh M,Esteghamati A. National immunization program in Iran: whys and why nots. Hum VaccinImmunother,2013,9（1）:112-114.

12. Askarian M, MansourGhanaie R, Karimi A, et al. Infectious diseases in Iran: a bird's eye view. Clinical Microbiology and Infection,2012,18（11）:1081-1088.

13. WHO. Country profile of Iran.http://www.who.int/countries/irn/en/（2016 年 10 月 9 日访问）

14. Mokhayeri Y,Naderimagham S,Mohammadi R, et al. Burden of vaccine-preventable diseases-measles, tetanus, diphtheria and whoopingcough-in Iran: findings from the GBD study 2010. Arch Iran Med,2016,19（6）:382-387.

15. Esteghamati A,Gouya MM,Zahraei SM, et al. Progress in measles and rubella elimination in Iran. Pediatr Infect Dis J,2007,26（12）:1137-1141.

第二节　伊　拉　克

一、国家概况

伊拉克共和国（The Republic of Iraq）,简称伊拉克,位于亚洲西南部,阿拉伯半岛东北部。北接土耳其,东临伊朗,西毗叙利亚、约旦,南接沙特阿拉伯、科威特,东南濒波斯湾。幼发拉底河和底格里斯河自西北向东南流贯全境。海岸线长 60km。除东北部山区外,其余地区气候属热带沙漠气候。7—8 月气温最高,日平均气温为 24~43℃,1 月气温最低,日平均气温为 4~16℃,6—9 月降雨最少,月平均降雨量为 1mm,3 月降雨最多,为 28mm。

2015 年,伊拉克人口数约 3700 万（2017 年）;首都为巴格达,人口数约 660 万（2017 年）。阿拉伯族约占 78%（什叶派约占 60%,逊尼派约占 18%）,库尔德族约占 15%,其余为土库曼族、亚美尼亚族等。官方语言为阿拉伯语和库尔德语。超过 95% 的居民信奉伊斯兰教,少数人信奉基督教等宗教。

伊拉克的能源产业占主导地位,石油出口收入约占 GDP 的 45%。2017 年,伊拉克 GDP 为 1868 亿美元,人均 GDP 为 4958 美元,世界银行将其评为中上收入水平国家。实施 6 年制义务教育,适龄儿童小学入学率为 98%,但中等和高等院校入学率仅分别为 45% 和 15%;

成人识字率为79.7%；有20所大学和44所专科院校。目前有20%的人口生活在贫困线（每天2美元）以下，供电能力只能满足需求的一半，20%的地区未通自来水。

伊拉克一直战乱不断，1980年，历时8年的两伊战争爆发；1990年，伊拉克入侵并吞并科威特，引发海湾战争，此后联合国对伊拉克实施了近13年制裁；2003年美军推翻萨达姆政权，2011年12月撤出全部作战部队。

二、卫生体系

1952年起，伊拉克建立卫生部。1978年开始推行初级卫生保健体系（primary health care），同时加强疾病预防部门建设。伊拉克的医疗卫生体系分为公立和私立卫生保健体系。1992年，库尔德北部的苏莱曼尼亚、埃尔比勒和杜胡克脱离了中央政府的控制，因此卫生部除了在巴格达的中央本部外，还有埃尔比勒和苏莱曼尼亚两个分部。每个省都设置有卫生厅（department of health，DOH）。全国分为110个卫生行政区（health district），每个卫生行政区有5~10家初级卫生保健机构。初级卫生保健体系还有146家仓库、14个研究中心和10个药厂支持。

2003年以后，伊拉克卫生部内部进行组织机构改革。2003年，全国约有269家医院（包括公立和私立的）、1570家卫生中心、308家医疗保险诊所。2012年，伊拉克拥有1000张以上床位数的医院有13家。1993年以来，伊拉克各种医疗卫生工作人员数量总体有所上升；但与约旦、埃及和叙利亚等国家相比，每10万人口拥有的医生、护士、牙医和药剂师数量均远远落后。同时伊拉克的医疗卫生体系中行政工作人员冗员过多，2004年巴格达的调查发现，仅需1310名行政工作人员，实际配置了2038名，增加了卫生财政经费负担。

由于长期战乱，伊拉克的医疗卫生体系受到严重破坏；当前医疗卫生体系最缺乏足够数量的专业人员和良好的医疗卫生设施。

三、传染病监测和防控体系

1981年伊拉克出台了《公共卫生法》。在伊拉克的卫生体系中，从中央到地方的医疗卫生机构中，均设置有公共卫生职能。卫生部的重要职能是疾病预防，管辖疾病预防控制中心、公共卫生实验室、艾滋病中心，同时管理初级卫生保健体系、营养和检验检疫职能。

伊拉克卫生信息系统主要基于纸质报告，逐级上报，信息滞后。例如死亡每月报表1次，全国层面每年统计分析1次。北方3个行政区的数据经常缺失。2006年WHO与伊拉克卫生部共同努力改善的卫生信息系统建设项目，到2012年时仍进展缓慢。

四、主要传染病

伊拉克传染病、妇幼卫生和营养性疾病的疾病负担较高，如2011年占24%。疟疾、霍乱和利什曼原虫病在伊拉克部分地区呈现地方性流行；虽然艾滋病登记数量较少，但高危的传播风险因素在当地持续存在；约30%的孕妇分娩时缺乏合格的医务人员接生。

1. 肠道传染病

（1）霍乱：1966年以来的50年里，伊拉克一直发生霍乱地方性流行，并且有显著的季节性特征，疫情在秋季达到高峰，冬季下降，春、夏再回升；疫区主要在幼发拉底河流域一带。2016年9—11月，伊拉克报告了01稻叶型霍乱病例2800多例，死亡2人；疫情还波及巴林和科威特;伊拉克17个行政区报告了霍乱疫情,病例数最多的地区是巴格达(940例),其次是巴比伦(675例);暴发与当地居民水源来自幼发拉底河、供水设施破坏失修等有关。

(2) 甲型肝炎和戊型肝炎:伊拉克常见甲型肝炎和戊型肝炎疫情。2006年人群研究显示,甲型肝炎IgG抗体阳性率为95%,戊型肝炎IgG抗体阳性率为20%。

2012年,巴格达报告疑似急性病毒性肝炎患者2692例,其中甲型病毒肝炎IgM抗体阳性率为44.8%,<5岁的阳性率为64.5%,5~14岁的为64.2%,15~44岁的为17.4%,>45岁的为9.5%;戊型肝炎IgM抗体阳性率为1.6%,<5岁的阳性率为0.5%,5~14岁的为0.8%,15~44岁的为3%,>45岁的为0.9%。

(3) 伤寒:1994—2003年,伊拉克伤寒疫情呈现上升趋势,最高每年病例报告将近3万例。到2009年,伊拉克伤寒发病率依然较高;苏莱曼尼亚人群的伤寒发病率为21/10万。

2. 呼吸道及密切接触传播疾病

(1) 肺结核:2014年,伊拉克估计肺结核患者2.4万例,患病率为67/10万;其中新发病例为1.5万例,发病率为43/10万;新发感染的HIV和MTB共感染患者不到10人。2003年以来,伊拉克肺结核疫情有所上升;最近略有下降趋势。

(2) 疫苗可预防的呼吸道及密切接触传播疾病:由于2003年伊拉克战争,全国麻疹疫苗接种率下降明显:2000年和2009年接种率分别为87%和69%;2010年的调查结果显示麻疹接种率更差,北部为47%、中部为24%、南部为17%。2005—2010年,伊拉克麻疹疫情有所上升,春季和<5岁儿童高发。

伊拉克接种麻腮风联合疫苗,据此推测其风疹和腮腺炎疫情可能类似麻疹态势。

1994—2003年,伊拉克白喉疫情明显下降;从最高将近每年400例降到极低水平;但百日咳疫情有所上升,每年升高到将近5000例。

(3) 人感染禽流感:2006年1月,伊拉克报告一起人传人的H5N1禽流感:1例15岁女孩感染H5N1禽流感;39岁的叔叔7天后发病,10天后死亡。

3. 虫媒及自然疫源性疾病

(1) 利什曼原虫病:伊拉克有皮肤型和内脏型(黑热病)的利什曼原虫病地方性流行。2002年报告黑热病3218例;2004年1—11月报告3056例。1994—2003年内脏型病例有上升趋势,而皮肤型有下降趋势。

(2) 疟疾:1995—1999年,伊拉克疟疾疫情快速下降;2011年,无本地疫情。

(3) 血吸虫病:1994—2003年,伊拉克的血吸虫病疫情处于下降趋势。2003年,仅剩迪亚拉省的阿咔依民安巴和贝尔多姿疫区;报告病例为132例,感染主要人群为5~19岁。

4. 血液和性传播疾病

(1) 乙型肝炎和丙型肝炎:在政府采取乙型肝炎疫苗接种策略后,人群乙型肝炎感染率明显下降:1973年和1984年,伊拉克献血者的乙肝表面抗原携带率分别为3.6%和4.1%,20世纪90年代降到不到1%。有研究者筛查2013年伊拉克Basra地区69 915名献血者的乙型肝炎和丙型肝炎:2.3%有乙肝核心抗体,0.2%有乙肝表面抗原;0.2%有丙肝核心抗体。

(2) 性病:2003年伊拉克性病发生率见表5-1。2004年,随着多国部队在伊拉克驻扎,大量外来人口涌入,当地存在吸毒等问题,增加了HIV传播的风险。美国派驻伊拉克和阿富汗部队中,2001—2007年发现48例HIV感染者,其中有的在出发前已经感染,有的在派遣期间探亲时发生感染或在驻地发生感染。

表 5-1　2003 年伊拉克性病发病率

单位：1/10 万

性病	发病率	性病	发病率
梅毒	0.61	软下疳	3.89
淋病	2.82	滴虫病	104.81
非淋菌性尿道炎	14.74	念珠菌病	76.73
非淋菌性宫颈炎	210.33	生殖器疣	6.05
传染性软疣	3.22	细菌性阴道炎	99.98
生殖器疱疹	2.78		

五、风险评估

1. 肠道传染病

（1）霍乱：如果中国公民赴伊拉克长期居住，暴露感染霍乱风险水平中等。如果该病输入中国，由于国内有较好的卫生条件，不易继发大规模传播，因此对国内公共卫生风险低。

（2）甲型肝炎和戊型肝炎：伊拉克常见甲型肝炎和戊型肝炎疫情。中国公民赴伊拉克有可能暴露于甲型肝炎，但发病的风险较低。即便该病输入中国，由于国内有较高的人群免疫屏障以及较好的卫生条件，不易继发大规模传播，因此对国内公共卫生风险低。

中国公民赴伊拉克感染戊型肝炎有所上升。中国卫生条件水平较高，疫情防控能力较强，因此其输入国内后进一步传播的风险低。

（3）伤寒：中国公民赴伊拉克感染伤寒风险将明显升高。中国卫生条件水平较高，疫情防控能力较强，因此其输入国内后进一步传播的风险低。

2. 呼吸道及密切接触传播疾病

（1）肺结核：中国公民赴伊拉克感染风险不会超过国内水平。当该病输入中国时，也不会明显增加该病的公共卫生风险。

（2）疫苗可预防的呼吸道及密切接触传播疾病：中国疫苗接种水平较高，中国公民赴伊朗感染上述疾病的风险低。此类疾病输入中国后进一步传播的风险低。

（3）人感染禽流感：中国公民赴伊拉克感染风险并不会超过国内水平。当该病输入中国时，也不会明显增加该病的公共卫生风险。

3. 虫媒及自然疫源性疾病

（1）利什曼原虫病：中国公民赴伊拉克有可能暴露感染利什曼原虫病，且该病总体严重程度较高，因此对于个人风险而言较高。但该病不容易在人与人之间传播，输入后在中国进一步传播的风险极低。

（2）疟疾：中国公民赴伊拉克感染疟疾风险极低。

（3）血吸虫病：中国公民赴伊拉克感染血吸虫的风险低。该病不会在人与人之间传播，输入在中国进一步传播的风险极低。

4. 血液和性传播疾病

乙型肝炎和丙型肝炎：中国公民乙型肝炎自然感染或者接种疫苗后产生保护率水平较

高,因此中国公民赴伊拉克感染乙型肝炎风险低。

中国公民赴伊拉克感染丙型肝炎风险低;该病输入中国后,进一步传播的风险极低。

5. 注意事项 根据当前掌握的伊拉克国内安全形势、医疗卫生状况以及传染病疫情态势,除了重点关注人身安全、接种国内规定接种疫苗和保持良好卫生习惯之外,中国公民赴伊拉克预防传染病尤其需要重视:

(1) 重视预防肠道传染病,尤其是霍乱、伤寒、甲型肝炎和戊型肝炎,要事先了解目的地近期消化道传染病的流行情况,如旅行、居住与工作所在区域的食品和饮用水卫生条件较差,发生感染的风险较大,建议出行前接种霍乱、伤寒、甲型肝炎和戊型病肝炎疫苗。到达当地后注意饮食卫生,不吃未彻底煮熟的食物、未经消毒的奶、未削皮的水果、生的蔬菜(尤其水生植物),不喝不干净的生水等。

(2) 重视预防虫媒及自然疫源性疾病,尤其是利什曼原虫病和血吸虫病,尽可能避免蚊虫和白蛉叮咬,不要涉足陌生水域。

针对伊拉克归国及其来华人员,对于中国公共卫生体系而言,无特殊需要专门应对的病种。

参考文献

1. 中华人民共和国外交部. 伊拉克国家概况(2016 年 7 月更新).http://www.fmprc.gov.cn/web/gjhdq_676201/gj_676203/yz_676205/1206_677148/1206x0_677150/. http://www.fmprc.gov.cn/web/gjhdq_676201/gj_676203/yz_676205/1206_677172/1206x0_677174/(2016 年 10 月 12 日访问)

2. WHO. Country Profile.http://www.who.int/countries/irq/en/. (2016 年 10 月 12 日访问).

3. WHO Regional Health Systems Observatory. Health System Profile Iraq 2006. http://apps.who.int/medicinedocs/documents/s17295e/s17295e.pdf(2016 年 10 月 12 日访问).

4. Health and Health Care System in Iraq: An Overview and Options for the Future. http://iraq.undg.org/uploads/doc/Health%20System%20paper%20vs3.doc(2016 年 10 月 12 日访问).

5. Hasnawi SMA, Khuzaie AA, Mosawi AJA. Iraq health care system: an overview. The New Iraqi Journal of Medicine,2009,5(3):5-13.

6. Ministry of Health. The Current Situation,Our Vision for the Future and Areas of Work, Second Edition, December 2004.http://www.who.int/hac/crises/irq/background/Iraq_Health_in_Iraq_second_edition.pdf(2016年10月12日访问).

7. Hilfi TKA, Lafta R, Burnham G. Health services in Iraq. Lancet,2013,381:939-948.

8. WHO.Country Cooperation Strategy for WHO and Iraq 2012-2017. http://www.who.int/countryfocus/cooperation_strategy/ccs_irq_en.pdf(2016 年 10 月 12 日访问).

9. Bagcchi S. Cholera in Iraq strains the fragile state. Lancet Infect Dis,2016,16(1):24-25.

10. Al-Naaimi AS, Turky AM, Khaleel HA, et al. Predicting acute viral hepatitis serum markers(A and E)in patients with suspected acute viral hepatitis attending primary health care centers in Baghdad: aone year cross-sectional study. Global Journal of Health Science,2012,4(5):172-183.

11. Dworkin J, Saeed R, Mykhan H, et al. Burden of typhoid fever in Sulaimania, Iraqi Kurdistan. Int J Infect Dis,2014,27:70-73.

12. Jasem J, Marof K, Nawar A, et al. Epidemiological analysis of measles and evaluation of measles surveillance

system performance in Iraq, 2005—2010. Int J Infect Dis,2012,16（3）:e166-e171.

13. WHO. Avian influenza-Situation in Iraq. http://www.who.int/csr/don/2006_01_30a/en/（2016年10月12日访问）.

14. Al-Rubaye A, Tariq Z, Alrubaiy L. Prevalence of hepatitis B seromarkersand hepatitis C antibodies in blood donors in Basra, Iraq. BMJ Open Gastroenterology,2016,3（1）:e67.

15. Scott PT, Hakre S, Myles O, et al. Short communication: investigation of incident HIV infections among U.S. army soldiers deployed to Afghanistan and Iraq, 2001-2007. AIDS Research and Human Retroviruses,2012,28（10）:1308-1312.

第三节　土　耳　其

一、国家概况

土耳其共和国（Republic of Turkey），简称土耳其，面积约 78.36 万 km²，地跨亚、欧两洲，邻格鲁吉亚、亚美尼亚、阿塞拜疆、伊朗、伊拉克、叙利亚、希腊和保加利亚，濒地中海、爱琴海、马尔马拉海和黑海。海岸线长 7200km，陆地边境线长 2648km。南部沿海地区属亚热带地中海式气候，内陆为大陆型气候。

土耳其人口数为 8081 万（2018 年），共分 81 个省，下设县、乡、村；首都为安卡拉，人口数为 527 万。全国人口中，土耳其族占 80% 以上，库尔德族约占 15%。土耳其语为国语。99% 的居民信奉伊斯兰教，其中 85% 属逊尼派，其余为什叶派（阿拉维派）；少数人信仰基督教和犹太教。

20 世纪 80 年代实行对外开放政策以来，土耳其经济实现跨越式发展，由经济基础较为落后的传统农业国向现代化的工业国快速转变。2003—2015 年，土耳其人均国民收入从4559 美元增至 9261 美元，2017 年人均国民生产总值 9647 美元。

2012 年，土耳其规定义务教育由原来的 8 年延长至 12 年。共有各类学校 5 万余所（大学 193 所），在校学生约 1639 万人，教师约 89 万人。

二、卫生体系

土耳其卫生部成立于 1920 年。土耳其建设有较为完善的卫生法律体系、组织管理结构体系；较为充足的医疗卫生人力和财力资源；2011 年人均拥有医疗卫生专业人员为897/10 万；建设有多样化和相互补充的信息系统；2011 年卫生支出占 GDP 的 5.4%；患者对医疗服务满意度与欧洲德国、法国等发达国家有相近的效果；2012 年人均期望寿命为75 岁。土耳其初级卫生保健由家庭保健和社区卫生中心机构提供；二级和三级医疗卫生服务则由卫生部管辖的医院、医科大学附属医院和私立医院提供。土耳其的医疗保险包括社会安全机构保险、手工业者和自主就业保险和社会保险。政府对低于最低收入水平人群发放绿卡，可在初级医疗卫生机构、卫生部属医院和医科大学附属医院获得免费的门诊和住院治疗。普通个人的住院药费 100% 报销，门诊则报销 80%。城乡居民所有的急诊均免费。

三、传染病监测和防控体系

土耳其卫生部下设有土耳其公共卫生所。2003—2011 年，土耳其重视公共卫生投入，财政经费呈现明显上升态势，2011 年的公共卫生投入为 577.97 亿土耳其币。

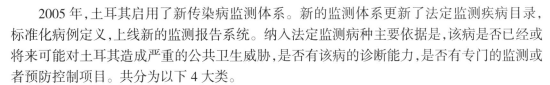

2005 年,土耳其启用了新传染病监测体系。新的监测体系更新了法定监测疾病目录,标准化病例定义,上线新的监测报告系统。纳入法定监测病种主要依据是,该病是否已经或将来可能对土耳其造成严重的公共卫生威胁,是否有该病的诊断能力,是否有专门的监测或者预防控制项目。共分为以下 4 大类。

1. A 类传染病　急性出血性腹泻、急性病毒性肝炎、艾滋病、炭疽、布鲁氏菌病、霍乱、皮肤利什曼病、白喉、淋病、疟疾、麻疹、流行性脑脊髓膜炎、流行性腮腺炎、新生儿破伤风、百日咳、脊髓灰质炎、狂犬病和疑似狂犬病暴露、风疹、梅毒、破伤风、肺结核、伤寒。

所有医疗卫生机构发现 A 类疾病都必须向当地卫生当局报告,地方卫生当局接到报告后必须组织开展流行病学调查和处置。

2. B 类传染病　流行性斑疹伤寒、鼠疫、天花、黄热病。

B 类传染病在土耳其很久都没有发生或者从未发生过。但上述病种疫情严重,在其他国家地区仍有疫情发生,《国际卫生条例》要求通报。任何医疗卫生机构发现后,必须立即向土耳其卫生部报告;此类疾病由土耳其卫生部组织调查处置。

3. C 类传染病　急性出血热、先天风疹综合征、棘球绦虫病、b 型流感嗜血杆菌脑膜炎、流感、军团菌病、麻风病、钩端螺旋体病、新变种克雅氏病、血吸虫病、亚急性硬化型脑膜炎(SSPE)、刚地弓形虫病、沙眼、土拉菌病、内脏利什曼病(黑热病)。

大部分 C 类传染病是土耳其新增法定报告的疾病。除了沙眼以外,其他 C 类传染病都只是哨点监测,因为只有高等级的医院或实验室的辅助才能诊断。省级卫生管理机构负责C 类监测数据的汇总分析。

4. D 类传染病　阿米巴痢疾、肠出血性大肠杆菌感染、蓝氏贾第鞭毛虫病、李斯特菌病、非伤寒沙门菌病、细菌性痢疾。

D 类传染病需要依靠实验室诊断,有省级卫生管理机构负责数据监测分析。

四、主要传染病

在《土耳其 2009—2013 年强化传染病监测和控制系统国家战略计划》的推动下,土耳其传染病控制取得较好的效果:2012 年传染病死因占全死因的比例不到 2%;疟疾消除计划取得良好进展,过去 5 年无疟疾死亡病例;肺结核新发病例治疗率从 2000 年的 73% 上升到2008 年的 92%;免疫覆盖率达到较高水平,2010 年百白破疫苗接种率为 97%;农村也可以获得安全饮用水;排污系统也得到良好改善,2008 年农村 30% 人群获得改善后的排污系统。

土耳其人员往来频繁,伊斯坦布尔机场每年有 1500 万旅客,全国每年则有 2500 万,面临的传染病风险较大。

1. 肠道传染病

甲型肝炎:2011 年,土耳其急性甲型肝炎感染率为 5.2/10 万,无死亡。2008 年,79% 的急性甲型肝炎患者发生在 <15 岁人群。甲型肝炎疫苗已经纳入全国免疫规划,预期甲型肝炎在土耳其未来呈下降趋势。

2. 呼吸道及密切接触传播疾病

肺结核:2006 年以来,土耳其肺结核发病率持续下降,病死率维持在较低水平。2015 年,土耳其估计肺结核新发病例 1.4 万例,发病率为 18/10 万;新发感染的结核分枝杆菌和 HIV合并感染患者 97 人。

3. 虫媒及自然疫源性疾病

（1）布鲁氏菌病：2002 年，土耳其报告布鲁氏菌病 17 765 例，患病率为 25/10 万；2009 年报告病例数为 9324 例，患病率为 13/10 万。疫情主要发生在中部和东南部。

（2）土拉丝菌病：土耳其历史上曾经有土拉丝菌病散发病例，主要发生在西北地区。目前土拉丝菌病在土耳其分布范围更广。血清学调查显示，东部农村地区从事农业和屠宰行业的居民有感染证据。疫情主要发生在冬季和秋季，经过无加氯消毒的水是咽型土拉丝菌病最主要的感染来源。捕鱼、饲养动物和捕猎也是土耳其地方性流行的危险因素，这类人群罹患率可以达到 2.3‰。当地土拉丝菌病对氨基糖苷类、四环素、氯霉素、利福平、氟喹诺酮等抗生素敏感，但对大环内酯类、林可霉素、β-内酰胺类抗生素耐药。

（3）莱姆病：血清学调查显示，土耳其安纳托利亚中部有蜱叮咬史人群的莱姆病抗体阳性率为 17%。土耳其的箆子硬蜱体内曾检出博氏疏螺旋体。但土耳其尚缺莱姆病切实的流行病学证据。

（4）立克次体病：历史上，立克次体病曾是土耳其重要的公共卫生问题。过去 10 年，土耳其曾报告过康氏立克次体感染的小规模暴发。时有立克次体病散发病例报告。

（5）克里米亚-刚果出血热：2002 年，土耳其报告首例克里米亚-刚果出血热。2009 年，全国共报告 1300 例病例，病死率为 4.8%。疫情主要在春季和夏季发生；在蜱活跃程度较高的年份，冬季也可发生疫情。

（6）汉坦病毒感染：2009 年，土耳其西北部的宗古尔达克省报告 12 例确诊病例，病毒是普马拉亚型；另外还有 5 例多不拉伐亚型，分别报告自东北部城市吉雷松（2 例）、伊斯坦布尔（2 例）、安卡拉（1 例）；只有 1 例死亡（伊斯坦布尔）。在特拉布宗（东北部）和伊兹密尔（西部）省开展的野生鼠类调查发现，6% 的感染普马拉亚型病毒。

（7）西尼罗河热：1977 年，土耳其首次在血清调查中发现有西尼罗河热病毒感染的证据。2010 年夏末，土耳其共报告 35 例临床诊断病例，其中 12 例确诊病例，病死率为 21%；15 个省份报告了病例，主要集中在西部的县区。2011 年 4 月起，西尼罗河热纳入全国法定报告传染病。血清学调查提示，约 1% 的健康献血者曾感染西尼罗河热。

（8）疟疾：2000 年以来，土耳其疟疾疫情明显下降，至 2007 年降到极低水平。2014 年，土耳其未报告疟疾本地传播疫情。

4. 血液和性传播疾病

（1）乙型肝炎、丙型肝炎和丁型肝炎：2011 年，土耳其急性乙型肝炎发病率为 3.79/10 万，>15 岁人群占 93%；东部和东南部的感染率为 3%~10%，西部感染率为 1.7%~3%。

丙型肝炎感染率为 0.3%~0.7%，97% 的急性丙型肝炎为 >15 岁人群。

在乙型肝炎感染者中，共同感染丁型肝炎的比例为 3%~5%，16%~45% 丁型肝炎感染者为慢性肝炎，45% 则为肝硬化。

（2）艾滋病：土耳其艾滋病人群感染率低于 0.1%。HIV 在土耳其的主要传播途径是异性性行为传播。艾滋病在土耳其是纳入医疗保险的病种，患者可以获得免费诊断和抗病毒治疗，包括最新的抗病毒治疗方案。

五、风险评估

1. 虫媒及自然疫源性疾病　中国公民赴土耳其预防传染病尤其需要重视预防虫媒及

自然疫源性疾病,如布鲁氏菌病、土拉丝菌病、出血热、西尼罗河热、莱姆病、立克次体病,尽可能避免直接接触动物、不喝生奶,避免蚊虫、蜱叮咬。

2. 消化道传播疾病　建议赴土耳其旅行者,要事先了解目的地近期消化道传染病的流行情况,到达当地后注意饮食卫生,不吃未彻底煮熟的食物、生的蔬菜、不干净的水果,不喝不干净的生水等。如旅行、居住与工作所在区域的食品和饮用水卫生条件较差,发生感染的风险较大,建议出行前接种甲型肝炎疫苗。

参考文献

1. 中华人民共和国外交部. 土耳其国家概况(2018 年 12 月更新). https://www.fmprc.gov.cn/web/gjhdq_676201/gj_676203/yz_676205/1206_676956/1206x0_676958/(2019 年 3 月 9 日访问).

2. WHO. Country Profile.http://www.who.int/countries/tur/en/(2016 年 10 月 14 日访问).

3. MINISTRY OF HEALTH OF TURKEY. Strategic plan2013-2017. http://sbu.saglik.gov.tr/Ekutuphane/kitaplar/stratejikplaning.pdf(2016 年 10 月 14 日访问)

4. WHO Regional Office for Europe. Assessment of health systems'crisis preparedness: Turkey. http://www.euro.who.int/en/countries/turkey/publications/assessment-of-health-systems-crisis-preparedness-turkey(2016 年 10 月 14 日访问).

5. Bayazit Y,Buyurgan V,Tumay S. New communicable disease notification system launched in Turkey. Euro Surveill,2005,10(4):E50421-E50425

6. TUMAY S,GOZALAN A. The Notification System of Communicable Diseasesin Turkey. http://www.vhpb.org/files/html/Meetings_and_publications/Presentations/ISTS21.pdf(2016 年 10 月 14 日访问).

7. MINISTRY OF HEALTH OF TURKEY. Turkey health system performance assessment 2011. http://www.euro.who.int/en/countries/turkey/publications/turkey-health-system-performance-assessment-2011(2016 年 10 月 14 日访问).

8. Erdem H,Akova M. Leading infectious diseases problems in Turkey. ClinMicrobiol Infect,2012,18(11):1056-1067.

第四节　以　色　列

一、国家概况

以色列国(The State of Israel)位于亚洲最西端,毗邻巴勒斯坦,东接约旦,东北部与叙利亚为邻,南连亚喀巴湾,西南部与埃及为邻,西濒地中海,北与黎巴嫩接壤,是亚、非、欧三大洲结合处,地理位置十分重要。该国国土按地形特征上习惯分为沿海平原区、山脉蜿蜒区、约旦河谷与阿拉瓦古地和内格夫地区。目前实际控制面积为 2.5 万 km²,海岸线长度为198km。以色列属于地中海型气候,夏季炎热干燥,最高气温为 39℃;冬季温和湿润,最低气温 4℃左右。

以色列境内人口总数为 884.2 万(2018 年 4 月),其中犹太人约占 74.5%,其余为阿拉伯人、德鲁兹人等。居民中大部分信奉犹太教,其余信奉伊斯兰教、基督教和其他宗教。全国共有 75 个市,265 个地方委员会,53 个地区委员会。希伯来语为官方语言,通用英语。

2015 年,0~14 岁儿童占 27.95%(男 115.1 万人,女 109.9 万人),15~24 岁占 15.5%(男 63.8 万人,女 61.0 万人),25~54 岁占 37.13%(男 152.8 万人,女 146.1 万人),55~64 岁占 8.57%(男 33.7 万人,女 35.4 万人),>65 岁占 10.85%(男 38.9 万人,女 48.4 万人)。2015 年人口自然增长率估计为 1.56%,出生率为 18.48‰,死亡率为 5.51‰,移民率为 2.24‰;总和生育率为 2.68,产妇死亡率为 5/ 千活产儿,新生儿死亡率为 3.55/ 千活产儿。2015 年,全人群期望寿命为 82.27 岁,男女分别为 80.43 岁和 84.21 岁。城市人口占总人口的 92.1%,城镇化率为 91.37%。医生密度为 3.4‰,医院床位密度为 3.3‰。2014 年,人均卫生总出为 2599.13 美元,卫生总支出占 GDP 的 7.8%。

二、公共卫生体系

以色列自建国以来,公共卫生取得了较好的成绩。2013 年在全球 48 个国家的调查中,以色列卫生系统效率排名第 4 位,2014 年在 51 个国家中排名第 7 位。

以色列公共卫生体系以卫生行政为主导,在费用上依托医疗保险体系,组织上依托医疗机构和专业防治机构,疾病控制中心协助卫生行政部门决策;将预防医学的服务项目纳入国家医疗保险体制,并通过医疗机构实施。医疗卫生体系具有医疗卫生投资大、医疗保险制度健全、医疗卫生体系之间相互协作、医疗服务计算机网络化等特点。

以色列的公共卫生体系分为医疗保险系统、医院系统、公共卫生系统、卫生行政系统。

1. 卫生行政系统　以色列的卫生系统由财政部、卫生部、四大疾病基金(Clalit、Meuhedet、Maccabi、Leumit)所主导。最高管理者是卫生部,负责制定卫生政策、起草立法建议、运作全国公共卫生服务、管理卫生保健预算、国立大医院管理、医药卫生人员执业许可及卫生应急管理。政府还拥有和经营许多大型医院,并通过国内的 4 个疾病基金为国民提供医疗保险。政府(国家或地方)和克拉利特(Clalit)疾病基金经营的健康诊所提供健康咨询,接种疫苗,儿童成长服务,为孕妇、婴儿和儿童提供预防检测。地区和区域卫生机构负责各自辖区的卫生服务管理,如传染病控制、食品卫生以及旅行者的健康。4 个疾病基金经营的社区诊所中的初级卫生保健医生和护士形成全国性网络,为全民服务的临床医疗护理与预防医学由该网络提供。地区健康促进者与当地政府或非政府组织一起为各种各样的健康促进计划提供支持。财政部通过预算对医疗机构的建设和医务人员的规模进行调控;国防部负责军队医院的管理;国家保险研究所负责执行健康计划,即国家医疗保险计划、征稽与管理健康税;环境部负责噪声控制、空气污染、放射物及废水收集与处理;农业部负责杀虫剂的使用。

2. 医疗保障体系　1995 年,以色列出台了《国家健康保险法》。以色列公民有权利享受基本的医疗保健,包括医疗诊断和治疗、预防医学和健康教育、住院、手术和移植、急救等。以色列有 4 家医疗保险机构,强制公民参加 4 家非营利性医疗保险机构中的一个,但可以购买私人医疗保险作为补充。患者可以向 4 家保险机构申请疾病保险基金,无论年龄或健康与否,疾病保险基金都不得以任何理由拒绝公民的申请。除国家法定弱势群体基本医疗保险由国家提供外,以色列还有许多社会团体、志愿服务机构针对弱势群体开设的社区门诊,帮助他们实现基本的医疗保障。

医疗保障体系是由政府筹集经费,由 4 家主要医疗保险机构完成付费和监督。医疗费用主要来自国民支付的健康保险费、雇主缴纳的健康税、四大疾病基金以及卫生部预算和患者自付款项。国家、雇主、个人三方共同筹资模式在一定程度上避免了卫生资源的浪费。根据医疗保险法，政府授权独立于各部委的国家医疗保险机构（NII）统一管理收取全国基本医疗保险基金，会同卫生部门制定统一的医疗保险相关政策。具体经办服务则委托给4家有资质的医疗保险基金公司，基金公司每季度公开基金运行情况，接受NII、卫生部和公众的监督。在政府和保险公司的共同协同下，以色列实现了真正意义上的全民公费医疗以及最好的医疗服务。

3. 医院体系　以色列共有47家普通医院，约1.4万张病床。全国有康复医院4所、2000多所面向社区的初级保健诊所。医生总计2.6万余人，平均每千人中有4.6个医生，这一比例全球最高。以色列有4所医科院校，即希伯来大学医学院、特拉维夫大学医学院、海法大学医学院和本古里安大学医学院。这4所院校各自附属于相应的基金会。其中本古里安大学医学院附属Clalit，以社区医学教育为主，重点是培养专业化的家庭医生。除这4所医科院校外，以色列还有两所牙医专业学校、一所药理学专业学校、20所护士学校。44%的医院属于由政府经营的国有医院，此外30%医院由最大的医疗保险组织机构Clalit经营，还有两所属于哈达萨医疗机构的医院，占总数的6%，余下的20%由非营利性组织和宗教组织经营。

以色列医疗机构的层级和定位非常准确，全科医生负责初级诊疗服务，患者必须持有全科医生开具的推荐信才能到更高层级的综合医院就诊，通过全科医生分流了很多去大医院就诊的人群。

以色列的医疗卫生体系分3级，私人门诊、社区门诊、医院，各医疗机构之间甚至是私立医院和公立医院之间都有良好的转诊机制。传染病及无法处理的疾病可以在短时间内转诊到相关的医院获得及时有效的救治。医疗资源分配遵循从基础医疗卫生服务到高级卫生服务的顺序。医疗保健服务除由160多家综合医院和专科医院承担外，还有遍及全国的门诊网、母婴保健中心、疗养院、康复中心级学校保健计划。

4. 公共卫生系统

（1）公共卫生管理机构：以色列卫生部下设公共卫生处，包括食品服务、健康卫生管理、流行病与实验室、妇幼保健、牙齿保健、健康教育。由卫生部和6大行政区管理辖区公共卫生服务，疾病控制依托医院、诊所和专业机构，水、食品、职业与环境卫生直接由卫生行政机构管理。

（2）家庭服务中心：社区服务机构包括850所家庭服务中心，主要由公共卫生护士和医生组成，负责传染病的报告、学校卫生、家庭访视等。一部分直接由卫生部管理，其他的由卫生部提供经费支持，由市政和医疗机构管理。

（3）疾病控制中心：收集更新与健康有关的数据，危机决策提供依据。由卫生部署长、代表、医院管理人员、ICDC主任组成指导委员会。

（4）公共卫生实验室：5家公共卫生实验室在卫生部框架下运行，从事环境卫生（水、食品）及药品方面的检测工作。包括国家、地区和中心实验室，以及国家研究所和医学中心。

5. 医疗卫生系统存在问题　以色列的医疗保险制度仍然存在着一系列问题，最突出的为预算相对不足，影响国家卫生保健系统的运作能力。

初级卫生保健质量很高，但医疗卫生系统缺少合格的急救医护人员以及医院环境过度拥挤。医院床位缺乏，床位占用率高，急性床位占用率达100%。缺乏足够的医护人员，医护

比例低。≥55 岁的医务人员达 50%,面临退休,医学毕业生数量较低,难以及时补充。医院应重新考虑如何提供医疗服务才能保证公平性,有效地利用现有资源满足人群需要。未达标的住院条件也是医疗卫生系统的一大问题,不仅导致病患的隐私权得不到保障,还增加了感染的风险。

经济因素阻碍低收入群体享受良好的保健服务。贫困的非犹太人以及南北部偏远地区卫生保健服务可及性差,上述人群健康状况较差。

三、传染病监测系统

以色列国家与流行病检测部负责全国传染病监测。根据法律规定,发现规定上报的传染病患者必须向卫生部报告。国家监测系统覆盖传染病、新发传染病、虫媒传播疾病和疫苗可预防疾病等。以色列的传染病监测系统有脊髓灰质炎传播早期监测,通过环境监测尽早发现隐匿的脊髓灰质炎病毒,加强急性弛缓性麻痹病例监测。1997 年,全国设立新的结核病预防诊断治疗系统,包括卫生部和 15 个地区卫生办公室,9 所结核病诊断和治疗诊所,2 所结核病医院,2 个重新设计的实验室。卫生部与移民部指定 9 个结核病防治所集中进行患者登记、治疗;对进入国际机场的疑似结核病新移民进行检查评估,医生和公共卫生护士在移民接受中心主动搜索筛查和医务人员被动发现患者。1992 年,以色列建立以 GIS 为基础的全国疟疾计算机监测系统,其中包括按蚊繁殖地点、人群居住点等与疾病发生有关的流行病学资料,估计疟疾传播的风险,若有小范围暴发,系统将立即定位暴发的按蚊繁殖点以及估计可能的传播风险。

四、传染病主要危险因素

1. 饮水安全问题　工业和生活垃圾造成的地下水污染,使霍乱等肠道传染病容易传播。以色列人类活动产生大量污水(生活污水来自厕所、水槽和淋浴等),污水中含化学物质和致病微生物。污水经二级处理后用于农业灌溉。以色列的研究报告污水二级处理可改善水质外观、降低污水中有机物,但并不能有效降低微生物数量(如霍乱弧菌、肝炎病毒、脊髓灰质炎病毒和其他病毒)。使用不符合安全标准的废水灌溉,可能会导致肠道传染病暴发。处理的废水和饮用水供应管道交叉污染,造成饮用水的污染;喷雾灌溉期间病原体通过气溶胶到达附近的居民,污染新鲜食用作物和饮用水系统;意外饮用了处理废水;接触不达标污水及污水处理人员均存在感染疾病风险。

2. 移民数量多　根据以色列移民吸收部和以色列犹太事务局联合发布的新数据,2015 年以色列新增 3 万移民人口,比 2014 年增加了 10%,是 2003 年以来的最高水平。以色列官员预计,这个数字在 2016 年将继续增长。移民是以色列结核病、艾滋病等传染病高发的主要人群,HIV 流行与不断变化的移民行为有关。同时,人口的非可持续性增长使有限的耕地和自然淡水资源更为紧张。

3. 弱势群体　以色列的弱势群体包括移民、难民、囚犯。来自以色列移民吸收部及国际监狱研究中心数据显示,2001 年有 44 633 名移民,4000 难民,153 名囚犯。上述人受教育、享受医疗服务机会少,感染疾病风险大。以色列外来人口中的外籍劳工输入,由于缺乏医疗保障问题、经济条件差,成为性病、艾滋病的高发人群。

4. 其他　旅游业在以色列经济中占重要地位,以色列每年吸引数以百万计的游客游览

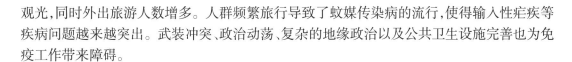

观光,同时外出旅游人数增多。人群频繁旅行导致了蚊媒传染病的流行,使得输入性疟疾等疾病问题越来越突出。武装冲突、政治动荡、复杂的地缘政治以及公共卫生设施完善也为免疫工作带来障碍。

五、公共卫生监测数据

1. 期望寿命　卫生保障的巨额支出使得以色列的平均期望寿命处于世界较高水平。以色列男性期望寿命为经济合作与发展组织(OECD)中最高的。女性期望寿命在 OECD 国家中排在前 3 位。2015 年,以色列全人群期望寿命为 84.3 岁,普遍高于其他国家。男女期望寿命分别为 80.4 岁和 84.2 岁。随着期望寿命的延长,卫生保健系统需要更多地转向老年保健和预防管理慢性疾病。

2. 孕产妇和婴幼儿死亡率　2014 年,以色列卫生总支出占 GDP 的 7.8%,有很好的初级保健及慢性疾病管理,全人群及婴幼儿死亡率较低。2010—2014 年,以色列新生儿死亡率、婴儿(从出生到 1 岁)、<5 岁儿童、孕产妇死亡率均有所降低。

2013 年,婴儿死亡率为 3.1/ 千活产儿,较 2000 年下降 39%,低于 OECD 成员国家平均值的 3.8‰。阿拉伯人婴儿死亡率下降速度明显高于犹太人,但仍约为后者的两倍,这与近亲婚姻率和社会经济因素有关。犹太以色列人婴儿死亡的主要直接原因为早死及先天性异常。联合国儿童基金会估计 2015 年以色列 <5 岁儿童死亡率为 4.0/ 千活产儿(表 5-2)。

表 5-2　以色列妇幼卫生及健康相关指标

	2010 年	2011 年	2012 年	2013 年	2014 年	2015 年
新生儿死亡率 / 每千活产儿	2.4	2.4	2.3	2.3	2.2	2.1
婴儿死亡率 / 每千活产儿	3.7	3.5	3.6	3.2	—	3.0
婴幼儿死亡率 / 每千活产儿	3.7	3.5	3.4	3.3	3.3	3.2
<5 岁儿童死亡率 / 每千活产儿	4.6	4.4	4.3	4.2	4.1	4.0
孕产妇死亡率 / 每千活产儿	6.0	2.4	5.6	8.2	5.7	—
流产率 / 每千活产儿	117.5	115.5	117.4	113.5	110.9	
全人群死亡率 /100 000^{-1}	711.2	707.7	715.9	690.5		
女性死亡率 /100 000^{-1}	615.3	616.3	622.2	602.2		
男性死亡率 /100 000^{-1}	830.7	821.2	831.3	799.0		

数据来源:世界银行及 OECDFactbook

3. 主要死因　2000 年和 2012 年以色列按年龄标化得死亡率分别为 450.9/10 万和 339.2/10 万。WHO 数据显示,非传染病占全部死因的 68%。卫生部数据显示,2012 年以色列前 10 位死因共死亡 4400 人,死因分别为心脏疾病(10.8%)、脑卒中(5.8%)、糖尿病(5.8%)、阿尔茨海默病(5.3%)、气管支气管肺癌(4.9%)、肾病(3.7%)、结肠和直肠癌症(3.6%)、慢性阻塞性肺疾病(2.8%)、乳腺癌(2.6%)、下呼吸道感染(2.4%)。2013 年,死因前 6 位分别为恶性肿瘤、吸烟相关疾病、循环系统疾病、缺血性心脏病、呼吸系统疾病、内分泌营养代谢疾病(表5-3)。2012 年,精神状况所致伤残调整生命年最高,其次为心脑血管疾病和心脏病、癌症。而急性呼吸道感染,乙型肝炎、结核病、疟疾以及其他传染病造成的伤残调整生命年较低。

表 5-3 以色列 2008—2013 主要疾病死亡率

单位:1/10 万

疾病	2008 年	2009 年	2010 年	2011 年	2012 年	2013 年
恶性肿瘤	147.39	139.93	142.51	135.79	137.9	134.81
吸烟相关疾病	130.96	121.93	121.80	121.13	114.31	110.13
循环系统疾病	133.77	121.30	119.12	117.81	111.8	107.98
缺血性心脏病	61.89	54.05	50.72	49.37	44.67	42.68
内分泌、营养代谢疾病	42.32	38.69	36.31	34.28	34.86	34.13
呼吸系统疾病	41.52	36.12	34.28	35.76	36.73	34.22
饮酒相关疾病	35.52	33.92	32.87	32.26	29.91	28.85
糖尿病	33.24	30.43	28.31	26.27	26.48	26.06
神经系统疾病	27.34	26.00	27.42	28.16	29.57	29.20
脑血管疾病	26.58	26.15	26.89	27.65	27.49	25.23
乳腺癌	27.33	25.43	25.02	25.73	24.52	25.46
外因,损伤和中毒	28.42	26.02	25.95	24.74	22.51	21.61
传染病和寄生虫病	20.26	18.29	19.36	22.98	24.90	23.15
消化系统疾病	16.85	18.08	16.84	18.21	17.28	16.58

六、主要传染病

1. 肠道传染病

(1) 甲型肝炎:1999 年,以色列成为首个全国幼儿甲型肝炎疫苗免疫接种国家(接种程序是 18 月龄和 24 月龄各接种 1 剂)。2003—2010 年,以色列甲型肝炎疫苗第 1 剂接种率为 92%,第 2 剂接种率为 88%。1999 年以前,以色列是甲型肝炎中流行地区。甲型肝炎疫苗免疫接种使包括未免疫人群在内的各年龄组、各种族甲型肝炎发病率明显下降。2011 年甲型肝炎报告发病率为 0.71/10 万。1993—2005 年,以色位列南部日托机构及学校报告甲型肝炎病例 319 例。2000 年起,日托机构及学校未报告甲型肝炎暴发。2012 年,以色列报告 69 例甲型肝炎暴发病例,甲型肝炎暴发与社会经济水平低地区水污染以及个人卫生意识差有关(图 5-1)。

(2) 戊型肝炎:以色列周边国家存在戊型肝炎病毒流行,以色列居住着来自埃及、苏丹和埃塞俄比亚等 I 型戊型肝炎流行国家的难民以及大量移民。戊型肝炎主要为旅游感染,本土感染病例较少。一部分以色列人由于宗教信仰的原因,不吃猪肉、野味肉或海鲜。

犹太人和阿拉伯人的戊型肝炎血清流行率分别为 2.81% 和 1.81%。1992—1998 年,以色列检出戊型肝炎病例 5 例,其中旅游感染均源于印度次大陆。1997—2012 年,检出戊型肝炎病例 19 例,84% 的旅游感染源于印度次大陆。2001 年戊型肝炎病例 1 例,为本地感染。1993—2013 年全国急性戊型肝炎感染调查发现,68 例戊型肝炎感染中,41% 为本地感染,59% 为输入病例;输入病例中,44% 为旅游感染,15% 为来自高流行区的外来务工感染者。

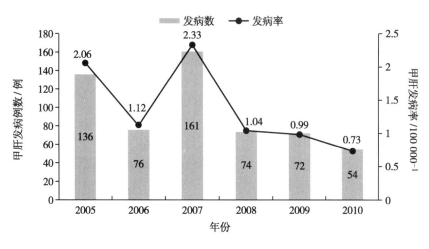

图 5-1　2005—2010 年甲型肝炎发病情况

旅游感染地区来源中,80% 的旅游感染源于印度次大陆。旅游感染男性居多(73%),平均年龄为 37 岁。旅游感染的危险因素有在国外生食蔬菜、喝冰水、用自来水刷牙、吃不洁净肉食(猪肉、野味肉或海鲜)、女性、用生水洗澡等。本地感染者以女性为主,原因为饮用不洁净的食物、水及接触动物。

(3) 脊髓灰质炎:2002 年 6 月,以色列成为无脊髓灰质炎国家。最近的脊髓灰质炎暴发疫情发生在 1988 年,报告 16 例脊髓灰质炎和急性弛缓性麻痹病例,脊髓灰质炎发病率为 0.36/10 万。2013 年,以色列从 24 个采样点的 67 份下水道样本中检测出 Ⅰ 型野生脊髓灰质炎病毒。起初 Ⅰ 型野生脊髓灰质炎病毒局限在以色列南部,后来在中心地区也检测出,还在 27 名健康儿童和 1 名成人的粪便标本中分离到,但当时未发现脊髓灰质炎病例。

(4) 霍乱:1994 年以色列暴发霍乱疫情,报告病例数为 103 例。1988 年报告 1 例霍乱病例,2013 年报告 1 例输入病例,1988—2013 年未报告霍乱死亡病例。2005—2008 年霍乱发病率为 0。

(5) 伤寒:以色列伤寒为与旅游感染相关。旅游者住院病因中,伤寒为主。20 世纪 20~40 年代以色列暴发伤寒疫情,出现 80 例伤寒病例;疫情暴发主要由于大量犹太人移民以色列,伤寒病例不断累积所致。随着居住条件、基础设施改善以及卫生条件提高,50 年代伤寒很罕见。最近的伤寒暴发疫情发生于 2010 年,报告病例数为 40 例。

1995—2003 年全国伤寒病例登记资料调查发现,伤寒发病率为 0.1/10 万,60% 的病例在国外感染。犹太人和阿拉伯人伤寒发生率存在差异,犹太人发病率是阿拉伯人的 3 倍;除耶路撒冷地区发病率是其他地区的 2 倍外,其余地区病例均匀分布。但另一项研究发现,1995—2003 年以色列居民流行率为 0.24/10 万,1995—2003 年伤寒年发病率由 0.42/10 万降至 0.23/10 万;病例分布于全国各地,社会经济地位以及基础设施为可能的影响因素;阿拉伯人伤寒发病率是犹太人的 2.7 倍(分别为 0.21/10 万和 0.078/10 万)。

(6) 细菌性痢疾:以色列最近一次菌痢暴发疫情发生在 2010 年,报告病例数为 870 例。2009 年起,菌痢发病数迅速上升,2010 年发病数达到 6277 例,发病率为 83.94/10 万(图 5-2)。2016 年,口岸传染病疫情风险监测显示以色列出现痢疾疫情,致病菌为志贺杆菌,报告 300 例菌痢,风险评估等级一般。

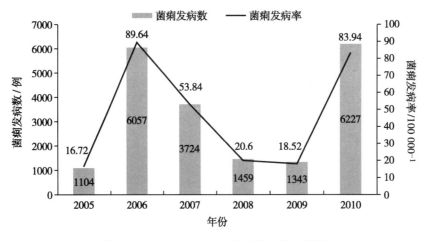

图5-2 2005—2010年以色列菌痢发病情况

（7）弯曲杆菌病：2005—2010年，以色列弯曲杆菌病发病数分别为3259例、2996例、3465例、5034例、5699例和4979例。发病率分别为49.34/10万、44.34/10万、50.09/10万、71.07/10万、78.6/10万和67.12/10万。

2. 呼吸道及密切接触传播疾病

（1）结核病：1990年起，结核病发病数略有增高。2014年WHO结核病疾病负担估计，以色列结核病例数（包括结核分枝杆菌和HIV合并感染）为560万，感染率为7.1/10万（表5-4）；结核分枝杆菌和HIV合并感染发病数为32例，发病率为0.41/10万；结核病（排除结核分枝杆菌和HIV合并感染）死亡14人，死亡率为0.17/10万。WHO数据显示，2014年报告368例新发和复发结核病病例，其中<15岁儿童占8%，男女性别比为1.7∶1。6.6%的新发和50%的复发结核病病例存在多重耐药。按WHO划分标准，以色列属于结核病疾病负担低地区。

表5-4 WHO估计2005—2014年以色列结核病感染及发病情况

年份	人口数/人	病例数/例	感染率/100 000⁻¹	新发病病例数/例	新发感染率/100 000⁻¹	病例报告率/100 000⁻¹※	阳性检出率/%
2005	6 603 677	570	8.6	450	6.9	5.6	82
2006	6 754 836	540	8.0	440	6.5	5.0	78
2007	6 920 762	530	7.6	420	6.1	5.7	93
2008	7 093 808	520	7.3	420	5.9	4.5	77
2009	7 262 964	510	7.1	410	5.7	4.8	84
2010	7 420 368	520	6.9	410	5.6	4.6	82
2011	7 563 334	520	6.9	420	5.5	5.4	98
2012	7 694 507	530	6.9	430	5.6	6.6	120
2013	7 817 818	550	7.0	440	5.6	3.9	70
2014	7 939 483	560	7.1	460	5.8	4.5	78

注：※ 包括新发和复发及结核病治疗史不详者

以色列结核病高发病水平与 HIV 感染、医疗保健系统覆盖不全,弱势群体的服务可及性差、高危人群(如新移民或者来自结核病高流行区移民)等有关,需要加强高危人群的预防干预措施。

(2) 麻疹和风疹:2012—2015 年,以色列麻疹新发病例数分别为 211 例、50 例、6 例和 80 例。2011 年 9 月,以色列向 WHO 欧洲区域办事处报告了 12 例麻疹确诊病例。最近一次麻疹暴发疫情发生在 2012 年,报告病例数为 99 例。

2000 年,以色列有风疹暴发疫情,病例数不详。2002 年先天性风疹发病率为 0.03/10 万。2010—2015 年无先天性风疹发病,2010—2013 年风疹发病率均为 0.01/10 万。2015 年 7 月至 2016 年 7 月,风疹报告发病数 14 例,报告发病率 17/10 万(图 5-3)。

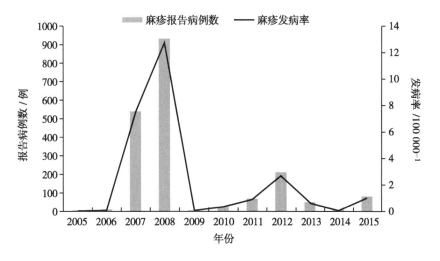

图 5-3　2005—2015 年以色列麻疹发病情况

(3) 流行性脑脊髓膜炎:2005—2013 年以色列流行性脑脊髓膜炎发病数分别为 2 例、9 例、539 例、931 例、0 例、23 例、70 例、211 例和 50 例;发病率分别为 1.65/10 万、0.1/10 万、0.16/10 万、0.06/10 万、66.36/10 万、3.99/10 万、0.21/10 万和 0.65/10 万。

(4) 流行性腮腺炎:以色列腮腺炎疫苗免疫效果良好。疫苗使用前的年平均发病率为 141/10 万,疫苗使用后的年平均发病率为 3/10 万。2000—2015 年,流行性腮腺炎新发病例数分别为 48 例、301 例、93 例、51 例、140 例和 47 例。

(5) 白喉:2002 年,以色列报告白喉发病率为 0.02/10 万;2003 年起,无病例发现。

(6) 百日咳:2014 年,以色列百日咳发病数为 1509 例,2015 年迅速上升至 5388 例。2010—2015 年,百日咳发病率分别为 16.3/10 万、30.2/10 万、34.5/10 万、17.3/10 万、18.3/10 万和 66.2/10 万(图 5-4)。

3. 血液和性传播疾病

(1) 艾滋病(AIDS):以色列是 HIV 感染中流行区。1983 年建立 HIV/AIDS 病例报告系统。截至 2011 年,以色列官方向 WHO 欧洲区域办事处和欧洲疾病预防控制中心报告 HIV 感染病例、艾滋病病例、艾滋病死亡累计病例分别为 7040 例、1376 例和 832 例。2011 年,报告 460 例 HIV 新感染病例、51 例艾滋病新发病例和 25 例艾滋病死亡病例。2011 年,HIV 新

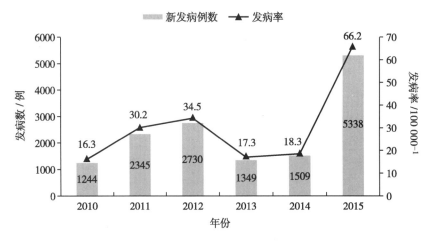

图 5-4　2010—2015 年百日咳发病情况

发感染率为 6.2/10 万,其中 67% 是男性。据以色列卫生部报告,2013 年有 476 例 HIV 新感染病例,较发病率低于西欧和北美大多数国家。2014 年,艾滋病发病率为 0.77/10 万,HIV 新发感染率为 5.81/10 万(表 5-5)。

在 HIV 新发感染者中,传播途径主要为异性性行为(50.6%),男男性行为(36.7%),注射毒品(10.2%)和母婴传播(2.2%)。1981—2010 年,以色列报告 6579 例 HIV/AIDS 病例,其中 41.3% 为来自高流行区的移民(多来自埃塞俄比亚)。从埃塞俄比亚移民以色列者、注射毒品者、16~45 岁男男性行为者 HIV 感染率高达 1805/10 万、3150/10 万、1492/10 万,上述人群为 HIV 感染高危人群。以色列为献血者、囚犯、性工作者、来自高流行国家移民和毒品注射者免费检测 HIV。2010 年,以色列对 286 995 人进行了 HIV 检测,3875 名 HIV 携带者得到相应护理,2745 人得到抗病毒治疗。以色列需要对受语言、文化或移民状况影响卫生服务可及性的人群提供 HIV/AIDS 感染预防、治疗及护理。

表 5-5　2010—2014 年 HIV/AIDS 发病及死亡情况

单位:1/10 万

年份	艾滋病发病率	HIV 新发感染率	总人群标化死亡率	女性标化死亡率	男性标化死亡率
2010	0.50	5.56	0.30	0.20	0.40
2011	0.71	5.79	0.30	0.20	0.40
2012	0.58	6.16	0.30	0	0.50
2013	0.53	5.87	0.20	0.10	0.30
2014	0.77	5.81	—	—	—

(2) 乙型肝炎:以色列是乙型肝炎中流行区,乙肝表面抗原携带率为 1%~3%。1992 年,以色列实施全国新生儿乙型肝炎疫苗接种策略,有效降低了新生儿、乙肝核心抗原阳性母亲的儿童感染率。1993—1997 年,一项 5984 份血液样本的调查显示,乙肝表面抗原为 2.54%,调查人群年龄为(37.1 ± 9.9)岁。无论城市还是农村居民,不同种族乙型肝炎感染率不同。阿拉伯人乙型肝炎病毒感染率最高。早期研究表明,耶路撒冷 30~50 岁阿拉伯人乙型肝炎病毒感染率为 47%。阿拉伯人中孕妇乙型肝炎病毒携带率接近 4.5%。乙型肝炎感染者配

偶的感染率为 6.25%.

2007—2013 年,以色列乙型肝炎发病数分别为 44 例、52 例、42 例、39 例、34 例、36 例和 41 例;发病率分别为 0.61/10 万、0.71/10 万、0.56/10 万、0.51/10 万、0.44/10 万、0.46/10 万和 0.51/10 万;发病呈下降趋势,低于欧洲地区平均发病水平。以色列最近一次乙型肝炎暴发疫情发生于 1986 年,报告病例 16 例。

(3) 丙型肝炎:最近的丙型肝炎暴发疫情发生于 2016 年,报告 5 例。2005—2010 年,丙型肝炎发病数(发病率)分别为 41 例(0.62/10 万)、24 例(0.36/10 万)、18 例(0.26/10 万)、12 例(0.17/10 万)、14 例(0.19/10 万)和 19 例(0.26/10 万)。

(4) 梅毒:2001 年和 2010 年,以色列一般人群梅毒发病率分别为 5.82/10 万和 1.72/10 万。2007—2010 年,梅毒发病率均呈下降趋势。2008—2009 年,特拉维夫市梅毒感染暴发,主要人群为男男性行为者。近期一项 129 万份献血者血液调查数据表明,梅毒流行率为 47/10 万,男女感染率无差别,梅毒感染率随年龄升高而增高。本土以色列人梅毒的流行率最低(21/10 万)。来自非洲、东欧、南美等地区的移民梅毒感发病率为 8/10 万人年,其梅毒感染率明显高于本土以色列人(*OR*=19)。2010—2013 年,以色列梅毒发病率上升,2013 年梅毒发病率为 3.46/10 万(HFA-DB)(图 5-5)。

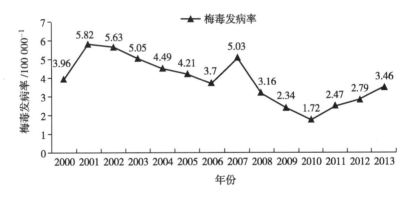

图 5-5　2000—2013 年以色列梅毒发病情况

(5) 淋病:最近的一次淋病暴发疫情发生在 1989 年,报告 94 例。2000—2002 年淋病发病率由 8.3/10 万升至 15.9/10 万。2003 年、2005 年、2006 年、2011 年淋病发病率均为 0,但 2012 年出现新发病例,发病率为 2.83/10 万。2013 年升至 3.16/10 万。但整体低于欧洲地区平均发病水平。

4. 虫媒及自然疫源性疾病

(1) 疟疾:以色列曾经是疟疾高流行国家,50 多年前已经消除疟疾,但某些地区仍存在传播媒介按蚊。每年报告 60~100 例输入病例,大部分病例是疟疾高流行国家旅游归来者或来自疟疾高流行区的移民。2006—2009 年,共报告 5 例非旅游感染输入疟疾病例,其中 3 名厄立特里亚难民。2010 年 1—6 月,共报告病例 15 例,均为厄立特里亚难民。所有患者有发热、寒战等类。2009—2010 年以色列医院就诊疟疾病例明显增多,多为间日疟原虫感染,男性居多,年龄为(24.9 ± 5.6)岁。病例增多与厄立特里亚和苏丹非法移民有关。

WHO 数据显示,2010—2014 年输入病例数分别为 181 例、124 例、94 例、61 例和 57 例,

期间无本土疟疾感染病例。2010—2014 年疟疾病发病率分别为 2.37/10 万、1.6/10 万、1.19/10 万、0.76/10 万和 0.69/10 万。2010 年,出现了发病高峰。2005—2014 年,除 2010 年的 1 例死亡外,其余均无死亡(表 5-6,图 5-6)。

表 5-6　2005—2014 年疟疾发病及死亡情况

年份	总病例数 / 例	输入病例数 / 例	疟疾发病率 /100 000⁻¹	本土疟疾感染病例 / 例	恶性疟原虫感染病例 / 例	死亡病例 / 例
2005	46	46	0.66	0	23	0
2006	38	38	0.54	0	18	0
2007	38	38	0.53	0	20	0
2008	46	46	0.63	0	26	0
2009	40	40	0.53	0	18	0
2010	181	181	2.37	0	36	1
2011	124	124	1.60	0	33	0
2012	94	94	1.19	0	28	0
2013	61	61	0.76	0	39	0
2014	57	57	0.69	0	39	0

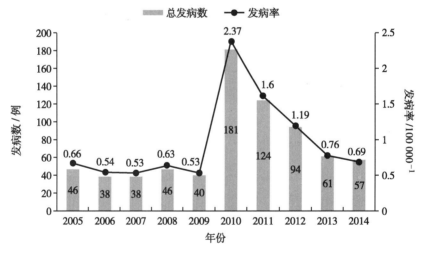

图 5-6　2005—2014 年以色列疟疾发病情况

(2) 肾综合征出血热:2005—2008 年,无肾综合征出血热病例报告。

(3) 登革热与基孔肯雅病:2009 年,一项全国调查显示,蚊子在以色列各地区广泛存在。以色列去他国旅游者登革热与基孔肯雅病病例报道逐渐增加,伊蚊的存在为本地居民感染提供了条件。2008—2010 年,卫生部人畜共患病疾病中心登记 41 例登革热和 15 例基孔肯雅病,均输入性感染,尚无本地居民病例。

(4) 鼠疫、炭疽:2005—2008 年,以色列未出现鼠疫病例。

（5）狂犬病：在以色列，动物狂犬病流行，在狗、蝙蝠和其他哺乳动物中可见。每年有50~80例实验室确诊病例。1998年以来，以色列为狗强制接种疫苗并进行登记，狂犬病疫苗的使用使野生动物狂犬病得到控制。2009—2014年，共有208例动物狂犬病病例，其中46%为犬，112例二代病例。尽管动物狂犬病具有高发病率，人狂犬病病例却少见，这与卫生部对高危人群暴露前预防接种与暴露后管理有效预防策略有关。1996年，报道一位20岁的士兵感染狂犬病病毒，1997年，报道2例。

（6）流行性乙型脑炎：2011—2013年，以色列流行性乙型脑炎发病数（发病率）分别为7例（0.09/10万）、93例（1.21/10万）和5例（0.06/10万）。

（7）炭疽：2005—2008年，以色列炭疽发病率为0，2009年至今数据不详。

（8）布鲁氏菌病：2005—2010年，以色列布鲁氏菌病发病数（发病率）分别为135例（2.04/10万）、131例（1.94/10万）、178例（2.57/10万）、138例（1.95/10万）、140例（1.93/10万）和134例（1.81/10万）。

（9）克里米亚-刚果出血热：2005—2008年，以色列无克里米亚-刚果出血热病例报道。

（10）隐孢子虫病：2005—2010年，以色列隐孢子虫病病例数分别为42例、67例、16例、176例、7例和30例，发病率分别为0.64/10万、0.99/10万、0.23/10万、2.48/10万、0.1/10万和0.4/10万。

5. 其他疾病

破伤风：2002年、2006年和2013年以色列破伤风发病率分别为0.03/10万、0.01/10万和0.01/10万，2007—2012年，均未报告新发病例。2010—2013年，新生儿破伤风发病率均为0。

七、风险评估

以色列自建国以来公共卫生取得很好的成绩。全国卫生体系健全，传染病诊断能力较强。在政府和保险公司的共同协同下，以色列实现了真正意义上的全民公费医疗以及最好的医疗服务，各类传染病都得到有效控制。

1. 甲型肝炎、戊型肝炎、霍乱、伤寒、细菌性痢疾　以色列是全球首个将甲型肝炎疫苗纳入免疫规划的国家，甲型肝炎、戊型肝炎和细菌性痢疾发病水平均较低，连续15年未报告霍乱疫情，仅在阿拉伯人群中存在少数伤寒病例。建议赴以色列旅行人员注重饮食和饮水卫生，勤洗手，勿饮用来源不明的水或含冰饮料，不食用未彻底煮熟的食物，或没有经清洗干净的蔬菜、水果。

2. 肺结核　以色列是全球结核病发病率较低的国家，赴以旅行人员感染肺结核的风险较低。

3. 脊髓灰质炎、麻疹、腮腺炎等疫苗可预防疾病　以色列疫苗可预防疾病的发病率很低，建议无接种史的儿童赴以前接种疫苗。

4. 乙型、丙型肝炎，艾滋病和梅毒等血液和性传播疾病　血液和性传播疾病在普通人群传播风险较低，一般人群赴以不需特别防护。

5. 疟疾、鼠疫、肾综合征出血热和布鲁氏菌病　以色列疟疾、鼠疫和肾病综合征出血热发病率均很低，赴以旅行人员感染上述疾病的风险很低。布鲁氏菌病的发病率呈低发病水平。从事野外作业的人员，建议避免接触鼠类、野生动物。

参考文献

1. Israel Center Rureau of Statistics.population of Israel on the Eve of 2015. 2014. Available from:http://wwwl.cbs. gov.il/reader/newhodaot/hodaa_template.html? hodaa=201411356.

2. Central Intelligence Agency. People and Society. Available from: https://www.cia.gov/library/publications/ resources/the-world-factbook/geos/is.html.

3. "Most Efficient Health Care 2014: Countries-Bloomberg Best（and Worst）".Bloomberg. 25 August 2014. Retrieved 20 September 2016.

4. Sharon S. Can universal healthcare work? A look at Israel's successful model. Physicians News Digest. 2016. Available from: https://physiciansnews.com/2009/10/01/can-universal-healthcare-work-a-look-at-israels-successful-model/.

5. OECD. Health policy in Israel. 2016. Available from: http://www.oecd.org/health/.

6. 余向华. 虫媒传染病检测研究进展. 浙江预防医学, 2007, 19: 59-61.

7. Ministry of Health. Irrigation with Treated Wastewater.Available from: http://www.health.gov.il/English/Topics/ EnviroHealth/Reclaimed_Water/kolchim/Pages/watering.aspx.

8. 美拉妮·利德曼. 若不控制人口增长以色列前景堪忧. THE TIMES OF ISRAEL.2016.

9. OECD. Available from: http://stats.oecd.org/Index.aspx? DataSetCode=HEALTH_REAC#.

10. WHO. Available from: http://www.euro.who.int/en/countries/israel/data-and-statistics.

11. OECD. Available from: http://dx.doi.org/10.1787/csp-isr-table-2016-2-en.

12. WHO.Available from: http://apps.who.int/gho/data/node.main.12? lang=en.

13. Levine H, Kopel E,Anis E, et al. The impact of a national routineimmunisation programme initiated in 1999 on hepatitis A incidence in Israel, 1993 to2012. Euro Surveill, 2015, 20（7）: 3-10.

14. Green, MS. Aharonowitz G,T Shohat, et al. The changing epidemiology of viral hepatitis A in Israel. Isr Med Assoc J, 2001, 3（5）: 347-351.

15. Belmaker I, Dukhan L, Yosef Y, et al. Elimination of hepatitis a infection outbreaks in day care and school settings in southern Israel after introduction of the national universal toddler hepatitis a immunization program. Pediatr Infect Dis J, 2007, 26（1）: 36-40.

16. Schwartz E, Jenks N P, Van Damme P, et al. Hepatitis E virus infection intravelers. Clin Infect Dis, 1999, 29（5）: 1312-1314.

17. Lachish T, Tandlich M,Schwartz E. Acute hepatitis in israeli travelers. J Travel Med, 2013,20（4）: 232-236.

18. Mechnik L, Bergman N, Attali M, et al. Acute hepatitis E virus infection presenting as a prolonged cholestatic jaundice. J Clin Gastroenterol, 2001. 33（5）: 421-422.

19. Erez-Granat O, Lachish T, Daudi N, et al. Hepatitis E in Israel: A nation-wide retrospective study. World J Gastroenterol, 2016, 22（24）: 5568-5577.

20. WHO. 全球预警和应对（GAR）: 在以色列环境样本中发现脊灰病毒 .Availablefrom: http://www.who.int/csr/ don/2013_08_15/zh/.

21. WER. 2014.Available from:http://www.who.int/wer/2014/wer8931/en/.

22. Meltzer E, Sadik C, Schwartz E. Enteric fever in Israeli travelers: a nationwide study. J Travel Med, 2005. 12（5）: 275-281.

23. Meltzer E, Schwartz E. Enteric fever: an Israeli perspective. Isr Med Assoc J, 2007, 9（10）: 736-741.

24. Meltzer E., Yossepowitch O, Sadik C, et al. Epidemiology and clinical aspects of enteric fever in Israel. Am J Trop Med Hyg, 2006, 74（4）: 540-545.

25. WHO. Global Health Observatory.Available from:http://www.who.int/gho/countries/isr/country_profiles/en/.

26. WHO. Estimated tuberculosis (TB) cases and deaths, 1990-2014. Available from: http://gamapserver.who.int/gho/interactive_charts/tb/cases/atlas.html.

27. WHO.Program: Tuberculosis (TB).Available from: http://www.who.int/tb/country/data/download/en/.

28. WHO. Available from: http://apps.who.int/immunization_monitoring/globalsummary/countries? countrycriteria%5Bcountry%5D%5B%5D=ISR&commit=OK#.

29. Ministry of Health .World AIDS Day-2014 Available from: http://www.health.gov.il/English/News_and_Events/Spokespersons_Messages/Pages/01122014.aspx.

30. Zohar M, Ruth W, Itamar G, et al. Thirty years of HIV in Israel: current epidemiology and future challenges. Bmj Open, 2013, 3 (7):74-76.

31. WHO. HIV/AIDS country profile 2011 .Available from: http://www.euro.who.int/en/health-topics/communicable-diseases/hivaids/country-work/hivaids-country-profiles/hivaids-country-profile-2011-israel.

32. WHO. Highlights on health in Israel 2004. Available from: http://www.who.int/gho/countries/isr/country_profiles/en/.

33. Brosh-NissimovT, Mor Z, Avramovich, E. et al. Syphilis outbreak among men who have sex with men, Tel Aviv, Israel, 2008-2009. Isr Med Assoc J, 2012. 14 (3): 152-156.

34. Vera L,Milka D, Nurith, S L, et al. Prevalence and incidence of syphilis among volunteer blooddonors in Israel. J Blood Transfus, 2014, 2014: 154048.

35. Kopel, E., Schwartz, E., Amitai, Z., et al. (2010). Relapsing vivax malaria cluster in eritrean refugees, israel, june 2010.

36. Saidel-Odes L, Riesenberg K,Schlaeffer F,et al. Eritrean and Sudanese migrants presenting with malaria in Israel. Travel Med Infect Dis, 2011,9 (6): 303-305.

37. David D,Rupprecht C E,Smith J,et al. Human rabies in Israel. Israel Medical Association Journal Imaj, 1999,1(1): 306-308.

第五节 沙特阿拉伯

一、国家概况

沙特阿拉伯王国(Kingdom of Saudi Arabia),简称沙特阿拉伯,位于阿拉伯半岛,面积为225万 km²。东濒波斯湾,西临红海,同约旦、伊拉克、科威特、阿联酋、阿曼、也门等国接壤,并经法赫德国王大桥与巴林相接。海岸线长2448km。地势西高东低。除西南高原和北方地区属亚热带地中海型气候外,其他地区均属热带沙漠气候。夏季炎热干燥,最高气温可达50℃以上;冬季气候温和。年平均降雨不超过200mm。

沙特阿拉伯人口数为3255万(2017年),其中沙特阿拉伯公民约占62%。伊斯兰教为国教,逊尼派占85%,什叶派占15%。首都为利雅得(Riyadh)。全国分为13个省,省下设一级县和二级县,县下设一级乡和二级乡。

石油工业是沙特阿拉伯经济的主要支柱。2015年GDP为6812亿美元,人均GDP为2.16万美元,是世界银行评定的高收入国家。为摆脱对石油产业高度依赖,沙特阿拉伯推进多元化发展战略,2016年提出"2030愿景"和"2020国家转型规划"。沙特阿拉伯实行免费教育,包括初等教育、职业培训、各类技术教育和成人教育等;实行强制义务教育,在国内读书的大学生享受津贴。

二、卫生体系

1925 年,沙特阿拉伯设立公共卫生部,负责建立医院和卫生中心,发布医疗卫生和药品相关法律法规;成立了公共卫生委员会,负责全国疾病预防控制等事务。1950 年,公共卫生部、公共卫生委员会等卫生机构合并为卫生部。2009 年,全国有 244 家医院(3.3 万张床位)、2037 家初级卫生保健机构,从中央到地方按照垂直管理。卫生部管辖医院提供的医疗服务占 60%,其他政府部门管辖的医院(临床教学医院、军队医院等)占 21%,私营医院占 19%;人均拥有的医疗卫生专业人员和床位数资源较为充足(表 5-7)。2010 年,沙特阿拉伯卫生支出占 GDP 的 4.9%,人均支出经费 714 美元。公立医院提供免费医疗服务。2006 年起,沙特阿拉伯实施三阶段的医疗保险:第一阶段是针对所有本国居民和非沙特阿拉伯人使用私营医疗卫生服务的保险(已经实施);第二阶段针对在政府部门工作的所有人(待实施);第三阶段是针对特殊群体(待实施),如朝觐人群。实施新的保险策略意在降低政府承担的医疗费用;在实施过程中,政府加强报销项目的监督和审核。

表 5-7　2010 年沙特阿拉伯人均拥有的医疗卫生资源

人力资源和基础设施	单位:1/10 万	人力资源和基础设施	单位:1/10 万
内科医生	9.4	药师	0.6
护士和助产士	21	医院床位数	22
牙医	2.3	初级保健所和卫生中心	0.8
精神医生	0.3		

三、传染病监测和防控体系

沙特阿拉伯卫生部设有指挥和控制中心,负责监测和应对所有需要关切的卫生问题,下设指挥塔、跨政府部门协调、公共卫生(负责流行病学调查、与 WHO 和美国 CDC 等合作)、科学建议委员会、实验室、流行病学支持(提供基于最佳证据的信息服务)、感染控制(预防控制医院感染、告知公众采取恰当的预防措施)、能力建设、临床运营(确保患者获得最佳治疗)、数据分析、风险沟通等 11 个部门。每个地方卫生行政机构中设有预防医学部门,负责传染病监测和防控事务。

沙特阿拉伯规定不同法定传染病进行分类报告管理,卫生部发布统一的指南。2012 年起,基于互联网的疾病监测报告系统替代了传统的纸质报告,其要求医院、个体医生、实验室、各种公共卫生登记部门在系统中报告规定的信息,然后分别应用于现场调查、免疫接种、应急管理、家庭健康指导等领域,产生的图表和报告服务于用户和公众。

四、主要传染病

沙特阿拉伯的疾病负担已经从传染病为主转向以慢性非传染性疾病为主。2000—2004年住院治疗感染性疾病中,排名前 10 位的病因依次为大叶性肺炎、不明原因发热、肺结核、急性病毒性肝炎、慢性病毒性肝炎、支气管肺炎、脑膜炎、疟疾、肾盂肾炎、泌尿系感染。

1. 肠道传染病

(1) 甲型肝炎:甲型肝炎在沙特阿拉伯流行季节呈现双峰(3月和9月),春季高峰高于秋季高峰。2000—2007年人群发病率平均为13.6/10万,<15岁人群高发,东部和中部地区高于西部地区。与历史疫情相比,甲型肝炎在沙特阿拉伯呈现下降趋势,2007年已经降至8.0/10万。

(2) 腹泻:腹泻在沙特阿拉伯呈现下降趋势。近年来沙特阿拉伯鲜有霍乱、伤寒等肠道传染病疫情。2002—2003年沙特阿拉伯儿童病毒性腹泻中,轮状病毒最常见,其次是诺如病毒、星状病毒、腺病毒。

2. 呼吸道及密切接触传播疾病

肺结核:2015年,沙特阿拉伯估计肺结核新发病例3800例,发病率为12/10万;新发感染的HIV和结核分枝杆菌共感染患者140人。2010年以来,沙特阿拉伯肺结核发病率呈现比较明显的下降趋势。

3. 虫媒及自然疫源性疾病

(1) 布鲁氏菌病:沙特阿拉伯是牛羊消费大国,仅2013年朝觐期间就有320万头山羊、绵羊、骆驼和牛在沙特阿拉伯市场进行交易。2012年,沙特阿拉伯报告布鲁氏菌病人群发病率为12.5/10万,男性高发,沙特阿拉伯本国人发病率高于外国人。每年3—8月布鲁氏菌病疫情高发,15~44岁年龄组高发,尤其是受教育水平低下人群。

(2) 裂谷热:2000年沙特阿拉伯曾经发生过裂谷热暴发,报告病例883例,死亡124人。2012年,沙特阿拉伯卫生部门对东南部地区300名接触反刍动物人群开展血清学调查,裂谷热IgG阳性率为11%,提示反刍类动物间仍有裂谷热病毒流行。

4. 血液和性传播疾病

(1) 乙型肝炎和丙型肝炎:2000—2007年,沙特阿拉伯乙型肝炎和丙型肝炎人群感染率分别平均为104.6/10万和78.4/10万;与历史相比,疫情呈现明显下降趋势。

(2) 艾滋病:1984年,沙特阿拉伯首次诊断报告HIV感染者,同年设立艾滋病专项防控项目。2001—2005年,沙特阿拉伯报告HIV感染者呈上升态势,在2006年以后疫情相对稳定;2009年,沙特阿拉伯新增HIV感染者1287例。

5. 麦加朝圣相关传染病 每年,全球184个国家1000多万人赴沙特阿拉伯麦加朝觐或者副朝。据2014年沙特阿拉伯卫生部风险评估,朝觐人群面临的主要传染病风险包括中东呼吸综合征、流感、冠状病毒感染、肺炎球菌败血症、肺结核、脑膜炎球菌败血症、脊髓灰质炎、黄热病、胃肠道感染、急性胃肠炎(如沙门菌、空肠弯曲菌)、食物中毒(如蜡样芽胞杆菌)、霍乱、伤寒、痢疾、病毒性腹泻(如轮状病毒、诺如病毒)、病毒性肝炎(乙型肝炎、丙型肝炎、丁型肝炎、戊型肝炎)、节肢动物病毒感染(如出血热、Alkhurma病毒感染)、寄生虫病(如疟疾、疥疮、肠道寄生虫,包括线虫、吸虫和绦虫)、真菌感染(如皮癣)、血源性疾病、艾滋病、人畜共患病、布鲁氏菌病、利什曼原虫病。

沙特阿拉伯卫生部建议朝觐者出国前接种的疫苗包括流感疫苗、ACYW135群脑膜炎球菌疫苗、脊髓灰质炎(对于来自有传播风险的国家或地区的朝觐者,强制要求接种)、肺炎球菌疫苗、狂犬病疫苗、乙型肝炎、霍乱疫苗、伤寒疫苗、破伤风疫苗、黄热病疫苗(对于来自有传播风险的国家或地区的朝觐者,强制要求接种)。

沙特阿拉伯卫生部建议朝觐者携带环丙沙星、抗疟疾药、口罩、手消毒剂等。

6. 中东呼吸综合征 2012—2016年10月15日,沙特阿拉伯共报告病例1459例,死亡

611 人,病死率为 42%。原发病例主要通过接触单峰骆驼、饮用未消毒的骆驼奶而感染,继发感染病例主要为家庭密切接触者或者医护人员。

五、风险评估

1. 肠道传染病

(1) 甲型肝炎:沙特阿拉伯甲型肝炎呈现下降趋势。中国公民赴沙特阿拉伯感染甲型肝炎风险低。即便该病输入中国,由于国内有较高的人群免疫屏障以及较好的卫生条件,不易继发大规模传播,因此对国内公共卫生风险低。

(2) 腹泻性疾病:沙特阿拉伯腹泻呈现下降趋势,少见霍乱、伤寒等肠道传染病疫情通报。2002—2003 年沙特阿拉伯儿童病毒性腹泻中,轮状病毒最常见。中国公民赴沙特阿拉伯的感染性腹泻病风险不会显著高于国内。

2. 呼吸道及密切接触传播疾病

肺结核:沙特阿拉伯肺结核患病率低于中国,中国公民赴沙特阿拉伯感染风险并不会超过国内水平。

3. 虫媒及自然疫源性疾病

(1) 布鲁氏菌病:中国公民赴沙特阿拉伯暴露感染布鲁氏菌病可能性高于国内,且该病总体严重程度较高,因此对于个人风险而言较高。该病不容易在人与人之间传播,且中国近年来发病率持续上升,该病输入并不会明显改变布鲁氏菌病在中国的流行风险。

(2) 裂谷热:2000 年沙特阿拉伯曾经发生过裂谷热暴发。2012 年,沙特阿拉伯反刍类动物间仍有裂谷热病毒流行。中国公民赴沙特阿拉伯有可能暴露于裂谷热病毒,且该病总体严重程度较高,因此对于个人风险而言较高。该病不容易在人与人之间传播,该病输入中国后进一步传播的风险为中等。

4. 血液和性传播疾病

(1) 乙型肝炎和丙型肝炎:中国公民赴沙特阿拉伯感染乙型肝炎和丙型肝炎风险低。

(2) 艾滋病:中国公民赴沙特阿拉伯感染 HIV 的风险取决于个人是否有高危行为。

5. 麦加朝圣相关传染病　　出发前接种必要的疫苗(尤其要接种 ACYW135 群脑膜炎球菌疫苗);到达当地,还需要重视动物源性传染病的预防,尤其是布鲁氏菌病、裂谷热等,尽可能避免直接接触动物,不喝生奶、不吃生肉。

6. 中东呼吸综合征　　全球的中东呼吸综合征疫情主要来自沙特阿拉伯,该国内的动物疫情广泛存在,人间散发病例和医院感染暴发也是持续不断;中国公民赴沙特阿拉伯感染中东呼吸综合征的风险为较高。沙特阿拉伯的中东呼吸综合征曾经输出到全球多个国家。韩国输入中东呼吸综合征后造成多地医院感染暴发,且有 1 例还输出到中国,因此该病输入后对中国的风险极高。针对沙特阿拉伯归国或来华人员,中国公共卫生体系需要做好中东呼吸综合征防控的准备。

参考文献

1. 中华人民共和国外交部. 沙特阿拉伯国家概况(2019 年 1 月更新). https://www.fmprc.gov.cn/web/gjhdq_

676201/gj_676203/yz_676205/1206_676860/（2019 年 3 月 9 日访问）.

2. WHO. Country Profile.http://www.who.int/countries/sau/en/.

3. WHO. Country Cooperation Strategy for WHO andSaudi Arabia 2012-2016. http://apps.who.int/iris/bitstream/ 10665/113227/1/CCS_Saudia_2013_EN_14914.pdf? ua=1.

4. Ministry of Health, Kingdom of Saudi Arabia. http://www.moh.gov.sa/en/.

5. Almalki M, Fitzgerald G, Clark M. Health care system in Saudi Arabia: an overview. East Mediterr Health J,2011,17（10）:784-793.

6. Sabra SM, Omar SR, Abdel-Fattah MM. Surveillance of some common infectious diseases and evaluation of the control measures used at Taif, KSA（2007-2011）. Middle-East Journal of Scientific Research,2012,11（6）:709-717.

7. Memish ZA,Zumla A,Alhakeem RF, et al. Hajj: infectious disease surveillance and control. Lancet,2014,383:2073-2082.

8. Memish ZA,Knawy BA, El-Saed A. Incidence trends of viral hepatitis A, B,and C seropositivity over eight years of surveillance in Saudi Arabia. International Journal of Infectious Diseases,2010,14（2）:e115-e120.

9. Tayeb HT, DelaCruz DM, Al-Qahtani A, et al. Enteric viruses in pediatric diarrhea in Saudi Arabia. J Med Virol,2008,80（11）:1919-1929.

10. http://www.moh.gov.sa/en/CCC/PressReleases/Pages/statistics-2016-10-15-001.aspx.

11. Aloufi AD,Memish ZA,Assiri AM, et al. Trends of reported human cases of brucellosis, Kingdom of Saudi Arabia, 2004-2012. J Epidemiol Glob Health,2016,6（1）:11-18.

12. Memish ZA,Masri MA, Anderson BD, et al. Elevated antibodies against rift valley fever virus among humans with exposure to ruminants in Saudi Arabia. The American Journal of Tropical Medicine and Hygiene,2014,92 （4）:739-743.

13. Mazroa MAAL,Kabbash IA,Felemban SM, et al. HIV case notification rates in the Kingdom of Saudi Arabia over the past decade（2000-2009）. PLoS ONE,2012,7（9）:e45919.

第六节　阿　联　酋

一、国家概况

阿拉伯联合酋长国（The United Arab Emirates），简称阿联酋,位于阿拉伯半岛东部,北濒波斯湾,海岸线长 734km。西北与卡塔尔为邻,西和南与沙特阿拉伯交界,东和东北与阿曼毗连。面积为 8.36 万 km²。属热带沙漠气候,夏季(5—10 月)炎热潮湿,气温为 40~50℃,冬季(11 月至次年 4 月)气温为 7~20℃,偶有沙暴。平均降水量约 100mm,多集中于 1—2 月间。

阿联酋包括阿布扎比、迪拜、沙迦、阿治曼、乌姆盖万、哈伊马角、富查伊拉 7 个酋长国,各酋长国有各自的自主行政权,包括邮政服务。

阿联酋经济以石油生产和石油化工工业为主。积极发展多样化经济、扩大贸易和增加非石油收入在 GDP 中的比重,努力发展水泥、炼铝、塑料制品、建筑材料、服装、食品加工等工业,重视发展农、牧、渔业;充分利用各种财源,重点发展文教、卫生事业。近年来,大力发展以信息技术为核心的知识经济,注重可再生能源研发。2017 年,阿联酋 GDP 约为 4076 亿美元,人均 GDP 为 6.8 万美元,GDP 增长率为 1.6%。

2013 年阿联酋人口数约 930 万,其中外籍人员占 88.5%,主要来自印度、巴基斯坦、埃及、叙利亚、巴勒斯坦等国。阿拉伯语为官方语言,通用英语。居民大多信奉伊斯兰教,多数属

逊尼派。

据 WHO 统计,2013 年 <15 岁儿童占 15%,>60 岁占 1%,年龄中位数为 30 岁。城市人口数占 85%,总和生育率为 1.8,活产数 13.17 万,死亡 9900 人,出生登记覆盖率为 100%,死因登记覆盖率为 87%,男女期望寿命分别为 76 岁和 79 岁。人均卫生总支出约为 2405 美元,卫生总支出占 GDP 的 3.6%。

二、医疗卫生体系

阿联酋对本国公民实行免费医疗制度。设施齐全的医院、专业诊所和各大护理中心形成完善的医疗卫生体系。全国有医院、初级医疗中心、诊所等医疗机构 1162 家。面对迅猛增长的人口和不断上涨的保健成本,由政府拨款的保健服务受到很大压力,因此政府推出了医疗保险方案,鼓励私营领域的投资。

1. 阿布扎比 2007 年起,阿布扎比的医疗卫生监管职责由阿布扎比卫生局(HAAD)承担。HAAD 由阿联酋执行委员会直接领导,负责制定医疗服务提供者、医疗人员和保险公司的各项监管制度、强制认证制度,并强制执行。HAAD 在健康促进运动、公共卫生规划和战略规划中发挥核心作用,致力于实现实惠、优质、人人可及的医疗卫生保健体系。

2005 年,阿布扎比开始推行强制性医疗保险制度,雇主需为雇员和其家庭成员提供健康保险。阿布扎比有 Thiqa、基本覆盖险、加强覆盖险等 3 种保险;Thiqa 只适用于阿联酋籍国民,基本覆盖险适用于非技术工人和低收入雇员,加强覆盖险适用于高技能外籍员工。3 种保险的受益人数分别超过 40 万、130 万和 100 万人。Thiqa 和基本覆盖险由政府开办的保险公司提供,加强覆盖险由政府和私营保险公司共同提供。

2. 迪拜 迪拜卫生与医疗服务局下辖 20 多个医疗卫生中心和诊所,提供不同的医疗卫生服务,包括学校卫生、疫苗接种、精神卫生、产科卫生、康复训练等。

迪拜本国公民在公立医院享受免费医疗。迪拜公立医院对急诊患者,如外国游客、外来劳务人员等进行免费紧急救治。2014 年起,迪拜政府宣布推出"迪拜高级医疗保险系统"的强制性保险机制,要求所有雇主为雇员(本国以及非本国籍)提供健康保险。2016 年 6 月起,雇主为员工提供的医疗保险必须涵盖该员工的配偶以及子女。

2014 年,迪拜宣布推出医疗旅游发展战略,其目标是将迪拜发展成为地区医疗旅游中心,计划到 2020 年吸引 50 万医疗游客。迪拜已建成全球第一个全面的医疗自由区——迪拜健康城,每年为来自世界各地的患者提供世界顶级的医疗服务。既有新迪拜医院、拉希德医院、马克图姆医院等著名综合性医院,也有 90 多家专科门诊及医学实验室,还有 140 多家商业医疗护理中心。目前工作的医护人员已达 1700 人。

三、主要传染病

1. 肠道传染病 得益于阿联酋安全的供水系统和污水处理系统,经水或食物传播的传染病在该国的发病率维持在较低水平,近年来少见相关传染病报道。

(1) 脊髓灰质炎:20 世纪 80 年代,阿联酋几乎每年报告脊髓灰质炎病例;1992 年报告脊髓灰质炎 2 例,此后再无病例报告(图 5-7)。2014 年 7 月至 2015 年 9 月,231 名 23~72 月龄儿童脊髓灰质炎抗体阳性率为 92.0%(95% CI:87.7%~95.2%);其中 23~35 月龄、36~47 月龄、48~59 月龄和 60~72 月龄儿童的阳性率分别为 88.4%、93.6%、91.5% 和 95.8%。

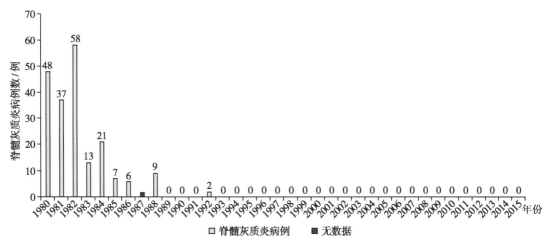

图 5-7　1980—2015 年阿联酋脊髓灰质炎报告病例数

（2）甲型肝炎和戊型肝炎：2004 年，阿联酋 <12 岁儿童的甲型肝炎抗体阳性率为 20.1%（16.4%~24.6%）。2011 年 7 月至 2012 年 5 月，261 名阿联酋大学医学生的甲型肝炎抗体阳性率为 21%。2006—2007 年，迪拜拉希德医院收治的急性肝炎患者中，甲型肝炎占 18.7%、戊型肝炎占 54%；其中，95.4% 的戊型肝炎患者来自发展中国家，如尼泊尔、孟加拉国、印度和巴基斯坦等。

2. 呼吸道及密切接触传播疾病

（1）麻疹：2000 年以来，阿联酋麻疹发病率处于较低水平；2014 年和 2015 年麻疹报告病例数出现小幅回升（图 5-8）。儿童在 12 月龄、15 月龄和 5~6 岁分别接种 1 剂麻腮风疫苗。2015 年，阿联酋儿童麻疹疫苗第 1 剂接种率达 100%、第 2 剂接种率接近 100%。2014 年 7 月至 2015 年 9 月，231 名 23~72 月龄儿童的麻疹抗体阳性率为 98.2%（95.5%~99.5%）；其中，23~35 月龄、36~47 月龄、48~59 月龄和 60~72 月龄儿童的阳性率分别为 98.5%、96.3%、

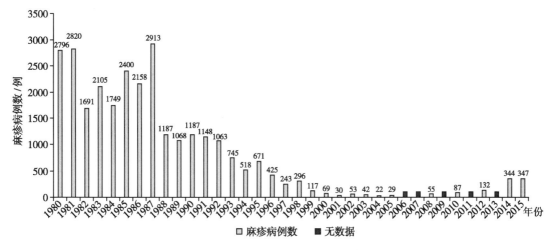

图 5-8　1980—2015 年阿联酋麻疹报告病例数

100% 和 97.9%。2011 年 7 月至 2012 年 5 月，261 名阿联酋大学医学生的麻疹抗体阳性率为 54%。

（2）风疹：1999 年以来，阿联酋每年报告风疹几十例；2015 年报告风疹 177 例（图 5-9）。2014 年 7 月至 2015 年 9 月，231 名 23~72 月龄儿童的风疹抗体阳性率为 98.3%（95.5%~99.5%）；其中，23~35 月龄、36~47 月龄、48~59 月龄和 60~72 月龄儿童的阳性率分别为 98.5%、98.4%、97.8% 和 97.9%。2011 年 7 月至 2012 年 5 月，261 名阿联酋大学医学生的风疹抗体阳性率为 97%。

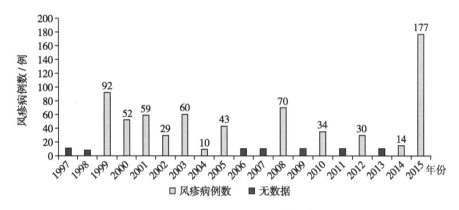

图 5-9　1997—2015 年阿联酋风疹报告病例数

（3）白喉：20 世纪 80 年代，阿联酋每年均有白喉病例报告；1991—1994 年和 1999 年有白喉病例报告；2010 年报告 1 例白喉病例（图 5-10）。2014 年 7 月至 2015 年 9 月，231 名 23~72 月龄儿童的白喉抗体阳性率为 86.4%（81.1%~90.5%）；其中，23~35 月龄、36~47 月龄、48~59 月龄和 60~72 月龄儿童的阳性率分别为 92.7%、92.0%、80.8% 和 75.0%。

（4）百日咳：20 世纪 80 年代，阿联酋百日咳报告病例数处于较高水平；20 世纪 90 年代开始，报告病例数显著减少（图 5-11）。2014 年 7 月至 2015 年 9 月，231 名 23~72 月龄儿童

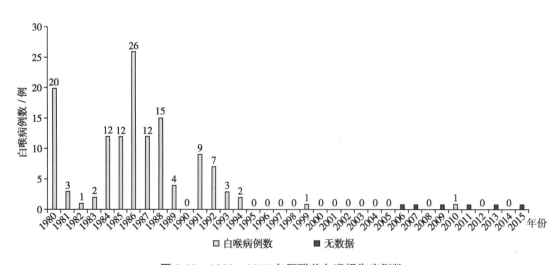

图 5-10　1980—2015 年阿联酋白喉报告病例数

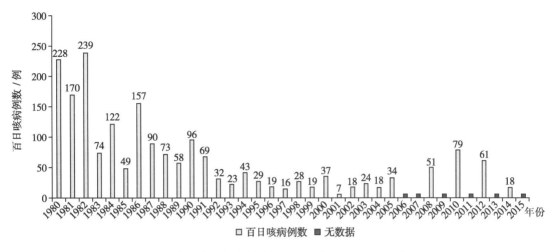

图 5-11　1980—2015 年阿联酋百日咳报告病例数

的百日咳抗体阳性率为 39.2%（32.8%~45.8%）；其中，23~35 月龄、36~47 月龄、48~59 月龄和 60~72 月龄儿童的阳性率分别为 40.6%、47.6%、34.0% 和 31.2%。

（5）流行性腮腺炎：2000 年以来，阿联酋每年报告流行性腮腺炎几百例，发病数较为稳定（图 5-12）。2014 年 7 月至 2015 年 9 月，231 名 23~72 月龄儿童的腮腺炎抗体阳性率为 82.8%（77.2%~87.4%）；其中，23~35 月龄、36~47 月龄、48~59 月龄和 60~72 月龄儿童的阳性率分别为 89.8%、73.0%、82.9% 和 85.4%。2011 年 7 月至 2012 年 5 月，261 名阿联酋大学医学生的腮腺炎抗体阳性率为 84%。

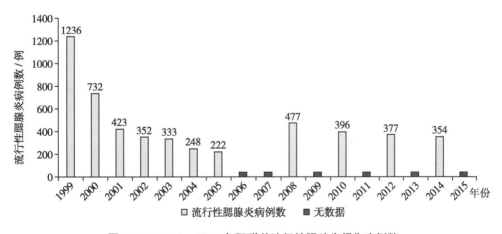

图 5-12　1999—2015 年阿联酋流行性腮腺炎报告病例数

（6）水痘：阿联酋儿童在 12 月龄接种水痘疫苗。阿联酋儿童水痘抗体的阳性率较低，2014 年 7 月至 2015 年 9 月，231 名 23~72 月龄儿童的水痘抗体阳性率为 68.3%（61.8%~74.3%）；其中，23~35 月龄、36~47 月龄、48~59 月龄和 60~72 月龄儿童的阳性率分别为 71.0%、74.6%、59.6% 和 64.6%。埃米拉蒂市人群的水痘抗体阳性率为 81.3%，随年龄增长，人群的水痘抗体阳性率逐渐升高；其中，<10 岁、11~20 岁、21~30 岁、31~40 岁和 >40 岁人群

的抗体阳性率分别是45.8%、68.4%、89.5%、94.7%和88.9%。

2000—2004年,艾恩市的水痘报告发病率为373/10万~790/10万,病死率为1.1%,<15岁的病例占89%,187人因水痘入院治疗。2005年3月至2008年2月,迪拜拉希德医院收治102例成人水痘病例,死亡5人,病死率为4.9%,水痘性肺炎患者病死率为17.2%。

(7)肺结核:2001年起,阿联酋的肺结核发病率、死亡率均呈逐年下降的趋势。2015年,0~14岁人群中女性肺结核发病率高于男性,其余各年龄段的男性肺结核发病率均高于女性。2015年,阿联酋报告肺结核64例,发病率为1.6/10万(1.0/10万~2.2/10万)。

(8)流感:2009—2010年,阿联酋暴发甲型H1N1流感(简称甲流)。2009年5月至2010年3月,阿联酋共报告流感样病例2806例,其中,甲流病例数为908例,死亡26人;甲流发病率为47.4/10万、死亡率为1.4/10万;甲流病例的年龄中位数为21.6岁,男性为20.7岁、女性为22.7岁,<20岁病例有439例,占所有甲流病例的48.3%;死亡年龄的中位数为43.8岁,男性为52.9岁、女性为31.5岁,21~60岁有21例,占所有死亡病例的81.0%。死亡病例中男性有15例,占59.7%;女性有11例,占42.3%。

(9)禽流感:偶见动物禽流感暴发。2014年秋季,在迪拜的猎鹰和其猎物野鸟中暴发高致病性H5N1禽流感;2015年11月,在迪拜的一个养鸡场暴发低致病性H9N2禽流感。

3. 虫媒及自然疫源性疾病

(1)狂犬病:2012年7月,一名34岁的美国男性到曼谷、迪拜旅行,并返回其工作所在地伊拉克后,出现肌张力障碍。7月8日到迪拜就医,7月31日死亡。经证实,该男性死于狂犬病,发病前曾有蝙蝠接触史。

(2)疟疾:经WHO认证,2007年阿联酋已经消除本地疟疾传播。2007年至今,阿联酋无疟疾病例报告。

(3)丝虫病:2008年,一名在迪拜工作的印度籍53岁男性突发左眼疼痛、红肿、异物感,经镜检证实,其感染了匍行恶丝虫。这是阿拉伯半岛首例眼丝虫病病例。

(4)弓形虫病:艾恩市献血人群中,弓形虫抗体阳性率为34%,急性弓形虫病例占3%。阿联酋小学生弓形虫抗体阳性率为12.5%,各地区阳性率从低到高依次为迪拜(3.5%)、艾恩(5.5%)、富查伊拉(9.2%)、哈伊马角(10.0%)、阿布扎比(11.2%)、阿治曼(18.8%)和沙迦(34.6%);喂养反刍动物、食用生牛奶是感染弓形虫的重要危险因素,暴露者的肝大率高于无暴露史者。阿联酋育龄妇女的弓形虫抗体阳性率为32.8%,分娩妇女的阳性率为22.9%,习惯性流产妇女的阳性率为24.2%~30.6%,妊娠期弓形虫感染率为3.1%,弓形虫经胎盘传染率为38.3%。

(5)布鲁氏菌病:2010—2015年,阿联酋共报告布鲁氏菌病480例,各年度报告病例数(发病率)依次为47例(9.8/10万)、75例(15.6/10万)、135例(28.1/10万)、99例(20.6/10万)、49例(10.2/10万)和75例(15.6/10万)。年龄平均为30岁,4—9月病例数较多(表5-8、图5-13)。

(6)克里米亚-刚果出血热:阿联酋大量的野生动物和家畜体内有克里米亚-刚果出血热(CCHF)抗体,偶见CCHF暴发疫情。1994—1995年,阿联酋屠宰场工人中暴发CCHF,共报告35例,其中16例是牲畜市场工人、屠宰场工人和动物皮毛处理人员;病死率高达62%;阿联酋牲畜市场工人和屠宰场工人的CCHF隐性感染率为4%;对268头牲畜的调查显示,有19只(7%)牲畜CCHF抗体阳性,包括12只进口反刍动物和5只本地骆驼。1979年11

表5-8　2010—2015年阿联酋布鲁氏菌病病例的人群和地区分布

		病例数/例	构成比/%	发病率/100 000⁻¹
性别				
	男	379	79.0	3.80
	女	101	21.0	3.23
年龄				
	0~19岁	111	23.1	3.41
	20~39岁	232	48.3	2.84
	40~59岁	116	24.2	4.13
	>60岁	21	4.4	8.03
国籍				
	阿联酋籍	187	39.0	6.39
	非阿联酋籍	293	61.0	2.53
地区				
	阿布扎比	247	51.5	2.79
	东部地区	204	42.5	5.22
	西部地区	29	6.0	1.66

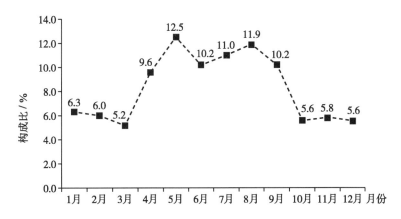

图5-13　2010—2015年阿联酋布鲁氏菌病病例的月度构成比分布图

月,迪拜某医院暴发CCHF,首发病例入院后不久死亡;二代病例是其接触过的医护人员,共5例,死亡2人。2010年10—11月,迪拜报告2例CCHF病例,均为在屠宰场工作的青年男性,均死亡;其接触过的医护人员均未感染CCHF。

4. 血液和性传播疾病

(1)艾滋病:阿联酋是艾滋病的低流行区。1980年,阿联酋报告首例HIV感染者。截至2012年,共报告HIV感染者780例;男性591例,占75.8%;女性189例,占24.2%。迪拜和沙迦的报告病例数最多(表5-9)。阿联酋的HIV感染筛查主要在献血者、肺结核患者、孕妇、

婚检人群和申请在阿居住人群中开展(表 5-10)。虽然毒品注射人群、男男同性恋人群和性工作者是 HIV 的高危人群,但缺少相关感染数据。

表 5-9 2012 年阿联酋 HIV 新感染病例的地区和性别分布

	男性 / 名	女性 / 名	合计 / 名	构成比 /%
阿布扎比	6	3	9	16.4
迪拜	20	2	22	40.0
沙迦	17	3	20	36.4
阿治曼	0	0	0	0.0
乌姆盖万	0	0	0	0.0
哈伊马角	1	0	1	1.8
富查伊拉	2	1	3	5.5
合计	46	9	55	100.0

表 5-10 2012 年阿联酋各人群 HIV 感染情况

	检测人数 / 人	构成比 /%	HIV 阳性数 / 例	构成比 /%
献血者	66 398	3.7	2	0.7
肺结核患者	85	0.0	3	1.0
孕妇	67 198	3.7	0	0.0
婚检人群	33 041	1.8	3	1.0
申请在阿居住人群	1 633 899	90.7	293	97.3
合计	1 800 621	100.0	301	100.0

2006—2007 年,阿联酋启动了防控艾滋病国家战略规划,为 HIV 感染者提供抗病毒治疗。2012 年,有 11 个医疗机构提供抗病毒治疗,299 名 HIV 感染者接受治疗,包括 276 名阿联酋的 HIV 感染者和 23 名外籍感染者(表 5-11)。

表 5-11 2012 年阿联酋接受抗病毒治疗人群的地区、年龄和性别分布

单位:人

	阿布扎比医疗机构		迪拜医疗机构		卫生部	
	男性	女性	男性	女性	男性	女性
<15 岁	1	1	0	1	0	0
≥15 岁	119	47	62		33	12
小计	120	48	63		33	12

（2）淋病：阿联酋无淋病监测体系，少见淋病报道。1992—1993年，在迪拜7家医疗单位就诊的男性尿道炎患者中，有36人检出淋病奈瑟菌，年龄为15~60岁；10人来自迪拜，26人来自中东的其他国家。在阿联酋，偶见新生儿感染淋球菌导致新生儿眼炎。

（3）乙型肝炎：阿联酋是乙型肝炎的中流行区，乙肝表面抗原阳性率为2%~5%。1998年，阿联酋5~80岁人群的乙肝表面抗原阳性率为3.7%，其中本国和外籍公民阳性率分别为4.2%和3.2%；10~19岁人群的乙肝表面抗原阳性率是6.3%~6.8%，高于其他年龄人群；孕妇的乙肝表面抗原阳性率为1.5%（95% CI 0.7%~2.9%）。

（4）丙型肝炎：阿联酋居民（包括本国居民和外籍居民）的丙型肝炎病毒感染率为1.64%（95% CI 0.96%~2.49%），其中本国居民感染率为0.24%（95% CI 0.02%~0.63%）。不同人群的丙型肝炎感染率差异较大，如血液透析者、地中海贫血患儿和急性病毒性肝炎患者的感染率分别为24.4%、18.8%和1.2%。

中东地区丙型肝炎的主要基因型是Ⅳ型。但是，阿联酋丙型肝炎的主要基因型存在争议。一项67例丙型肝炎患者的调查发现，感染Ⅳ型者占46.2%、Ⅲa型者占23.8%、Ⅰa型者占15%，其中女性主要感染Ⅳ型（占65.6%）、男性主要感染Ⅲa型（占42.8%）。2009年迪拜拉希德医院的调查发现，感染率最高的基因型是Ⅰ型（占49.2%），其次是Ⅲ型（占34.6%）、Ⅳ型（占14.5%）和Ⅱ型（占1.6%）。外籍感染者中，伊朗人主要感染Ⅰ型（占68.4%），埃及人主要感染Ⅳ型（占96.4%），巴基斯坦人主要感染Ⅲ型（占77.2%）。

5. 中东呼吸综合征　阿联酋是中东呼吸综合征的主要流行区，截至2016年12月2日，阿联酋共报告中东呼吸综合征79例，居全球第3位。

2013年3月，阿联酋出现中东呼吸综合征疫情；4月达到发病高峰；2014年5月9日，共报告65例中东呼吸综合征，死亡8人，病死率为12.3%；男性43例，占66%；女性22例，占34%；20~59岁病例51例，占78%；27例是院内感染，包括医护人员19例、患者6例和探视者2例；院内感染病例中，死亡2人，病死率为7%。

骆驼在中东呼吸综合征的传播过程中发挥了重要作用。阿联酋骆驼的中东呼吸综合征感染率为1.6%，受染的骆驼主要分布在阿联酋与沙特阿拉伯、阿曼的边境地区和屠宰场。骆驼的中东呼吸综合征抗体阳性率与年龄有关，<1岁、2~4岁和>4岁骆驼的阳性率分别为85.2%、96.5%和96.1%。

四、风险评估

1. 风疹　阿联酋每年报告风疹病例几十例。既往未接种过风疹疫苗或未患过风疹的赴阿旅行人员存在感染风险。建议前往拥挤的医院、监狱、无家可归者收容所等容易发生风疹暴发的人口密集的密闭场所时，佩戴口罩，有条件者接种风疹疫苗。

2. 中东呼吸综合征　阿联酋是中东呼吸综合征的主要疫区之一，患者主要通过接触带病毒的骆驼或其污染物、或饮用未经恰当消毒的奶而感染。患有糖尿病、肾衰竭、慢性肺部疾病和免疫受损者是感染中东呼吸综合征的高危人群。赴阿旅行人员存在感染中东呼吸综合征的风险，应避免食用生鲜骆驼奶或未经过适当烹饪的肉类；接触骆驼时需注意防护，保持良好的个人卫生。

中东呼吸综合征已输入韩国、中国等国家，中国存在输入并本地传播的风险，需要加强监测、国境检疫、归国人员发热报告和到指定门诊就医。

3. 布鲁氏菌病　阿联酋有布鲁氏菌病疫情报告,布鲁氏菌病多发生于每年的 4—9 月。赴阿旅行人员感染布鲁氏菌病的风险较低,建议避免食用生奶及生奶制品(如奶酪等)。在阿联酋从事牛羊等家畜养殖、屠宰、贩运、实验室检测和防控工作的人员,感染布鲁氏菌病的风险较高,需要做好职业防护。如有从阿联酋进口牛、羊等家畜时,应严格检疫。

4. 克里米亚 - 刚果出血热　阿联酋偶见克里米亚 - 刚果出血热暴发疫情,普通赴阿旅行人员感染克里米亚 - 刚果出血热的风险较低。赴阿从事野外作业时,感染上述疾病的风险较高,需做好职业防护,如穿戴"五紧"防护服和高筒靴、头戴防虫罩,使用含 20%~30% 避蚊胺的驱虫剂喷洒在皮肤 / 衣物上,或使用 0.5% 氯菊酯喷洒在衣物上。

参考文献

1. 中国外交部网站 . 阿联酋国家概况 . http://www.fmprc.gov.cn/web/gjhdq_676201/gj_676203/yz_676205/1206_676234/1206x0_676236/.

2. World Health Organization. U nited Arab Emirates: WHO statistical profil.http://www.who.int/gho/enhttp://www.who.int/countries/are/en/

3. 阿联酋医疗卫生概况 . http://globserver.cn/ 阿联酋 / 健康

4. Koornneef EJ,Robben PB,Al Seiari MB, et al. Health system reform in the Emirate of Abu Dhabi, United Arab Emirates. Health Policy. 2012, 108(2-3):115-121.

5. Al-Mekaini LA,Kamal SM,Al-Jabri O, et al. Seroprevalence of vaccine-preventable diseases among young children in the United Arab Emirates. Int J Infect Dis, 2016,50:67-71.

6. Sharar ZA,Rajah J,Parsons H. Childhood seroprevalence of hepatitis A in the United Arab Emirates. Trop Doct, 2008,38(1):65-66.

7. Sheek-Hussein M,Hashmey R,Alsuwaidi AR, et al. Seroprevalence of measles, mumps, rubella, varicella-zoster andhepatitis A-C in Emirati medical students. BMC Public Health,2012,12:1047.

8. Abro AH,Abdou AM,Saleh AA, et al. Hepatitis E: a common cause of acute viral hepatitis. J Pak Med Assoc, 2009,59(2):92-94.

9. Uduman SA,Tahira AM,Al-Wash R, et al. Varicella susceptibility among children and healthy adults in the United Arab Emirates. East Mediterr Health J, 2001,7(4-5):604-608.

10. Uduman SA,Sheek-Hussein M,Bakir M,et al. Pattern of varicella and associated complications in children in Unite Arab Emirates: 5-year descriptive study. East Mediterr Health J, 2009,15(4):800-806.

11. Abro AH,Ustadi AM,Das K,et al. Chickenpox: presentation and complications in adults. J Pak Med Assoc, 2009,59(12):828-831.

12. Khan G,Al-Mutawa J,Hashim MJ. Pandemic(H1N1)2009, Abu Dhabi, United Arab Emirates, May 2009-March 2010. Emerg Infect Dis, 2011,17(2):292-295.

13. Naguib MM,Kinne J,Chen H, et al. Outbreaks of highly pathogenic avian influenza H5N1 clade 2.3.2.1c in hunting falcons and kept wild birds in Dubai implicate intercontinental virus spread. J Gen Virol, 2015,96(11):3212-3212.

14. Lau SY,Joseph S,Chan KH, et al. Complete genome sequence of influenza virus H9N2 associated with a fatal outbreak among chickens in Dubai. Genome Announc, 2016,18;4(4). pii: e00752-16.

15. WHO. MERS-CoV global summary and risk assessment. http://www.who.int/emergencies/mers-cov/mers-summary-2016.pdf? ua=1

16. Hunter JC,Nguyen D,Aden B, etal. Transmission of Middle Eastrespiratory syndrome coronavirus infections in healthcare settings, AbuDhabi. Emerg Infect Dis, 2016,22(4):647-656.

17. Muhairi SA,Hosani FA,Eltahir YM, et al. Epidemiological investigation of Middle Eastrespiratory syndrome coronavirus in dromedary camel farms linked with human infection in Abu Dhabi Emirate,United Arab Emirates. Virus Genes, 2016,52(6):848-854.

18. Yusof MF,Eltahir YM,Serhan WS, et al. Prevalence of Middle East respiratory syndrome coronavirus (MERS-CoV)in dromedary camels in Abu Dhabi Emirate,United Arab Emirates. Virus Genes, 2015,50(3):509-513.

19. Wernery U,Corman VM,Wong EY, et al. AcuteMiddle East respiratory syndrome coronavirus infection in livestock Dromedaries, Dubai, 2014. Emerg Infect Dis, 2015,21(6):1019-1022.

20. Centers for Disease Control and Prevention (CDC). U.S-acquired human rabies with symptom onset and diagnosis abroad, 2012. MMWR Morb Mortal Wkly Rep, 2012,61(39):777-781.

21. WHO. World malaria report 2013. http://www.who.int/malaria/publications/world_malaria_report_2013/report/en/

22. Mittal M,Sathish KR,Bhatia PG,et al. Ocular dirofilariasis in Dubai, UAE. Indian J Ophthalmol, 2008,56(4):325-326.

23. Uduman SA,Mohamed HN,Bener A,et al. The prevalence of Toxoplasmagondii specific IgG and IgM antibodies in blood donors in Al Ain,United Arab Emirates indicates a potential risk to recipients. J Commun Dis,1998,30(4):237-239.

24. Abu-Zeid YA. Serological evidence for remarkably variable prevalence rates of Toxoplasmagondii in children of major residential areas in United Arab Emirates. Acta Trop, 2002,83(1):63-69.

25. Singh N. Status of toxoplasma antibodies in recurrent fetal loss in U.A.E. women. Indian J Pediatr, 1998,65(6):891-897.

26. Dar FK,Alkarmi T,Uduman S,et al. Gestational and neonatal toxoplasmosis: regional seroprevalence in the United Arab Emirates. Eur J Epidemiol, 1997,13(5):567-571.

27. Al Shehhi N,Aziz F,Al Hosani F, et al. Human brucellosis in the Emirate of Abu Dhabi, United Arab Emirates, 2010-2015. BMC Infect Dis, 2016,16(1):558.

28. Khan AS,Maupin GO,Rollin PE, et al. An outbreak of Crimean-Congo hemorrhagic fever in the United Arab Emirates, 1994-1995. Am J Trop Med Hyg, 1997,57(5):519-525.

29. Suleiman MN,Muscat-Baron JM,Harries JR,et al. Congo/Crimean haemorrhagic fever in Dubai. An outbreak at the Rashid Hospital. Lancet, 1980,2(8201):939-941.

30. Mohamed Al Dabal L,Rahimi Shahmirzadi MR,Baderldin S, et al. Crimean-Congo hemorrhagic fever in Dubai,United Arab Emirates, 2010: Case Report. Iran Red Crescent Med J, 2016,18(8):e38374.

31. Ministry of health in the UAE. United Arab Emirates-Global AIDS response progress report 2014. http://www.unaids.org/en/dataanalysis/knowyourresponse/countryprogressreports/2014countries

32. Moradi A,Alammehrjerdi Z,Daneshmand R, et al. HIV responses in Arab States on the Southern Persian Gulf Border: the first review. Iran J Psychiatry Behav Sci, 2016,10(3):e5392.

33. Varady E,Nsanze H,Slattery T. Gonococcal scalp abscess in a neonate delivered by caesarean section. Sex Transm Infect, 1998,74(6):451.

34. Nsanze H,Dawodu A,Usmani A,et al. Ophthalmia neonatorum in the United Arab Emirates. Ann Trop Paediatr, 1996,16(1):27-32.

35. al-Owais A,al-Suwaidi K,Amiri N, et al. Use of existing data for public health planning: a study of the prevalence ofhepatitis B surface antigen and core antibody in Al Ain Medical District, United Arab Emirates. Bull World Health Organ, 2000,78(11):1324-1329.

36. Mohamoud YA,Riome S,Abu-Raddad LJ. Epidemiology of hepatitis C virus in the Arabian Gulf countries:

systematic review and meta-analysis of prevalence. Int J Infect Dis,2016, 46:116-125.

37. Alfaresi MS. Prevalence of hepatitis C virus（HCV）genotypes among positive UAE patients. Mol Biol Rep,2011,38（4）:2719-2722.

38. Abro AH,Al-Dabal L,Younis NJ. Distribution of hepatitis C virus genotypes in Dubai, United Arab Emirates. J Pak Med Assoc, 2010,60（12）:987-990.

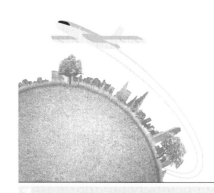

第六章

南亚地区各国传染病风险评估和建议

第一节 阿 富 汗

一、国家概况

阿富汗伊斯兰共和国(The Islamic Republic of Afghanistan),简称阿富汗,面积为 64.75 万 km²,为亚洲中西部的内陆国家。北邻土库曼斯坦、乌兹别克斯坦、塔吉克斯坦,西接伊朗,南部和东部连巴基斯坦,东北部凸出的狭长地带与中国接壤。属大陆性气候,全年干燥少雨,冬季寒冷,夏季炎热,年平均降雨量约 240mm。全国划分为 34 个省,省下设县、区、乡、村。

2017 年,阿富汗人口数约 3680 万,普什图族占 40%、塔吉克族占 25%、还有哈扎拉、乌兹别克、土库曼等 20 多个少数民族。官方语言是普什图语和达里语,其他有乌兹别克语、俾路支语、土耳其语等。逊尼派穆斯林占 86%,什叶派穆斯林占 13%,其他占 1%。

阿富汗为最不发达的国家之一。历经 30 多年战乱,交通、通讯、工业、教育和农业基础设施遭到严重破坏,生产生活物资短缺,曾有 600 多万人沦为难民。根据 2014 年度人类发展指数报告,阿富汗在 187 个国家中排名为第 169 位(0.468)。在联合国及国际社会帮助下,政府正在恢复基本的民生设施,安置返阿难民,解决居民用水、用电,加大医务人员培训,恢复各级学校教育。世界银行报告显示,阿富汗享受自来水供应的城市居民低于 20%,是世界上最低的国家。2013 年和 2014 年,阿富汗 GDP 分别为 208 亿美元和 203 亿美元,人均 GDP 分别为 661 美元和 658 美元。

2013 年 <15 岁儿童占 47%,总和生育率为 4.9,粗死亡率为 7.7‰,男女期望寿命分别为 61 岁和 62 岁。基本医疗仅覆盖 40%,严重缺少医疗人员,尤其是女性医护人员,女性享受基本医疗的比率很低。2013 年,阿富汗 <5 岁儿童和孕产妇死亡率较高,分别为 97.3/ 千活产儿和 400/10 万活产儿;营养不良情况逐年恶化,54% 的儿童生长发育受阻;缺少安全饮水(喀布尔仅 23%)。

二、传染病监测

2006年12月,阿富汗在WHO的技术支持和美国国际发展署(USAID)的财政资助下建立疾病早期预警系统,公共和私立医疗机构每周报告15种法定传染病,社区、省级公共卫生机构报告异常事件和疑似暴发疫情。

三、主要传染病

1. 肠道传染病

(1)脊髓灰质炎:2014年1—8月阿富汗23例脊髓灰质炎病例中,17例(74%)为巴基斯坦输入,6例无法认定感染来源。据WHO报告,2016年的全球脊髓灰质炎疫情处于历史最低水平,其中阿富汗报告12例。

(2)霍乱:WHO数据显示,2013年阿富汗报告了3957例霍乱病例。根据2014年美国霍普金斯大学的估算,阿富汗霍乱年发病数为29 341例,死亡939人,受威胁人数为1789万人,属于霍乱高流行的国家。

(3)伤寒:根据2013年传染病预警系统年报数据,≥5岁伤寒病例数为70 990例。就诊者中,报告伤寒病例构成比最高的地区为南部(1.0%)、东部(0.9%)和东南部(0.9%)(表6-1)。就诊者中,伤寒病例构成比依次为拉格曼(2.2%)、帕克提卡(1.6%)、赫尔曼德(1.4%)和加兹尼(1.2%);夏季为高发季节,高峰为7—8月;死亡4人,可能存在明显的漏报。

表6-1　2013年阿富汗各地区伤寒病例分年龄和地区分布

地区	发病数及构成比						死亡人数/例		
	<5岁		≥5岁		合计		<5岁	≥5岁	合计
	发病数/例	构成比/%	发病数/例	构成比/%	发病数/例	构成比/%			
南部	3670	0.6	14 783	1.2	18 453	1.0	0	0	0
东部	4986	0.5	18 644	1.1	23 630	0.9	0	0	0
东南部	2855	0.7	9096	1.0	11 951	0.9	0	0	0
中西部	897	0.3	4091	0.5	4988	0.4	0	1	1
北部	888	0.1	8726	0.5	9614	0.4	1	0	1
东北部	703	0.1	5309	0.4	6012	0.4	0	0	0
中东部	633	0.1	6398	0.3	7031	0.2	0	0	0
西部	406	0.1	3943	0.3	4349	0.2	1	1	2
合计	15 038	0.3	70 990	0.6	86 028	0.5	2	2	4

2. 呼吸道及密切接触传播疾病

(1)结核病:阿富汗为全球结核病和多耐药结核病疾病负担最重的国家之一。2014年,阿富汗结核病死亡数估算为1.4万(95%CI:1.0万~1.8万),估算死亡率为44/10万(95%CI:32/10万~57/10万)。患病率为340/10万(95%CI:178/10万~555/10万),新发病例为6万(95%CI:5.3万~6.7万)。男女比例为0.7:1,女性所占比例为全球最高。约90%的结核病

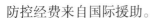

防控经费来自国际援助。

（2）麻疹：2012 年、2013 年传染病预警系统分别报告麻疹病例 10 094 例和 1902 例；其中 694 例进行实验室检测。2013 年麻疹病例中，378 例（54.5%）为实验室确诊麻疹；<5 岁儿童占 73.8%；报告病例数最多的地区为南部（777 例）、东部（465 例）和中东部（237 例）（表 6-2、表 6-3）；全年均有病例，3—6 月相对高发。

表 6-2　2013 年阿富汗各地区麻疹病例分年龄和地区分布

单位:例

地区	病例数			死亡数		
	<5 岁	≥5 岁	合计	<5 岁	≥5 岁	合计
南部	640	137	777	1	0	1
东部	301	164	465	1	1	2
中东部	183	54	237	1	0	1
北部	145	68	213	1	0	1
中西部	72	40	112	0	0	0
东北部	29	15	44	0	0	0
西部	20	13	33	0	0	0
东南部	14	7	21	0	0	0
合计	1404	498	1902	4	1	5

表 6-3　2013 年阿富汗各省份麻疹病例分年龄和地区分布

单位:例

省份	病例数			死亡数		
	<5 岁	≥5 岁	合计	<5 岁	≥5 岁	合计
赫尔曼德	303	84	387	1	0	1
楠格哈尔	198	122	320	1	1	2
坎大哈	269	36	305	0	0	0
喀布尔	167	47	214	1	0	1
库纳尔	55	38	93	0	0	0
巴尔赫	51	39	90	0	0	1
朱兹詹	50	15	65	0	0	0
努里斯坦	38	4	42	0	0	0
其他	273	113	386	0	0	0
合计	1404	498	1902	4	1	5

（3）百日咳：2012 年和 2013 年,阿富汗百日咳报告病例数分别为 475 例和 34 例。喀布尔和楠格哈尔报告病例数最多（表 6-4）。高发季节为春季和夏季。无死亡病例。

表 6-4　2013 年阿富汗百日咳病例地区分布

排序	省份	疑似病例数 / 例
1	喀布尔	14
3	楠格哈尔	7
5	帕尔旺	4
6	巴达赫尚	3
7	瓦尔达克	2
9	帕克提卡	2
10	巴米扬	1
11	帕克蒂亚	1
合计		34

（4）白喉：2011—2013 年,阿富汗白喉报告病例数分别为 15 例、16 例和 24 例。疫情上升的可能原因是百白破疫苗转换为百白破 -Hib- 乙型肝炎联合疫苗,白破疫苗加强剂接种率下降。2013 年病例中,<5 岁病例占 54%;帕尔旺（12 例）和巴德吉斯（8 例）报告病例数较多,楠格哈尔 2 例,扎布尔和赫拉特报告 1 例（表 6-5）。

表 6-5　2013 年阿富汗白喉病例地区分布

省份	病例数 / 例		
	<5 岁	≥5 岁	合计
帕尔旺	10	2	12
巴德吉斯	0	8	8
楠格哈尔	2	0	2
扎布尔	1	0	1
赫拉特	0	1	1
合计	13	11	24

3. 虫媒及自然疫源性疾病

（1）疟疾：阿富汗列为全球疟疾高流行的国家,病原体以间日疟原虫为主。17 个省为疟疾高流行区,涉及人口数为 822 万人。在海拔超过 2000m 的地区未发现疟原虫。河谷地区的患病率最高,距离河流超过 10km 的村庄无疾病发生。阿富汗疟疾存在明显季节性,夏季为高流行季节,高峰期为 6—9 月。

2013 年,阿富汗报告 65 222 例疟疾疑似病例,占总医院就诊人数的 0.4%,死亡 26 人,病死率为 0.4‰。其中 ≥5 岁病例有 44 897 例。死亡 26 人。就诊者中,东部（1.5%）、东南部（0.5%）和南部（0.4%）的疟疾构成比较高（表 6-6）。就诊者中,疟疾构成比最高的省份有库纳尔（1.7%）、楠格哈尔（1.6%）、拉格曼（1.2%）、帕克提卡（1%）和赫尔曼德（0.7%）。

表 6-6　2013 年阿富汗疑似疟疾病例分年龄和地区分布

| 地区 | 病例 | | | | | | 死亡人数 / 例 | | | 病死率 /‰ |
| | <5 岁 | | ≥5 岁 | | 合计 | | <5 岁 | ≥5 岁 | 合计 | |
	人数 / 例	百分率 /%	人数 / 例	百分率 /%	人数 / 例	百分率 /%				
东部	14 796	1.5	26 441	1.5	41 237	1.5	15	9	24	0.58
东南	2210	0.5	4580	0.5	6790	0.5	0	1	1	0.15
南部	1726	0.3	4976	0.4	6702	0.4	0	0	0	0
北部	295	0	4406	0.2	4701	0.2	0	0	0	0
中东部	341	0	1670	0.1	2011	0.1	0	0	0	0
中西部	272	0.1	760	0.1	1032	0.1	0	0	0	0
东北部	618	0.1	1442	0.1	2060	0.1	0	1	1	0.49
西部	67	0	622	0	689	0	0	0	0	0
合计	20 325	0.4	44 897	0.4	65 222	0.4	15	11	26	0.40

　　(2) 克里米亚 - 刚果出血热:1998—2013 年,阿富汗报告克里米亚 - 刚果出血热病例数为 61 例,病死率为 26%。疾病早期预警系统定义 1 例克里米亚 - 刚果出血热为暴发,2013 年报告了 44 起暴发(报告 45 例);西部地区暴发数最多,34 起(77.3%);南区 5 起(11.4%)、中部 3 起(6.8%)。赫拉特省报告最多,暴发 32 起,死亡 6 人,该省份临近克里米亚 - 刚果出血热较多的伊朗和巴基斯坦。

　　4. 血液和性传播疾病　阿富汗是全球最大的毒品生产与输出国,曾占全世界超过 90% 的份额,毒品经济成为国民经济主体。2005 年联合国毒品与犯罪问题办公室调查发现,阿富汗有 5 万海洛因成瘾者,其中 14% 的通过注射使用。2005 年喀布尔吸毒人员的现况调查发现,HIV 感染、乙型肝炎和丙型肝炎流行率分别为 3.0%、6.5% 和 36.6%。在巴基斯坦的阿富汗难民中,HIV 感染、乙型肝炎、丙型肝炎的报告患病率分别为 6%、9% 和 37%。

　　(1) 急性病毒性肝炎:2011—2013 年,阿富汗疑似急性病毒性肝炎报告病例数分别为 8867 例、9454 例和 9157 例。2013 年病例中,≥5 岁病例占 79.3%。喀布尔报告病例数最多(3274 例),其次为楠格哈尔(976 例)、赫尔曼德(703 例)、霍斯特(457 例)、加兹尼(406 例)和帕克蒂亚(379 例)(表 6-7)。发病无明显季节性特征。

表 6-7　2013 年阿富汗急性病毒性肝炎发病死亡分年龄和地区分布

| 省份 | 病例数 / 例 | | | 死亡数 / 例 | | |
	<5 岁	≥5 岁	合计	<5 岁	≥5 岁	合计
喀布尔	596	2678	3274	1	20	21
楠格哈尔	164	812	976	0	1	1
赫尔曼德	27	676	703	0	0	0
霍斯特	98	359	457	0	0	0
加兹尼	180	226	406	0	0	0

续表

省份	病例数 / 例			死亡数 / 例		
	<5 岁	≥5 岁	合计	<5 岁	≥5 岁	合计
帕克蒂亚	84	295	379	0	0	0
赫拉特	50	323	373	0	14	14
巴达赫尚	145	196	341	0	3	3
塔哈尔	137	172	309	1	0	1
巴格兰	52	204	256	0	2	2
帕克提卡	48	205	253	0	0	0
坎大哈	15	180	195	0	0	0
巴德吉斯	3	154	157	0	0	0
乌鲁兹甘	60	96	156	0	0	0
朱兹詹	36	82	118	0	0	0
法里亚布	13	93	106	0	0	0
戴孔迪	31	73	104	0	0	0
其他省份	151	443	594	3	1	4
合计	1890	7267	9157	5	41	46

（2）破伤风：2012 年、2013 年阿富汗破伤风报告病例数分别为 166 例和 170 例。2013 年病例中，<5 岁儿童有 121 例；报告病例数最高的地市为赫尔曼德（62 例），其次为坎大哈（23 例）；死亡 40 人，病死率为 23.5%；<5 岁的有 28 人（表 6-8）。

表 6-8 2013 年阿富汗破伤风 / 新生儿破伤风的分年龄和地区分布

省份	病例数 / 例			死亡数 / 例			病死率 /‰
	<5 岁	≥5 岁	合计	<5 岁	≥5 岁	合计	
赫尔曼德	46	16	62	7	0	7	11.3
坎大哈	17	6	23	2	4	6	26.1
楠格哈尔	17	3	20	6	1	7	35.0
帕尔旺	18	0	18	0	0	0	0
扎布尔	11	0	11	11	0	11	100
喀布尔	1	9	10	0	2	2	20.0
巴尔赫	5	4	9	1	2	3	33.3
赫拉特	0	3	3	0	2	2	66.7
昆都士	1	2	3	0	1	1	33.3
代昆迪	2	0	2	0	0	0	0
巴达赫尚	0	2	2	0	0	0	0

续表

省份	病例数 / 例			死亡数 / 例			病死率 /‰
	<5 岁	≥5 岁	合计	<5 岁	≥5 岁	合计	
巴格兰	0	2	2	0	0	0	0
库纳尔	1	0	1	1	0	1	100
巴米扬	1	0	1	0	0	0	0
法拉	0	1	1	0	0	0	0
古尔	1	0	1	0	0	0	0
塔哈尔	0	1	1	0	0	0	0
合计	121	49	170	28	12	40	23.5

四、风险评估

阿富汗为亚洲中西部的内陆国家,属大陆性气候,全年干燥少雨,冬季寒冷,夏季炎热,年平均降雨量约 240mm。历经战乱,经济破坏殆尽,交通、通讯、工业、教育和农业基础设施遭到的破坏严重,生产生活物资短缺,曾有 600 多万人沦为难民。该国享受自来水供应的城市居民比例低于 20%。基本医疗只能覆盖 40% 的人口,严重缺少医疗人员。

1. 脊髓灰质炎　阿富汗是全球 3 个野病毒脊髓灰质炎本土流行的国家之一。2016 年全球脊髓灰质炎疫情处于历史最低水平,阿富汗报告 17 例。赴阿富汗偏远部落旅行存在感染风险,建议无免疫史或免疫史不详的人应接种脊髓灰质炎疫苗。

2. 疟疾　阿富汗为全球疟疾高流行的国家,以间日疟原虫为主。去疟疾高发地区的旅行者必须了解,最重要的是避免蚊虫叮咬;预防性服药并不能提供完全保护;旅行者不需均给予抗疟药预防。

3. 霍乱　阿富汗属于全球霍乱高流行的国家。建议赴阿富汗旅行人员要事先了解目的地近期消化道传染病的流行情况,注重饮食和饮水卫生,勤洗手,勿饮用来源不明的水或含冰饮料,不食用未彻底煮熟的食物,尤其是贝壳类水产,或没有经过煮熟的青菜和已切开的瓜果。如旅行、居住与工作所在区域的食品和饮用水卫生条件较差,发生感染的风险较大,建议出行前接种霍乱疫苗。

4. 血液和性传播疾病　艾滋病在普通人群传播风险降低。前往阿富汗应注意正确使用安全套,避免不洁净性行为;禁止静脉注射吸毒,避免不安全的医疗行为,减少体液暴露。

5. 克里米亚 - 刚果出血热　克里米亚 - 刚果出血热可能通过家畜贩运、候鸟迁徙等途径从阿富汗输入中国。如果在蜱滋生的区域进行工作或活动,应穿戴"五紧"防护服和高筒靴,头戴防虫罩,使用含 20%~30% 避蚊胺,喷洒在皮肤衣物上,或使用 0.5% 氯菊酯喷洒在衣物上。

参考文献

1. 阿富汗国家概况(最近更新时间:2015 年 3 月)中国外交部. http://www.fmprc.gov.cn/web/gjhdq_676201/

gj_676203/yz_676205/1206_676207/1206x0_676209/.

2. Country cooperation strategy. WHO. http://www.who.int/countryfocus/cooperation_strategy/ccs_afg_en.pdf？ua=1

3. Polio this week as of 9 December 2015. http://www.polioeradication.org/Dataandmonitoring/Poliothisweek.aspx.

4. Farag NH, Alexander J, Hadler S, et al. Progress toward poliomyelitis eradication——Afghanistan and Pakistan, January 2013-August 2014. MMWR. 2014, 63(43): 973-977.

5. World Malaria Report 2014. world Malaria program. www.who.int/malaria.

6. Brooker S, Leslie T, Kolaczinski K, et al. Spatial epidemiology of Plasmodium vivax, Afghanistan. Emerg Infect Dis. 2006, 12(10): 1600-1602.

7. Ali M, Nelson AR, Lopez AL, et al. Updated global burden of cholera in endemic countries. PLoSNegl Trop Dis. 2015, 9(6): e0003832.

8. 2015 Global Tuberculosis Report. www.who.int/tb/data.

9. Todd CS, Abed AM, Strathdee SA, et al. HIV, hepatitis C, and hepatitis B infections and associated risk behavior in injection drug users, Kabul, Afghanistan. Emerg Infect Dis. 2007, 13(9): 1327-1331.

10. Abidi SH, Ali F, Shah F, et al. Burden of communicable disease among the native and repatriating Afghans. PLoSPathog. 2012. 8(10): e1002926.

11. nce Y, Yasa C, Metin M, et al. Crimean-Congo hemorrhagic fever infections reported by ProMED. Int J Infect Dis. 2014, 26: 44-46.

第二节　巴　基　斯　坦

一、国家概况

巴基斯坦伊斯兰共和国（The Islamic Republic of Pakistan），简称巴基斯坦，面积为79.6095 万 km²（不包括巴控克什米尔地区）。巴基斯坦位于南亚次大陆西北部，南濒阿拉伯海，东接印度，东北邻中国，西北与阿富汗交界，西邻伊朗。海岸线长 980km。南部属热带气候，其余属亚热带气候。巴基斯坦是多民族国家，其中旁遮普族占 63%、信德族占 18%、普什图族占 11%、俾路支族占 4%。乌尔都语为国语，英语为官方语言，主要民族语言有旁遮普语、信德语、普什图语和俾路支语等。超过 95% 的居民信奉伊斯兰教（国教），少数信奉基督教、印度教和锡克教等。全国共有旁遮普、开伯尔 - 普什图赫瓦、俾路支和信德 4 个省和伊斯兰堡首都特区。各省下设专区、县、乡、村联会。

2013 年和 2014 年巴基斯坦 GDP 分别为 2322 亿美元和 2468 亿美元，人均 GDP 为 1281 美元和 1334 美元。2013 年人口数约 1.82 亿，<15 岁儿童占 34%，总和生育率为 3.2，粗死亡率为 7.3‰，男女期望寿命分别为 65 岁和 67 岁。城市和农村地区女性的平均受教育年限分别为 3.3 年和 0 年。约有 2/3 的人口生活在农村地区，其中 1/3 的日均生活费低于 1 美元。2013 年，约 1% 的国家 GDP 用于卫生。缺乏安全饮用水和卫生设施构成传染病的决定因素。66% 的城市家庭拥有了改进的饮用水，37% 的城市家庭能正确处理饮用水，24% 的农村家庭能够获得自来水，30% 的农村家庭没有任何厕所设施。战乱和自然灾害使得食品安全、洁净水、疾病等问题凸显。巴基斯坦的 2014 年人类发展指数排名为 186 个国家的 146 位(0.537)。

巴基斯坦的儿童常规免疫工作质量薄弱。2009 年卡拉奇的人群调查显示，仅 55% 的 12~59 月龄儿童有麻疹免疫力。1995—2011 年巴基斯坦第 3 剂百白破疫苗分省接种率为 40%~70%，提示当地常规接种工作持续较弱（图 6-1）。

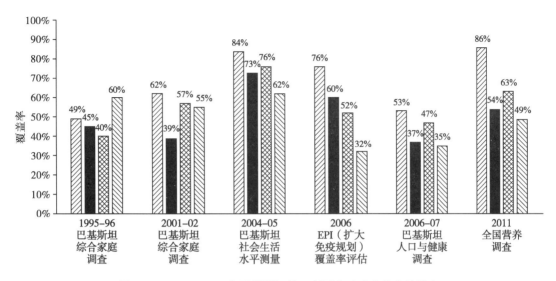

图 6-1　1995—2011 年巴基斯坦第 3 剂百白破疫苗分省接种率

巴基斯坦极端宗教势力对预防接种人员的敌视,是脊髓灰质炎野毒病例不降反升、情况持续恶化的主要原因之一。2013—2014 年,巴基斯坦至少 22 名接种人员被杀,另有 14 人受伤。2016 年 1 月,巴基斯坦俾路支省奎达市一个脊髓灰质炎免疫中心外发生自杀式炸弹爆炸,造成至少 15 人死亡,其中多数是警察。为儿童开展预防接种的组织经常成为塔利班和其他武装的目标,塔利班等武装宣称该运动是西方间谍的掩护,或者指责疫苗会导致儿童长大后不育。

二、主要传染病

1. 肠道传染病

（1）脊髓灰质炎:WHO 驻巴基斯坦办公室报告,2014 年和 2015 年巴基斯坦分别报告 306 例和 53 例脊髓灰质炎病例;9—10 月为当地脊髓灰质炎疫情高发期。2015 年脊髓灰质炎病例的地区分布为联邦直辖部落地区 16 例、开伯尔 - 普什图赫瓦省 17 例、信德省 12 例、俾路支省 7 例、旁遮普省 2 例(表 6-9)。病例分布的乡镇数分别为信德省 9 个、联邦直辖部落 4 个、开伯尔 - 普什图赫瓦省 5 例、旁遮普 2 个、俾路支省 3 个。

2014 年 WHO 和联合国儿童基金会估计,巴基斯坦第 3 剂 OPV 接种率为 72%,与 2013 年估计值持平。2013 年和 2014 年 6~23 月龄非脊髓灰质炎 AFP 病例的 OPV 接种率分别为 71% 和 66%。2014 年各地区接种率存在差异,估计联邦直辖部落地区 OPV 接种率为 18%、俾路支省 35%、信德省为 58%、开伯尔 - 普什图赫瓦省为 63%、旁遮普省为 83%。

2014 年 1 月至 2015 年 10 月,针对 <5 岁儿童的入户强化免疫活动多为单价 1 型口服脊髓灰质炎疫苗(mOPV1)和二价 1 型和 3 型 OPV(bOPV)。2014 年 11 月起,注射灭活脊髓灰质炎疫苗(IPV)已用在固定接种站,接种了 170 万儿童居住在 FATA 安全受到威胁的地区。2015 年 8 月,巴基斯坦将 IPV 纳入常规免疫。

表 6-9 巴基斯坦脊髓灰质炎野毒病例数

省份/地区	脊髓灰质炎野毒病例数/例		野毒病例分布的乡镇数/例		最后1例发生日期
	2015年	2016年	2015年	2016年	
信德	12	8	9	5	2016-11-03
开伯尔-普什图	17	8	5	6	2016-09-03
联邦直辖部落	16	2	4	1	2016-07-27
俾路支	7	1	3	1	2016-02-01
旁遮普	2	0	2	0	2015-12-02
全国	54	19	23	13	2016-11-03

（2）霍乱：2014年1—8月，巴基斯坦报告霍乱病例（疑似病例和实验室确诊病例）病例数为1218例，死亡为6人。

2. 呼吸道及密切接触传播疾病

（1）白喉：2005—2009年，巴基斯坦报告的白喉病例分别为23例、42例、11例、32例和34例。2010年10月开伯尔-普什图赫瓦省报告19疑似白喉病例，死亡6人。其中5例死亡来自开伯尔-普什图赫瓦省七区，1例来自信德省。

（2）结核病：巴基斯坦为全球22个结核病高疾病负担国家之一，在2014年现患病例数（63万）排全球第5位。2014年新增病例50万例（表6-10）。

表 6-10 2014年巴基斯坦结核病估算疾病负担

类别	病例数/×1000例	现患率/100 000⁻¹
死亡数（不包括 HIV+TB）	48（11~110）	26（6~61）
死亡数（仅 HIV+TB）	1.3（0.76~1.9）	0.68（0.41~1）
现患病例数（包括 HIV+TB）	630（530~740）	341（285~402）
新增病例数（包括 HIV+TB）	500（370~650）	270（201~350）
新增病例数（仅 HIV+TB）	6.4（4.4~8.7）	3.4（2.4~4.7）

3. 虫媒及自然疫源性疾病

（1）克里米亚-刚果出血热：1998—2013年，巴基斯坦报告克里米亚-刚果出血热病例230例，病死率为40%。2014年第8~24周，巴基斯坦报告128疑似克里米亚-刚果出血热（CCHF），其中实验室确诊52例；死亡36人，病死率为28%（表6-11）。研究表明，CCHF高发地区为与阿富汗接壤的俾路支省丘陵地区；另一个高发区在旁遮普省，包括拉瓦尔品第地区和伊斯兰堡部分地区。

表 6-11　2012—2014 年巴基斯坦人感染 CCHF 分省病例数

单位:例

省份	2012 年		2013 年		2014 年前 42 周	
	病例数	死亡数	病例数	死亡数	病例数	死亡数
查谟和克什米尔	0	0	1	0	0	0
信德	7	3	2	1	2	1
旁遮普	8	3	18	5	17	6
伊斯兰堡	0	0	4	1	4	2
开伯尔 - 普什图	9	5	9	4	39	12
俾路支	38	7	66	9	66	15
合计	62	18	100	20	128	36

(2) 疟疾:疟疾主要在巴基斯坦的社会经济欠发达和卫生服务能力较弱的地区广泛流行,分布在与阿富汗和伊朗交界处。WHO 估算巴基斯坦每年的临床病例为 160 万。致命性更高的恶性疟原虫已形成流行,氯喹耐药病例报告增加明显。巴基斯坦疟疾大规模暴发的间隔周期为 8~10 年,主要的流行季节是雨季后(9—11 月),沿江沿海地区和沿西部边界全年均有病例。2008 年,国家卫生管理信息系统(HMIS)报告 450 万疑似疟疾病例,构成了初级卫生保健门诊就诊病例的 6%。2009 年疟疾确诊病例为 198 649 例,其中 39% 为恶性疟,其余为间日疟;俾路支省、联邦直辖部落地区、开伯尔 - 普什图赫瓦省和信德省为主要疫区。

(3) 登革热:登革热的传播曾仅限在南部城市卡拉奇,1994 年首次证实暴发,2005 年起病例数明显上升,此后每年形成流行并传播到其他地区引起暴发。2010—2011 年东北部城市拉合尔发生疫情,报告了 2 万余病例和死亡 200 多人;同期全国其他地区报告了近 5000 例病例和死亡 60 人。2013 年,第二次大流行发生在巴基斯坦东北部旁遮普省和开伯尔 - 普什图赫瓦省。埃及伊蚊扩大的地域分布和不断增加的环境适应性,以及疫区和非疫区之间人员流动的增大都促成了登革热在北方地区出现。目前疫情较重的省份是开伯尔 - 普什图赫瓦省,旁遮普省和信德省。

2013 年开伯尔 - 普什图赫瓦省斯瓦特地区出现登革热疫情,截至 9 月底,报告 6376 例疑似病例,死亡 23 人,病死率为 0.36%,伊斯兰堡美国国立卫生研究院的实验室检测发现 3 个血清型(DEN-1,DEN-2,DEN-3),为此次疫情的致病株(表 6-12)。

表 6-12　2006—2011 年巴基斯坦登革热报告病例数和死亡数

单位:例

年份	疑似病例	实验室确诊病例	死亡
2006	4961	1931	41
2007	2304	1226	18
2008	2792	2469	17
2009	1940	1085	13
2010	15 901	11 024	40
2011	252 935	17 057	219

4.血液和性传播疾病

病毒性肝炎:乙型肝炎和丙型肝炎在巴基斯坦广泛流行。2007 年巴基斯坦医学研究委员会对全国 47 043 人的筛查发现,乙肝表面抗原阳性率为 2.4%(95%CI:2.3%~2.6%)和丙型肝炎抗体为 4.9%(95%CI:4.7%~5.1%),乙型肝炎和丙型肝炎感染合计为 7.4%。乙肝表面抗原阳性率在信德省、旁遮普省、西北边境地区和俾路支省分别为 2.5%、2.4%、1.3% 和 4.3%,丙型肝炎抗体阳性率分别为 5%、6.7%、1.1% 和 1.5%。

三、风险评估

巴基斯坦属热带气候和亚热带气候。巴基斯坦城市大多供水系统不健全,管道常年失修、缺水、污染严重,细菌含量过高,不能直接饮用。城市绿化低,空气粉尘含量大,苍蝇蚊子较多。医疗体系不健全,缺乏安全饮用水和卫生设施构成传染病的主要因素,战乱和自然灾害更使当地社会经济发展严重受挫,使得食品安全、洁净水、疾病等问题凸显。当地传染病防控主要依靠国际组织开展的项目。普通群众缺乏基本卫生常识,容易发生各种消化道传染病,如霍乱、脊髓灰质炎、肝炎等。结核病、疟疾、登革热等。

1. 脊髓灰质炎、白喉　2016 年,巴基斯坦报告 20 例脊髓灰质炎病例。中国赴巴人员存在感染或脊髓灰质炎传入中国的风险,应确保赴巴前接种疫苗。2011 年,中国新疆曾发生从巴基斯坦输入的脊髓灰质炎野病毒引起的局部暴发疫情。

白喉主要通过飞沫传播,人群感染后可获得较持久的免疫力,但也有多次患病的情况。中国多个省已经连续多年无白喉病例报告,但有研究发现人群抗体水平较低,中国赴巴人员存在感染白喉和由巴基斯坦输入中国的风险。赴巴旅游者,尤其是儿童,应确保全程免疫,或对既往有免疫史的人进行白破疫苗的加强免疫。

2. 克里米亚 - 刚果出血热　克里米亚 - 刚果出血热可能通过家畜贩运、候鸟迁徙等途径从巴基斯坦输入中国。尽可能避免进入有蜱滋生的区域。如果在蜱滋生的区域进行工作或活动,每天全面检查身体,包括检查头发,及时除蜱。

3. 霍乱　建议赴巴基斯坦旅行人员要事先了解目的地近期消化道传染病的流行情况,注重饮食和饮水卫生,勤洗手,勿饮用来源不明的水或含冰饮料,不食用未彻底煮熟的食物,尤其是贝壳类水产,或没有经过煮熟的青菜和已切开的瓜果。如旅行、居住与工作所在区域的食品和饮用水卫生条件较差,发生感染的风险较大,建议出行前接种霍乱疫苗。

4. 疟疾　疟疾主要分布在与阿富汗和伊朗交界处。去疟疾高发地区的旅行者必须了解最重要的是预防蚊子的叮咬;预防性服药并不能提供完全保护;并不是所有去疟疾区的旅行者都要给予抗疟药预防。

参考文献

1. Owais A,Khowaja AR,Ali SA,et al. Pakistan's expanded programme on immunization:an overview in the context of polio eradication and strategies for improving coverage. Vaccine. 2013,31(33):3313-3319.

2. Country statistics and global health estimates by WHO and UN partner.

3. 杨晓萍 . 从巴基斯坦洪灾透视南亚地区安全环境 . 南亚研究季刊 . 2011,(3):26-31.

4. Sheikh S，Ali A，Zaidi AK，et al. Measles susceptibility in children in Karachi，Pakistan. Vaccine. 2011. 29（18）：3419-3423.

5. Farag NH，Alexander J，Hadler S，et al. Progress toward poliomyelitiseradication—Afghanistan and Pakistan，January 2013-August 2014. MMWR. 2014，63（43）：973-977.

6. Polio this week as of 9 December 2015. http：//www.polioeradication.org/Dataandmonitoring/Poliothisweek.aspx.

7. WHO.Weekly epidemiological monitor，Volume 3，Issue 45 Sunday 07 November 2010.

8. Abbas T，Younus M，Muhammad SA. Spatial cluster analysis of human cases of Crimean Congo hemorrhagic fever reported in Pakistan. Infect Dis Poverty. 2015，4：9.

9. Jawaid A，Zafar AM，Mahmood SF. Impact of Afghan refugees on the infectious disease profile of Pakistan：beyond economy. Int J Infect Dis. 2008，12（6）：e131-132.

10. Prevention and control of malaria outbreak in flood-affected districts of Pakistan Strategic elements for a national response plan，28 September 2010.

11. Wesolowski A，Qureshi T，Boni MF，et al. Impact of human mobility on the emergence of dengue epidemics in Pakistan. Proc Natl Acad Sci U S A. 2015，112（38）：11887-11892.

第三节　印　　度

一、国家概况

印度共和国（The Republic of India），简称印度，南亚次大陆最大国家。东北部同中国、尼泊尔、不丹接壤，孟加拉国夹在东北部国土之间，东部与缅甸为邻，东南部与斯里兰卡隔海相望，西北部与巴基斯坦交界。东临孟加拉湾，西濒阿拉伯海，面积约 298 万 km²（不包括中印边境印占区和克什米尔印度实际控制区等），海岸线长 5560km。属热带季风气候，一年分为凉季（10 月至次年 3 月）、暑季（4—6 月）和雨季（7—9 月）。降雨量分配不均。印度有 28 个邦（省）、6 个联邦属地及 1 个国家首都辖区。每个邦都有各自的民选政府，而联邦属地及国家首都辖区则由联合政府指派政务官管理。

印度财政部公布的 2017/2018 年财年经济调查数据，GDP 为 166.28 万亿卢比（约合 2.58 万亿美元），GDP 增长率为 6.6%，国民总收入为 164.38 万亿卢比（约合 2.55 万亿美元），人均 GDP 为 111 782 卢比（约合 1733 美元），通货膨胀率为 3.4%。

印度有 10 个大民族和几十个小民族，其中印度斯坦族人口数占 46.3%、泰卢固族占 8.6%、孟加拉族占 7.7%、马拉地族占 7.6%、泰米尔族占 7.4%、古吉拉特族占 4.6%、坎拿达族占 3.9%、马拉雅拉姆族占 3.9%、奥里雅族占 3.8%、旁遮普族占 2.3%。官方语言为英语和印地语。约有 80.5% 的居民信奉印度教，其他宗教有伊斯兰教（13.4%）、基督教（2.3%）、锡克教（1.9%）、佛教（0.8%）和耆那教（0.4%）等。

2013 年印度人口数约 12.52 亿，15 岁以下儿童占 29%，60 岁以上人口占 8%，年龄中位数为 26 岁。城市人口占 32%，总和生育率为 2.5，活产数为 2559 万，死亡 994 万人，出生登记覆盖率为 84%，死因登记覆盖率为 8%，男女性期望寿命分别为 65 岁和 68 岁。人均卫生总支出约 215 美元，卫生总支出占 GDP 的 4%。2014/2015 财年，印度有地区级医院 755 个，县级医院 1024 个，社区卫生服务中心 5363 个，初级卫生保健中心 2.5 万个，保健站 15.2 万个。

二、卫生体系

1. 卫生行政系统　印度卫生行政系统主要分为中央卫生和家庭福利部、省(邦)卫生和家庭福利部、医学和卫生首席官员负责的地区卫生团队。

印度卫生和家庭福利部是印度政府的组成部门,负责全国的卫生政策。该部主要负责卫生和家庭福利、卫生研究、艾滋病控制和传统医学。

卫生署主要负责医疗保健,包括健康促进、免疫预防、预防医学和公共卫生。设有国家艾滋病控制组织、13个国家卫生项目(艾滋病控制、癌症控制、丝虫病控制、碘缺乏控制、麻风病消除、心理健康、耳聋预防控制、失明预防控制、烟草控制、媒介传播疾病控制、糖尿病、心血管疾病和脑卒中预防控制、结核病控制、免疫规划)、印度医学委员会、印度牙医委员会、印度医药局、印度护理委员会、印度听力和语言研究所(迈索尔)、印度物理医学和康复研究所(孟买)、医院服务顾问有限公司、印度食品安全和标准局、中央药品标准控制组织。

家庭福利部主要负责家庭福利事务,包括生殖健康、孕产妇保健、儿童卫生、信息技术、教育和交流。设有18个人口研究中心、国家卫生和家庭福利研究所(南德里)、国家人口学研究所(孟买)、中央药物研究所(勒克瑙)和印度医学研究委员会。

传统医学部主要负责阿育吠陀、瑜伽、自然疗法、尤那尼、悉达和顺势疗法等。设有阿育吠陀和悉达、尤那尼、顺势疗法、瑜伽和自然疗法等4个中央研究委员会,阿育吠陀(斋普尔)、悉达(金奈)、顺势疗法(加尔各答)、自然疗法(浦那)、尤那尼(班加罗尔)、阿育吠陀研究生教育(贾姆讷格尔)、阿育吠陀(新德里)、瑜伽莫拉吉德赛(新德里)等教育研究所,印度制药有限责任公司,中央顺势疗法委员会、印度医学中央委员会。

印度公共医疗保健服务主要由地方政府、省(邦)政府和中央政府承担,其中地方和省(邦)政府承担所有费用支出的3/4,中央政府负担1/4。印度国家卫生支出占GDP的4%,是世界上公共卫生支出比例最低的国家之一。印度的私人医疗支出约占总支出的82%,是世界上私人医疗支出最高的国家之一。在主要的疾病控制方面,印度采取垂直管理的方式,中央政府启动了从中央到地方垂直管理的医疗项目,能够保证非常明确的职责范围,有专门的服务供给系统,适合于短期内能取得显著预期成效的疾病控制项目。

2. 医院系统　印度的医院系统由国家级医院、省(邦)医院、地区医院、县级医院、乡级医院组成。农村设有三级医疗网络,包括保健站、初级保健中心和社区保健中心,免费为公众提供医疗服务。免费项目包括挂号、检查、住院、治疗、急诊抢救、伙食等费用,但不包括药费。

保健站一般有两名工作人员,一名女性和一名男性保健工作者。女性保健工作者主要负责母婴健康、计划生育和预防接种,也发放一些基本的药品。一个保健站要负责邻近3~5个村庄3000~5000个村民。

初级保健中心的建立和维持由省(邦)政府负责,每2万~3万名农村居民配备一个初级保健中心。每个中心配备1名地方卫生官员和14名其他职员,类似于中国的乡镇卫生院。初级保健中心的职责主要是提供治疗性、预防性、促进性和家庭福利性服务。同时,每个初级保健中心负责对6个保健站的监管工作,是每6个保健站的转诊单元,一般设置有4~6张床位。但较为严重或需住院的患者需送往社区保健中心或地区医院。

社区保健中心是由省(邦)政府建立和维持。每 10 万名农村居民配备 1 个社区保健中心。一般设有约 30 张病床和 4 名专科医生,如外科、内科、儿科和妇科医生。还配备有 21 名辅助医疗人员或其他职员,并配有较完善的实验室和 X 光检查设备等。社区保健中心是 4 个初级保健中心的上级转诊医院。社区保健中心无法处理的患者一般送往设备较好、医护人员齐备的地区医院。一个地区通常有 2~3 个地区医院。

3. 存在问题

(1) 营养不良:印度 60% 的 3 岁以下儿童存在营养不良,远超过非洲撒哈拉以南地区的 28%,世界上每 3 个营养不良儿童中就有 1 个生活在印度。2006 年印度经济较 2001 年增加了 55%,但儿童营养不良率仅下降 1%。

(2) 婴儿死亡率高:尽管过去几十年健康状况的改善,仍有 200 多万儿童死于可预防的感染性疾病。5 岁以下儿童死亡率已由 1970 年的(190~202)/ 千活产儿数下降为 2009 年的(50~64)/ 千活产儿数,但下降趋势缓慢。经费不足、偏远地区、卫生人员不足、疫苗接种意愿低等因素阻碍了儿童接种疫苗。导致婴儿死亡率高的原因包括:农村医院、交通、供水、卫生等基础设施较差,分娩和新生儿护理服务差,多发腹泻,急性呼吸道感染等。

(3) 疾病威胁:由于耐药性的原因,登革热、病毒性肝炎、结核病、疟疾、肺炎等疾病严重困扰着印度。腹泻病是导致婴幼儿死亡的首要病因,主要归因于卫生条件差和饮水不安全。印度的狂犬病发病率位居世界首位。印度的动脉粥样硬化和冠心病发病风险也比较高。

(4) 卫生条件差:在印度,122 万多个家庭没有厕所,6.38 亿人露天排泄。1990—2008 年,2.11 亿人获得了改善的卫生设施,但仅有 31% 的人使用。在印度农村,仅 11% 的家庭进行粪便无害化处理,约 80% 的人露天排便或扔进垃圾桶。露天排便可引起寄生虫或细菌感染,从而导致疾病和营养不良。

(5) 缺乏安全饮用水:因为卫生状况差和不安全饮水,每年几百万人出现腹泻,还导致甲型肝炎、伤寒、眼睛和皮肤的蠕虫感染。2008 年,安全饮用水水源覆盖 88% 的人口;但在贫民窟,26% 的人口能获得安全的饮用水。地下水污染、过量砷和氟化物严重威胁民众的健康。

(6) 女性健康问题突出:农村孕产妇死亡率居世界前列,原因是仅少数孕妇分娩过程中有熟练的助产士和良好的产科急救护理。仅 15% 的孕妇获得完整的产前保健,58% 的孕妇接受含铁或叶酸的药物。女性营养不良也比较突出。乳腺癌死亡率也较高。

(7) 农村卫生落后:半数农村居民生活在贫困线以下,难以获得良好的医疗保健。农村居民面对各种严重的健康威胁,如疟疾、糖尿病、伤口感染、癌症、孕产妇死亡等。

三、传染病监测与防控系统

1. 国家艾滋病控制组织　国家艾滋病控制组织是印度卫生和家庭福利部的一个部门,领导全印度的艾滋病防控工作,管辖 35 个艾滋病预防控制机构。1986 年,印度发现首例艾滋病,随后成立国家艾滋病控制委员会,1992 年成立国家艾滋病中心。

2. 结核病控制项目　1956 年,在清奈成立结核病化疗中心。1959 年,成立全国结核病研究所。1992 年,印度与 WHO 和瑞典国际开发署合作对其结核病控制项目开展联合评估。评价认为既往的工作管理薄弱,资金不足,过分依赖胸部影像学诊断,治疗不规范、全程治疗率较低等。随后印度完善了结核病控制项目。印度每 3 分钟就有 2 人死于结核病。

3. 国家虫媒疾病控制项目　国家虫媒疾病控制项目主要防控疟疾、登革热、淋巴丝虫

病、黑热病、流行性乙型脑炎、基孔肯雅热等虫媒传播疾病。

4. 整合的疾病监测项目 设置在新德里的国家疾病预防控制中心,覆盖所有邦/属地,776个邦/地区卫生部门和科研机构加入信息化网络,负责数据录入、培训、视频会议和暴发疫情研讨。县级医疗机构、基层卫生医院、社区卫生服务中心每周通过电子邮件和门户网站报告传染相关的数据。报告病例采用统一的病例定义,分为症候群、疑似病例和实验室诊断病例。邦/地区卫生部门及时关注疾病监测系统。全国每周平均有30~40起暴发疫情;2008—2014年暴发疫情报告数分别为553起、799起、990起、1675起、1584起、1964起和1562起。2008年开展媒体监测预警,2008年7月至2014年12月,共监测到3063起媒体报道暴发疫情。2008年建立24小时公众免费电话疫情报告,相关信息供各邦/地区调查核实。邦/地区实验室也在加强传染病的实验室诊断,全国已有12个实验室开展流感监测。

5. 麻风病消除项目 1955年,印度推出全国麻风病控制计划。1983年推出全国麻风病消除计划。2005年,实现国家层面上的消除麻风病状态。2012年,在16个邦/中央直辖区的209个高流行区开展加强的麻风病控制措施。2015年印度的麻风病患病率为9.5/10万。

四、主要传染病

1. 肠道传染病

(1)霍乱:印度拥有广阔的海岸线。霍乱弧菌广泛存在于外环境中,再加上其卫生条件较差、饮用水不安全、人口拥挤及当地气候条件等因素,在印度容易暴发霍乱。2005年、2006年、2007年、2008年、2010年和2013年霍乱报告病例分别为3155例、1939例、2635例、2680例、5155例和6008例,死亡分别为6人、3人、3人、1人、9人和54人。

(2)甲型肝炎和戊型肝炎:2011—2013年,共报告了804 782例病毒性肝炎和291起暴发疫情。对599 605例检测了甲型肝炎,其中44 663例阳性;对187 040例检测了戊型肝炎,其中19 508例阳性。23个邦报告了暴发疫情。2/3的暴发疫情发生在农村。163起暴发疫情有明确的病原学诊断,78起是由戊型肝炎引起的,54起是由甲型肝炎引起的,19起是由甲型肝炎和戊型肝炎共同引起的,12起是由乙型肝炎或丙型肝炎引起的。109起甲型肝炎或戊型肝炎暴发归因于饮用水污染。

(3)伤寒/副伤寒:伤寒主要发生在4—6月(干旱季节)和7—9月(季风季节)。研究发现,加尔各答城市贫民窟的5岁以下儿童伤寒年发病率为2‰,10岁以下儿童年发病率为5.1‰。另一项研究发现,加尔各答贫民窟全人群副伤寒年发病率为0.8‰,年龄中位数为17.1岁;伤寒年发病率为1.4‰,年龄中位数为14.7岁。伤寒/副伤寒对氨苄西林、氯霉素、新诺明、萘啶酸、四环素、环丙沙星、头孢曲松等有不同程度的耐药。

(4)细菌性痢疾:1992年,印度北部农村1467名儿童在随访的20个月内,出现1663次腹泻,23人死于腹泻相关的疾病。急性水性腹泻的病死率为0.56%,痢疾为4.27%,非痢疾慢性腹泻为11.94%。多数腹泻时间少于1周,5.2%的超过14天。第1周、第2周和慢性腹泻的病死率分别为0.64%、0.85%和13.95%。病死率随着营养不良的严重程度而增加,严重不良和营养正常的病死率分别为7.48%和0.31%。

(5)脊髓灰质炎:2005—2011年,印度脊髓灰质炎报告病例数分别为66例、676例、874例、559例、762例、42例和1例。2012年至今,印度无脊髓灰质炎报告病例,进入维持无脊髓灰质炎状态。

2. 呼吸道及密切接触传播疾病

（1）麻疹与风疹：2005—2014 年，印度麻疹报告病例数分别为 36 711 例、64 185 例、41 144 例、44 258 例、56 188 例、31 458 例、33 634 例、18 668 例、13 822 例和 24 977 例。

据估计，2005 年印度约 9.2 万名 1~59 月龄的儿童死于麻疹，死亡率约 3.3/ 千活产儿，占 1~59 月龄死亡数的 6%。10.7 万名 15 岁以下的儿童死于麻疹。女孩发病率是男孩的 1.7 倍。60% 的死亡病例位于北方邦、比哈尔邦和中央邦。

2006 年，印度启动麻疹暴发疫情实验室确诊监测机制；2010 年，安得拉邦、古吉拉特邦、卡纳塔克邦、喀拉拉邦、中央邦、拉贾斯坦邦、泰米尔纳德邦和西孟加拉邦等 8 个邦已启用该机制。2010 年 242 起疑似暴发疫情中，198 起是麻疹引起的；麻疹暴发的 8984 例病例中，1 岁以下的有 664 例，1~4 岁的有 3727 例，5~9 岁的有 3303 例，10 岁及以上的有 1290 例。16 起是风疹引起的，其中 779 例风疹病例中，1 岁以下的有 39 例，1~4 岁的有 170 例，5~9 岁的有 219 例，10~14 岁的有 176 例，15 岁及以上的有 175 例。

2012—2014 年，印度风疹报告病例数分别为 1232 例、3698 例和 4870 例。

（2）结核病：结核病疾病负担比较严重。每年 180 万人患有结核病，其中 80 万为新感染病例。每年有 37 万人死于结核病。结核病带来巨大的社会和经济损失，估计因结核病损失 1 亿个工作日，直接经济损失 3 亿美元，间接经济损失 30 亿美元。

2005—2014 年，印度肺结核现患病例数分别估计为 420 万、400 万、390 万、370 万、350 万、330 万、310 万、290 万、270 万和 250 万。2011 年，肺结核痰检阳性数较多的地区依次为北方邦、安得拉邦、马哈拉施特拉邦、拉贾斯坦邦、西孟加拉邦、古吉拉特邦、中央邦、泰米尔纳德邦、比哈尔邦和卡纳塔卡邦（表 6-13）。

2014 年，印度结核病现患病例数为 250 万，患病率为 195/10 万；结核病（排除结核分枝杆菌和 HIV 合并感染）发病数为 220 万，发病率为 167/10 万；结核分枝杆菌和 HIV 合并感染发病数为 11 万，发病率为 8.3/10 万；结核病（排除结核分枝杆菌和 HIV 合并感染）死亡数为 22 万，死亡率为 17/10 万；结核病分枝杆菌和 HIV 合并感染死亡数为 3.1 万，死亡率为 2.4/10 万。2.2% 的新发结核病和 15% 的复发结核病存在多重耐药。160.9 万例新发和复发结核病病例中，15 岁以下儿童占 6%，男女性别比值为 1.9：1。

（3）白喉：2005—2014 年，印度白喉报告病例数分别为 5826 例、2834 例、3812 例、3977 例、3529 例、3434 例、4233 例、2525 例、3133 例和 6094 例。尽管广泛使用抗生素，白喉的病死率仍高达 10%。

2012 年 9 月，印度帕尼帕特地区出现白喉暴发疫情，超过 500 名儿童受到感染，死亡 5 人。当地以纺织品和地毯编织业为主，流动人口较多，卫生环境较差，白喉病例均未接种过 DTP 疫苗。2005—2014 年，WHO 估计印度第 1 剂 DTP 接种率为 81%~90%，第 3 剂为 64%~83%。

（4）百日咳：2005—2014 年，印度百日咳报告病例数分别为 31 122 例、30 088 例、46 674 例、43 697 例、60 385 例、40 508 例、39 091 例、44 154 例、31 089 例和 46 706 例。但百日咳实验室诊断能力较弱，近 30 年来无实验室确诊的百日咳病例。

（5）水痘：据相关调查统计，790 名马尼帕尔国际大学医学专业学生中，25.8% 血清抗体水平较低，易感染水痘。加尔各答、孟买、勒克瑙和班加罗尔的 1609 名志愿者检测水痘抗体，阳性率平均为 68.22%，其中 1~5 岁为 29%、5~10 岁为 51.1%、11~15 岁为 71.7%、16~20 岁为

表6-13 2011年印度各地肺结核情况

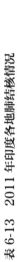

地区	结核病项目覆盖人口数/百万	疑似病例检测数/例	痰阳性病例数/例	痰阳性病例检测率/%	登记治疗病例数/例	报告率/%	新痰阳性病例报告率/%	新痰阴性病例报告率/%	新肺结核病例报告率/%	既往治疗病例报告率/%	儿童病例数/例	已检测的肺结核病例中HIV阳性比/%	已登记的肺结核病例中HIV阳性比/%
安达曼和尼科巴群岛	5	3911	396	83	804	168	59	41	46	22	63	NA	0
安得拉邦	840	560 743	78 085	93	114 414	136	60	34	15	27	4245	13	10
阿萨姆邦	302	147 642	23 125	77	397 88	132	56	35	18	23	1503	1	0
比哈尔邦	964	366 732	45 347	47	78 510	81	35	26	5	15	4745	3	0
昌迪加尔	14	15 713	2272	166	2764	202	74	28	63	38	229	1	1
切蒂斯格尔邦	239	107 643	13 250	55	28 658	120	46	45	16	13	1319	1	0
达德拉和纳加尔哈维利	3	2182	291	86	397	118	43	28	19	28	35	2	1
达曼和地乌	3	2532	239	92	293	113	32	27	22	31	16	8	4
新德里	179	158 627	23 893	133	50 476	281	76	48	92	64	5693	2	1
果阿邦	17	14 372	1268	74	2156	126	45	24	33	24	153	8	7
古吉拉特邦	582	431 756	61 131	105	77 839	134	63	15	17	39	3624	4	3
哈里亚纳邦	250	161 430	23 862	95	36 589	146	54	28	26	39	1730	2	1
喜马偕尔邦	67	69 133	8285	123	14 179	211	76	36	50	48	584	2	0
查谟和克什米尔	116	87 080	8673	75	13 482	117	57	16	25	18	649	4	0
恰尔肯德邦	310	150 883	22 760	73	39 465	127	58	40	9	20	1825	4	0
卡纳塔卡邦	588	489 077	44 357	75	68 655	117	46	25	22	23	4098	15	12
喀拉拉邦	343	342 043	15 040	44	26 255	77	32	18	18	9	3578	3	1
拉克沙群岛	1	395	9	12	13	17	12	4	0	1	0	N/A	0

续表

地区	结核病项目覆盖人口数/百万	疑似病例检测数/例	痰阳性病例数/例	痰阳性病例检测率/%	登记治疗病例数/例	报告率/%	新涂阳性病例报告率/%	新涂阴性病例报告率/%	新肺结核病例报告率/%	既往治疗病例报告率/%	儿童病例数/例	已检测的肺结核病例中HIV阳性比/%	已登记的肺结核病例中HIV阳性比/%
中央邦	710	349 565	52 451	74	87 823	124	48	38	14	23	6142	2	0
马哈拉施特拉邦	1111	694 931	77 159	69	136 135	123	47	27	22	26	7392	11	8
曼尼普尔邦	24	13 332	1429	59	3652	151	44	49	30	28	277	19	5
梅加拉亚邦	26	20 813	2621	101	4947	191	63	40	44	42	437	0	0
米佐拉姆	10	8333	666	67	2310	233	47	60	75	51	243	16	8
那加兰邦	22	14 885	1970	89	3904	176	62	42	37	34	473	7	3
奥里萨邦	404	208 420	29 725	74	49 869	123	55	29	22	17	2323	2	0
本地治里	13	20 899	2513	189	1437	108	44	23	23	18	156	2	1
劳遮普邦	274	178 777	25 392	93	40 637	148	62	26	31	30	2408	1	1
拉贾斯坦邦	668	402 756	71 588	107	112 987	169	64	45	23	37	4898	3	0
锡金	6	7342	771	127	1646	272	84	58	68	63	153	2	0
泰米尔纳德邦	670	681 048	45 542	68	82 457	123	49	33	24	18	6039	8	7
特里普拉邦	36	20 813	1943	54	2850	80	43	14	13	10	55	3	0
北方邦	1973	1 165 379	175 507	89	277 245	141	62	37	17	24	15 259	3	0
北阿坎德邦	98	72 189	10 582	108	14 754	151	56	33	25	36	1019	1	0
西孟加拉邦	887	568 871	65 827	74	102 397	115	54	21	19	21	4124	2	1
合计	11 767	7 550 522	939 062	80	1 522 147	129	54	31	20	25	85 756	8	3

N/A 暂无数据

79.8%、21~30 岁为 88.1%、31~40 岁为 91.1%，表明青少年容易感染水痘。

（6）流行性脑脊髓膜炎：WHO 估计，2012 年印度流行性脑脊髓膜炎死亡数约 5.53 万例。

（7）流行性腮腺炎、猩红热：未开展监测，无全国监测数据。

（8）呼吸道感染：WHO 估计，2012 年印度呼吸道感染死亡数约 48.25 万例，其中死于下呼吸道感染 48.15 万例、上呼吸道感染 500 例、中耳炎 500 例。

（9）传染性非典型肺炎：2003 年，印度共报告 3 例传染性非典型肺炎，无死亡。

（10）高致病性禽流感：2006 年 2 月，印度首次确认禽类暴发高致病性 H5N1 型禽流感。2010 年，首次在家禽饲养和加工人员中检测到 H7N9 型禽流感抗体。2009—2011 年，从候鸟采样标本中分离出 H4N6 型禽流感病毒。2010—2011 年，从鸸鹋中检测到 H9N2 型禽流感抗体。

3. 虫媒及自然疫源性疾病

（1）鼠疫：1994 年，印度向 WHO 报告了 693 例疑似腺鼠疫或肺鼠疫病例，病例分布在马哈拉施特拉邦、古吉拉特邦、卡纳塔克邦、中央邦、北方邦和新德里，其他地区无病例报告。上述疫情是近年来最严重的一次肺鼠疫暴发，数十万人逃离苏拉特，印度各大城市抢购抗生素，大规模的工厂和商业设施停业，印度与周边国家的航空中断。

2002 年，印度北部喜马偕尔邦的西姆拉地区出现肺鼠疫暴发疫情，报告 16 例肺鼠疫，死亡 4 人。

2004 年，北安查尔邦的北方喀什地区出现了腺鼠疫暴发疫情，8 人发病，3 人于发病 48 小时内死亡。

（2）炭疽：由于无炭疽报告制度，印度炭疽真实发病情况并不清楚。2007 年，恰蒂斯加尔州的动物园首次报告土狼死于炭疽，过去 10 年，该州的 14 个县（共 30 个）出现过 61 起炭疽疫情，750 人感染，死亡 418 人。2011 年，契托尔县报告了炭疽疫情：6 月 24 日至 8 月 7 日，16 个家畜死于炭疽；7 月 30 日至 8 月 7 日，9 人在屠宰、剥皮、销售和加工死亡家畜后出现皮肤炭疽，罹患率为 2%。

（3）狂犬病：狂犬病不是印度法定报告传染病，真实发病水平并不清楚。每年约 17.4 万人被狗咬伤，狂犬病病例为 1.8 万 ~2 万例，占全球狂犬病死亡人数的 36%。狂犬病主要发生在经济社会较低的人群和 5~15 岁儿童。70% 的印度人未听说过狂犬病；被狗咬伤者中，仅 30% 知道伤口需要清洗，仅 60% 接种疫苗。

（4）疟疾：在印度，疟疾主要是由恶性疟原虫和间日疟原虫引起的，主要临床表现是发热和寒战，恶心和头痛也时有发生，急性疟疾约 1 周康复。恶性疟疾对健康威胁较大，如不及时治疗，将导致死亡。约 9 种蚊子传播疟疾，在农村，主要传播媒介是微小按蚊和溪流按蚊，生活在溪水中。城市中的按蚊主要生存在人造容器内，如水桶、水井、水池、缺乏管理的积水废弃物（轮胎、垃圾材料）。

2005—2014 年，印度疟疾报告病例数分别为 182 万、179 万、150 万、153 万、156 万、160 万、131 万、101 万、88 万和 85 万例，死亡分别为 963 人、1707 人、1311 人、1055 人、1144 人、1018 人、754 人、519 人、440 人和 316 人，发病率为 700/10 万 ~1680/10 万。

2011—2014 年 11 月，疟疾病例数累计超过 10 万例的邦依次为奥里萨邦（111.7 万例）、恰尔肯德邦（46.2 万例）、切蒂斯格尔邦（46.2 万例）、中央邦（31.5 万例）、古吉拉特邦（25.9 万例）、马哈拉施特拉邦（23.1 万例）、北方邦（19.0 万例）、西孟加拉邦（17.7 万例）、拉贾斯坦邦（14.6 万例）、阿萨姆邦（10.9 万例）、梅加拉亚邦（10.2 万例）和安得拉邦（10.1 万例）（表 6-14）。

表 6-14　2011—2014 年 11 月印度各地区疟疾发病死亡情况

单位:例

地区	2011 年		2012 年		2013 年		2014 年 11 月	
	发病数	死亡数	发病数	死亡数	发病数	死亡数	发病数	死亡数
安得拉邦	34 949	5	24 699	2	19 787	0	21 220	0
阿萨姆邦	47 397	45	29 999	13	19 542	7	12 415	3
比哈尔邦	2643	0	2605	0	2693	1	1287	0
切蒂斯格尔邦	136 899	42	124 006	90	110 145	43	90 900	4
果阿邦	1187	3	1714	0	1530	0	665	0
古吉拉特邦	89 764	127	76 246	29	58 513	38	35 138	2
哈里亚纳邦	33 401	1	26 819	1	14 471	3	3594	0
喜马偕尔邦	247	0	216	0	141	0	97	0
查谟和克什米尔	1091	0	864	0	698	0	263	0
恰尔肯德邦	160 653	17	131 476	10	97 786	8	72 428	6
卡纳塔克邦	24 237	0	16 466	0	13 302	0	11 131	2
喀拉拉邦	1993	2	2036	3	1634	0	1509	4
中央邦	91 851	109	76 538	43	78 260	49	68 842	9
马哈拉施特拉邦	96 577	118	58 517	96	43 677	80	32 071	35
曼尼普尔邦	714	1	255	0	120	0	118	0
梅加拉亚邦	25 143	53	20 834	52	24 727	62	31 202	62
米佐拉姆	8861	30	9883	25	11 747	21	20 238	5
那加兰邦	3363	4	2891	1	2285	1	1729	2
奥里萨邦	308 968	99	262 842	79	228 858	67	316 143	57
旁遮普邦	2693	3	1689	0	1760	0	984	0
拉贾斯坦邦	54 294	45	45 809	22	33 139	15	12 417	0
锡金	51	0	77	0	39	0	39	0
泰米尔纳德邦	22 171	0	18 869	0	15 081	0	7479	0
特兰伽纳								
特里普拉邦	14 417	12	11 565	7	7396	7	44 046	69
北阿坎德邦	1277	1	1948	0	1426	0	1120	0
北方邦	56 968	0	47 400	0	48 346	0	37 413	0
西孟加拉邦	66 368	19	55 793	30	34 717	17	20 220	51
安达曼和尼科巴群岛	1918	0	1539	0	1005	0	492	0
昌迪加尔	582	0	201	0	150	0	109	0
达德拉和纳加尔哈维利	5150	0	4940	1	1778	0	664	1
达曼和第乌	262	0	186	0	91	0	46	0
新德里	413	0	382	0	353	0	98	0
拉克沙群岛	8	0	9	0	8	0	0	0
本地治里	196	1	143	0	127	0	71	0
合计	1 310 656	754	1 067 824	519	881 730	440	851 372	316

(5) 丝虫病:淋巴丝虫病主要是由班氏丝虫引起的,主要传播媒介是致倦库蚊,致倦库蚊生活在污水中,也可生活在清水中。淋巴丝虫病在农村和城市普遍存在,主要表现是淋巴水肿和睾丸鞘膜积液。马来丝虫病主要是由环带曼蚊引起的,主要分布在喀拉拉邦。

21 个邦或属地的 255 个县区报告丝虫病,6.5 亿人口处于受感染的风险中。

(6) 黑热病:黑热病是由杜氏利什曼原虫引起,经白蛉传播的慢性地方性传染病。杜氏利什曼原虫生活在温暖潮湿的软土裂缝、砖石瓦砾堆里。54 个县区报告黑热病。

2010—2014 年,印度黑热病报告病例数分别为 29 000 例、33 187 例、20 600 例、13 869 例和 7856 例,死亡分别为 105 人、80 人、29 人、20 人和 9 人。黑热病的流行区是比哈尔邦 (81 776 例)、恰尔肯德邦(17 093 例)、西孟加拉邦(5388 例)、新德里(128 例)、北方邦(52 例)、阿萨姆邦(28 例)、锡金邦(27 例)、北阿坎德邦(12 例)、喜马偕尔邦(7 例)和旁遮普邦(1 例)(表 6-15)。

表 6-15 2010—2014 年印度黑热病流行区发病情况

单位:例

流行区	2010 年		2011 年		2012 年		2013 年 **		2014 年 **	
	病例数	死亡数	病例数	死亡数	病例数	死亡数	病例数	死亡数	病例数	死亡数
比哈尔邦	23 084	95	25 222	76	16 036	27	10 730	17	6704	8
恰尔肯德邦	4305	5	5960	3	3535	1	2515	0	778	0
西孟加拉邦	1482	4	1962	0	995	0	595	2	354	1
北方邦	14	0	11	1	5	0	11	1	11	0
北阿坎德邦	1	0	0	0	7	1	0	0	4	0
德里 *	92	0	19	0	11	0	6	0	0	0
阿萨姆邦	12	0	5	0	6	0	4	0	1	0
锡金	3	0	7	0	5	0	8	0	4	0
中央邦	0	0	0	0	0	0	0	0	0	0
喜马偕尔邦	6	1	1	0	0	0	0	0	0	0
旁遮普邦 *	1	0	0	0	0	0	0	0	0	0
合计	29 000	105	33 187	80	20 600	29	13 869	20	7856	9

* 表示输入性病例。** 表示统计数据不全

(7) 流行性乙型脑炎:流行性乙型脑炎是由蚊虫(三带喙库蚊)传播引起的人畜共患病,流行性乙型脑炎病毒的宿主主要是猪和水禽,约 3.75 亿人口处于受感染的风险中。

2010—2014 年,印度流行性乙型脑炎报告病例数分别为 555 例、1214 例、745 例、1086 例和 1568 例,死亡分别为 112 人、181 人、140 人、202 人和 286 人。

2011—2014 年 11 月,流行性乙型脑炎病例数累计超过 50 例的邦依次为阿萨姆邦(2350 例)、北方邦(1144 例)、西孟加拉邦(718 例)、恰尔肯德邦(270 例)、比哈尔邦(171 例)、泰米尔纳德邦(118 例)、梅加拉亚邦(72 例)和曼尼普尔邦(55 例)(表 6-16)。

表6-16　2011—2014年印度急性病毒性脑炎和流行性乙型脑炎发病死亡情况

单位：例

流行区	2011年				2012年				2013年				2014年11月12日			
	病毒性脑炎		流行性乙型脑炎		病毒性脑炎		流行性乙型脑炎		病毒性脑炎		流行性乙型脑炎		病毒性脑炎		流行性乙型脑炎	
	发病数	死亡数	发病数	死亡数	发病数	死亡数	发病数	死亡数	发病数	死亡数	发病数	死亡数	发病数	死亡数	发病数	死亡数
安得拉邦	73	1	4	1	64	0	3	0	345	3	7	3	2	0	0	0
阿萨姆邦	1319	250	489	113	1343	229	463	100	1388	272	495	134	2194	360	761	165
比哈尔邦	821	197	145	18	745	275	8	0	417	143	14	0	866	162	4	1
新德里	9	0	9	0	0	0	0	0	0	0	0	0	0	0	0	0
果阿邦	91	1	1	0	84	0	9	0	48	1	3	1	17	0	0	0
哈里亚纳邦	90	14	12	3	5	0	3	0	2	0	2	0	1	0	1	0
哈尔肯德邦	303	19	101	5	16	0	1	0	270	5	89	5	273	2	77	2
卡纳塔克邦	397	0	23	0	189	1	1	0	162	0	2	0	75	0	13	0
喀拉拉邦	88	6	37	3	29	6	2	0	53	6	2	0	6	2	3	2
梅加拉亚邦	0	0	0	0	0	0	0	0	0	0	0	0	212	3	72	3
马哈拉施特拉邦	35	9	6	0	37	20	3	0	0	0	0	0	0	0	0	0
曼尼普尔邦	11	0	9	5	2	0	0	0	1	0	0	0	1	0	1	0
那加兰邦	44	6	29	0	21	2	0	0	20	0	4	0	6	0	6	0
旁遮普邦	0	0	0	0	0	0	0	0	0	0	0	0	2	0	0	0
泰米尔纳德邦	762	29	24	3	935	64	25	4	77	8	33	0	209	4	25	2
特伦甘纳德邦 *																
特里普拉邦	0	0	0	0	0	0	0	0	211	0	14	0	107	0	9	0
北阿坎德邦	0	0	0	0	174	2	1	0	0	0	0	0	0	0	0	0
北方邦	3492	579	224	27	3484	557	139	23	3096	609	281	47	3264	599	175	32
西孟加拉邦	714	58	101	3	1216	100	87	13	1735	226	140	12	2370	349	389	76
合计	8249	1169	1214	181	8344	1256	745	140	7825	1273	1086	202	9693	1490	1568	286

* 无统计数据

(8) 登革热:2010—2014 年 11 月,印度登革热报告病例数分别为 28 292 例、18 860 例、50 222 例、75 808 例和 33 320 例,死亡分别为 110 人、169 人、242 人、193 人和 86 人。登革热病例数累计超过 1 万例的邦依次为泰米尔纳德邦(25 574 例)、喀拉拉邦(18 372 例)、马哈拉施特拉邦(17 653 例)、奥里萨邦(17 463 例)、西孟加拉邦(17 079 例)、新德里(15 904 例)、卡纳塔克邦(15 864 例)、古吉拉特邦(15 542 例)和旁遮普邦(13 257 例)(表 6-17)。

表 6-17 2011—2014 年印度各地区登革热发病死亡情况

单位:例

地区	2011 年		2012 年		2013 年		2014-11-30	
	病例数	死亡数	病例数	死亡数	病例数	死亡数	病例数	死亡数
安得拉邦	1209	6	2299	2	910	1	805	3
阿萨姆邦	0	0	1058	5	4526	2	75	0
比哈尔邦	21	0	872	3	1246	5	289	0
切蒂斯格尔邦	313	11	45	0	83	2	56	5
果阿邦	26	0	39	0	198	2	140	1
古吉拉特邦	1693	9	3067	6	6272	15	1942	1
哈里亚纳邦	267	3	768	2	1784	5	200	2
喜马偕尔邦	0	0	73	0	89	2	0	0
查谟和克什米尔	3	0	17	1	1837	3	0	0
恰尔肯德邦	36	0	42	0	161	0	26	0
卡纳塔克邦	405	5	3924	21	6408	12	2842	0
喀拉拉邦	1304	10	4172	15	7938	29	2361	9
中央邦	50	0	239	6	1255	9	1991	12
梅加拉亚邦	0	0	27	2	43	0	8	0
马哈拉施特拉邦	1138	25	2931	59	5610	48	6485	29
曼尼普尔邦	220	0	6	0	9	0	0	0
米佐拉姆	0	0	6	0	7	0	16	0
那加兰邦	3	0	0	0	0	0	0	0
奥里萨邦	1816	33	2255	6	7132	6	6231	9
旁遮普邦	3921	33	770	9	4117	25	437	2
拉贾斯坦邦	1072	4	1295	10	4413	10	817	6
锡金	2	0	2	0	38	0	5	0
泰米尔纳德邦	2501	9	12 826	66	6122	0	2074	0
特里普拉邦	0	0	2	0	8	0	6	0
特兰伽纳	0	0	0	0	0	0	606	0
北方邦	155	5	342	4	1414	5	119	0
北阿坎德邦	454	5	110	2	54	0	1	0

地区	2011 年		2012 年		2013 年		2014-11-30	
	病例数	死亡数	病例数	死亡数	病例数	死亡数	病例数	死亡数
西孟加拉邦	510	0	6456	11	5920	6	3388	3
安达曼和尼科巴群岛	6	0	24	0	67	0	121	0
昌迪加尔	73	0	351	2	107	0	11	0
新德里	1131	8	2093	4	5574	6	847	3
达德拉和纳加尔哈维利	68	0	156	1	190	0	483	1
达曼和第乌	0	0	96	0	61	0	0	0
本地治里	463	3	3506	5	2215	0	931	0
合计	18 860	169	50 222	242	75 808	193	33 320	86

（9）基孔肯雅热：基孔肯雅热是由伊蚊传播的基孔肯雅病毒引起的非致命性疾病，主要表现为发热、皮疹及关节疼痛。受基孔肯雅病毒感染的动物和人类是主要的传染源，埃及伊蚊和白纹伊蚊是主要的传播媒介。

2010—2014 年 11 月，印度基孔肯雅热报告病例数分别为 48 176 例、20 402 例、15 977 例、18 840 例和 12 694 例。2010—2014 年 11 月，基孔肯雅热报告病例数累计超过 1000 例的地区依次为西孟加拉邦（27 922 例）、卡纳塔克邦（24 577 例）、马哈拉施特拉邦（16 796 例）、泰米尔纳德邦（14 856 例）、安得拉邦（8813 例）、古吉拉特邦（7532 例）、果阿邦（4692 例）、喀拉拉邦（2469 例）和拉贾斯坦邦（2204 例）（表 6-18）。

表 6-18　2010—2014 年 11 月 30 日印度基孔肯雅热临床疑似病例报告情况

单位：例

地区	2010 年	2011 年	2012 年	2013 年	2014-11-30
安得拉邦	116	99	2827	4827	944
阿萨姆邦	0	0	0	742	0
比哈尔邦	0	91	34	0	0
果阿邦	1429	664	571	1049	979
古吉拉特邦	1709	1042	1317	2890	574
哈里亚纳邦	26	215	8	1	3
恰尔肯德邦	0	816	86	61	0
卡纳塔克邦	8740	1941	2382	5295	6219
喀拉拉邦	1708	183	66	273	239
中央邦	113	280	20	139	142
梅加拉亚邦	16	168	0	0	0
马哈拉施特拉邦	7431	5113	1544	1578	1130
奥里萨邦	544	236	129	35	10
旁遮普邦	1	0	1	0	1

续表

地区	2010 年	2011 年	2012 年	2013 年	2014-11-30
拉贾斯坦邦	1326	608	172	76	22
泰米尔纳德邦	4319	4194	5018	859	466
特兰伽纳	0	0	0	0	518
特里普拉邦	0	0	0	0	21
北方邦	5	3	13	0	3
北阿坎德邦	0	18	0	0	0
西孟加拉邦	20 503	4482	1381	646	910
安达曼和尼科巴群岛	59	96	256	202	156
昌迪加尔	0	1	1	1	0
新德里	120	110	6	18	8
达德拉和纳加尔哈维利	0	0	100	2	0
拉克沙群岛	0	0	0	0	0
本地治里	11	42	45	146	349
合计	48 176	20 402	15 977	18 840	12 694

4. 血液和性传播疾病

（1）艾滋病：2007—2011 年，印度全人群艾滋病患病数平均为 216 万例；15 岁以下儿童为 15 万例，15~49 岁为 188 万，49 岁以上的约 13 万；男女性别比值约为 1.6∶1；15~49 岁患病率平均为 0.298/10 万，其中男性为 0.356/10 万，女性为 0.24/10 万；因艾滋病死亡平均为 17.8 万人，其中 15 岁以下为 1.1 万人；接受抗逆转录病毒治疗平均为 74 万人；需预防母婴传播的孕产妇平均为 4.4 万人。

2011 年，HIV 感染数超过 10 万例的地区依次为安得拉邦（41.9 万例）、马哈拉施特拉邦（31.6 万例）、卡纳塔卡邦（20.9 万例）、西孟加拉邦（13.4 万例）、泰米尔纳德邦（13.2 万例）、古吉拉特邦（12.7 万例）、比哈尔邦（12.4 万例）、北方邦（12.2 万例）和奥里萨邦（10.4 万例）（表 6-19）。

表 6-19　2011 年印度各地区艾滋病估计发病情况

地区	成人感染率 /%			感染数 / 例	临床病例数 / 例	新感染者数 / 例	死亡数 / 例
	男性	女性	合计				
安达曼和尼科巴群岛	0.09	0.06	0.08	196	14	12	22
安得拉邦	0.89	0.62	0.75	419 178	27 499	16 603	31 346
阿萨姆邦	0.08	0.05	0.07	12 805	475	2408	388
比哈尔邦	0.23	0.16	0.20	123 873	9791	7797	9750
昌迪加尔	0.33	0.22	0.28	1814	60	252	102
切蒂斯格尔邦	0.32	0.22	0.27	40 941	2523	4565	2458

地区	成人感染率 /%			感染数 / 例	临床病例数 / 例	新感染者数 / 例	死亡数 / 例
	男性	女性	合计				
达德拉和纳加尔哈维利	0.16	0.11	0.14	289	10	48	17
达曼和地乌	0.21	0.14	0.18	269	8	47	15
新德里	0.26	0.17	0.22	25 163	876	2234	432
果阿邦	0.50	0.35	0.43	4126	335	132	281
古吉拉特邦	0.38	0.27	0.33	127 093	8598	6455	9511
哈里亚纳邦	0.13	0.09	0.11	17 877	940	1580	1025
喜马偕尔邦	0.20	0.14	0.17	7346	342	626	355
查谟和克什米尔	0.09	0.06	0.08	5810	163	1192	146
恰尔肯德邦	0.29	0.20	0.25	47 976	1931	9085	1947
卡纳塔卡邦	0.62	0.43	0.52	209 366	14 195	9024	13 514
喀拉拉邦	0.14	0.10	0.12	25 092	1408	789	1738
中央邦	0.10	0.07	0.09	40 450	3789	2387	3325
马哈拉施特拉邦	0.49	0.35	0.42	315 852	28 982	5893	23 764
曼尼普尔邦	1.41	1.03	1.22	25 370	1552	1354	1905
梅加拉亚邦	0.15	0.10	0.13	2380	63	460	88
米佐拉姆	0.88	0.60	0.74	5346	251	376	286
那加兰邦	0.86	0.58	0.73	9715	547	560	581
奥里萨邦	0.48	0.32	0.40	103 859	4815	12 703	6330
本地治里	0.18	0.12	0.15	1255	70	33	24
旁遮普邦	0.22	0.15	0.18	31 963	1254	3325	1104
拉贾斯坦邦	0.20	0.14	0.17	73 543	5711	4364	5275
锡金	0.18	0.12	0.15	593	19	94	25
泰米尔纳德邦	0.39		0.28	132 590	6504	2738	8581
特里普拉邦	0.29	0.19	0.24	5685	200	951	279
北方邦	0.12	0.08	0.10	122 521	12 365	7745	9435
北阿坎德邦	0.26	0.18	0.22	12 860	365	3081	328
西孟加拉邦	0.26	0.18	0.22	134 283	9761	7289	13 310

2013/2014 财政艾滋病防控报告显示,2011 年印度成人 HIV 患病率为 0.27/10 万,其中男性为 0.32/10 万,女性为 0.22/10 万。HIV 感染者共 208.9 万人,其中男性 127.3 万人,女性 81.6 万人。艾滋病临床病例 14.5 万人,新感染病例 11.6 万人,艾滋病相关死亡 14.8 万人。

(2) 梅毒:一项研究估计,2012 年印度有 10.4 万名孕妇患有梅毒,5.3 万名新生儿因梅毒

感染而出生缺陷。

（3）乙型肝炎和丙型肝炎：在印度，戊型肝炎是最常见的病毒性肝炎，其次是乙型肝炎。据估计，4000 万人患有慢性乙型肝炎，乙肝表面抗原阳性率为 3%~4.2%，每年超过 10 万人死于乙型肝炎并发症；丙型肝炎患病率约 1%，600 万~1200 万人患有慢性丙型肝炎，主要是经血传播或使用未消毒的注射器引起的。

（4）淋病：无疫情文献。

5. 其他疾病

（1）破伤风：2001—2010 年，印度迈索尔传染病医院收治了 512 例破伤风病例，其中男性 379 例，女性 133 例；年龄为 15~81 岁，中位数为 47.7 岁；病死率为 42.2%；常见症状是牙关紧闭（95.7%）、颈项强直（89.3%）、身体痉挛/强硬（73%）和吞咽困难（38.9%）。

2005—2014 年，印度全人群破伤风报告病例数分别为 2981 例、2815 例、7491 例、2959 例、2126 例、1756 例、2843 例、2404 例、2814 例和 5017 例，新生儿破伤风报告病例数分别为 821 例、625 例、1076 例、876 例、898 例、521 例、734 例、588 例、415 例和 492 例。2015 年，WHO 宣布印度实现了孕产妇和新生儿消除破伤风。

（2）麻风病：2005—2013 年，印度麻风病现患病例分别为 161 457 例、139 252 例、137 685 例、134 184 例、133 717 例、126 800 例、127 295 例、134 752 例和 126 913 例。2015 年 3 月，印度报告 88 833 例现患病例，患病率为 6.9/10 万；现患病例数超过 5000 例的地区依次为北方邦（14 099 例）、马哈拉施特拉邦（11 379 例）、比哈尔邦（10 328 例）、西孟加拉邦（9054 例）、切蒂斯格尔邦（5941 例）、中央邦（5922 例）和奥里萨邦（5423 例）（表 6-20）。

（3）急性出血性结膜炎：2003 年 8—9 月马哈拉施特拉邦和印度古吉拉特邦以及 2010 年 8—10 月某地（地区不详）出现了急性出血性结膜炎暴发，是由柯萨奇 A-24 引起的。

（4）中东呼吸综合征：截至 2015 年 10 月，印度未发现中东呼吸综合征病例。

五、风险评估

1. 腹泻、甲型肝炎、戊型肝炎、伤寒、副伤寒、菌痢、霍乱　印度腹泻、甲型肝炎、戊型肝炎、伤寒、副伤寒、菌痢等疾病的发病水平较高，霍乱时有发生。建议赴印度的旅行人员要事先了解目的地近期消化道传染病的流行情况，注意饮食和饮水卫生，避免生食或食入未加热消毒的食物，尤其是没有煮熟的生鱼、贝类、凉拌食物、未经烹调的蔬菜，勿饮用来源不明的水或含冰饮料。如旅行、居住与工作所在区域的食品和饮用水卫生条件较差，发生感染的风险较大，建议出行前接种甲型肝炎、戊型肝炎、伤寒和副伤寒疫苗。

2. 肺结核　印度是结核病流行的国家，赴印度旅行人员存在感染肺结核的风险。建议前往拥挤的医院、监狱、无家可归者收容所等容易发生肺结核暴发的人口密集的密闭场所时，佩戴口罩。

3. 登革热、疟疾、寨卡病毒病、流行性乙型脑炎、基孔肯雅热、黑热病　印度为登革热、疟疾、寨卡病毒病、流行性乙型脑炎、基孔肯雅热、黑热病等虫媒传播疾病多发的国家。赴印度的旅行人员，使用蚊帐、防护服和驱避剂等，避免蚊虫叮咬。长期经贸、施工等人员的感染风险较高，除了避免蚊虫叮咬，还要清除居住和工作区积水，用筛网防蚊，有条件者储备抗疟疾药物，紧急状态下室内滞留喷洒杀虫剂，使用经扑灭司林处理的蚊帐、毯子、床单、披肩、外衣等。

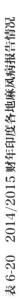

表6-20　2014/2015 财年印度各地麻风病报告情况

地区	2014年3月 病例数/例	新病例/例						儿童新病例/例		2015年3月 病例数/例	患病率/100 000^{-1}
		PB型	MB型	男性	女性	1级伤残	2级伤残	PB型	MB型		
安得拉邦	2753	2454	2233	1828	2859	332	242	114	408	3129	6.1
阿萨姆邦	965	197	659	220	636	87	115	26	34	858	2.6
比哈尔邦	10 100	9671	7177	6187	10 661	297	525	727	1665	10 328	9.1
切蒂斯格尔邦	5700	4064	4783	3409	5438	486	694	202	388	5941	21.4
果阿邦	60	12	43	32	23	0	0	3	1	55	3.7
古吉拉特邦	5282	4980	4044	4295	4729	471	279	187	542	4850	7.5
哈里亚纳邦	714	149	486	146	489	146	32	12	9	684	2.5
喜马偕尔邦	157	18	158	41	135	66	33	0	0	166	2.3
恰尔肯德邦	2457	2474	2399	1911	2962	188	124	191	253	3429	9.6
查谟和克什米尔	200	31	128	40	119	3	2	2	0	192	1.4
卡纳塔克邦	2800	1124	2190	1226	2088	306	146	108	179	2726	4.2
喀拉拉邦	839	244	419	234	429	25	51	13	47	704	2.1
中央邦	5399	2454	4467	2435	4486	1028	391	174	159	5922	7.7
马哈拉施特拉邦	10 813	7262	9153	7294	9121	945	713	593	1452	11 379	9.5
曼尼普尔邦	9	1	16	6	11	3	3	1	0	15	0.5
梅加拉亚邦	26	3	22	10	15	4	10	3	0	33	1
米佐拉姆	25	6	5	4	7	0	0	0	2	21	1.8
那加兰邦	123	15	26	11	30	5	8	1	2	58	2.9

续表

地区	2014年3月病例数/例	新病例/例						儿童新病例/例		2015年3月病例数/例	患病率/100 000⁻¹
		PB型	MB型	男性	女性	1级伤残	2级伤残	PB型	MB型		
奥里萨邦	6405	3817	4187	2961	5043	356	404	255	457	5423	12.3
旁遮普邦	529	147	473	88	532	0	41	30	15	532	1.8
拉贾斯坦邦	1237	133	927	291	769	134	57	21	8	1147	1.6
锡金	15	4	9	2	11	0	1	0	0	9	1.4
泰米尔纳德邦	2993	1717	1887	1194	2410	202	187	71	386	2888	3.8
特兰伽纳	2056	1107	1798	1070	1835	139	182	76	165	2045	5.6
特里普拉邦	47	15	32	13	34	0	8	0	1	61	1.6
北方邦	14 428	12 700	9523	7130	15 093	602	682	485	890	14 099	6.6
北阿坎德邦	237	196	336	171	361	18	11	4	14	380	3.5
西孟加拉邦	8242	3504	6811	3327	6988	415	466	334	450	9054	9.4
安达曼和尼科巴群岛	28	7	18	8	17	4	3	2	1	23	5.9
昌迪加尔	135	57	116	58	115	22	10	4	3	162	14.4
达德拉和纳加尔哈维利	158	204	114	183	135	0	2	15	51	204	49.9
达曼和第乌	1	3	18	4	17	2	3	2	0	18	6.5
新德里	1138	544	1736	524	1756	198	367	78	41	2240	12.6
拉克沙群岛	13	3	1	2	2	0	0	0	3	7	10.6
本地治里	34	24	17	16	25	1	1	0	2	25	1.8
合计	86 319	59 348	66 436	46 379	79 405	6516	5794	3737	7628	88 833	6.9

孕妇及计划怀孕的女性谨慎前往印度,如需要前往,应严格做好个人防护措施,防止蚊虫叮咬。归国人员出现发热、皮疹、结膜炎及肌肉关节痛等症状,应及时就医,主动报告旅行史,并接受医学随访。

4. 白喉　印度是全球白喉报告病例数最多的国家。白喉主要经呼吸道传播,病死率高达 10%。中国儿童百白破疫苗接种率较高,保护性抗体水平随着年龄增长而降低。赴印度旅行人员存在感染风险,建议无免疫史或免疫史不详的人接种疫苗。

5. 麻风病　印度是麻风病流行的国家。赴印度旅行人员感染风险较低,避免与活动性麻风病患者密切接触,如必须接触麻风患者,注意戴口罩、接触后洗手、注意个人卫生、加强营养、提高机体抵抗力等。

6. 艾滋病、梅毒、淋病、乙型肝炎　印度是艾滋病、梅毒、淋病、乙型肝炎等疾病流行的国家,赴印度高危人员需做好个人防护。

7. 狂犬病　狂犬病是致死性疾病,赴印度的旅行人员,应避免被流浪犬、猫或野生动物抓伤和咬伤,不要接触来历不明的流浪犬、猫等动物。暴露后伤口须彻底地冲洗和消毒处理,接种疫苗、狂犬病毒人免疫球蛋白或抗狂犬病毒血清。可能涉及狂犬病患者管理的医护人员、密切接触者、兽医、动物驯养师、经常接触动物的农学院学生等高危人群,暴露前接种疫苗。

参考文献

1. 中国外交部网站 . 印度国家概况 . http://www.fmprc.gov.cn/web/gjhdq_676201/gj_676203/yz_676205/1206_677220/1206x0_677222/.

2. 世界卫生组织 . 印度国家概况 . http://www.who.int/countries/ind/en/.

3. 印度卫生和家庭福利部 . 2014/2015 财年印度卫生概况 . https://nrhm-mis.nic.in/hmisreports/analyticalreports. aspx.

4. 黄晓燕,张乐 . 印度公共卫生医疗体系 . 南亚研究季刊,2006,(04):8-13+123.

5. Rieff, David. "India's Malnutrition Dilemma". Source: The New York Times 2009. Retrieved 2011-09-20.

6. https://en.wikipedia.org/wiki/Healthcare_in_India.

7. 印度艾滋病控制中心简介 . http://www.naco.gov.in/NACO/About_NACO/.

8. http://www.who.int/cholera/statistics/en/.

9. Kumar T, Shrivastava A, Kumar A, et al. Viral hepatitis surveillance—India, 2011-2013. MMWR, 2015, 64 (28): 758-762.

10. Sur D, von SL, Manna B, et al. The malaria and typhoid fever burden in the slums of Kolkata, India: data from a prospective community-based study. Trans R Soc Trop Med Hyg, 2006, 100 (8): 725-733.

11. Sur D, Ali M, Von S L, et al. Comparisons of predictors for typhoid and paratyphoid fever inKolkata, India. Bmc Public Health, 2007, 7 (1): 1-10.

12. Kanungo S, Dutta S, Sur D. Epidemiology of typhoid and paratyphoid fever in India. J Infect Dev Ctries, 2008, 2 (6): 454-460.

13. Bhandari N, Bhan MK, Sazawal S. Mortality associated with acute watery diarrhea, dysentery and persistent diarrhea in rural North India. Acta Paediatr, 1992, 81 Suppl 381: 3-6.

14. Negi SS, Nagarkar NM. One step away from conquering polio eradication in India. Indian J Med Microbiol, 2014, 32 (2): 199.

15. Morris SK, Awasthi S, Kumar R, et al. Measles mortality in high and low burden districts of India: estimates from a nationally representative study of over 12 000 child deaths. Vaccine, 2013, 31 (41): 4655-4661.

16. Progress in implementing measles mortality reduction strategies—India, 2010-2011. MMWR, 2011, 60 (38): 1315-1319.

17. WHO/UNICEF 联合报表. http://www.who.int/immunization/monitoring_surveillance/data/en/.

18. 印度结核病控制中心. 印度结核病年报. http://www.tbcindia.nic.in/documents.html.

19. http://www.who.int/topics/tuberculosis/en/.

20. http://www.who.int/tb/country/data/profiles/en/.

21. Dahiya S, Kapil A, Kabra SK, et al. Pertussis in India. J Med Microbiol, 2009, 58 (Pt 5): 688-689.

22. Arunkumar G, Vandana KE, Sathiakumar N. Prevalence of measles, mumps, rubella, and varicella susceptibility among health science students in a University in India. Am J Ind Med, 2013, 56 (1): 58-64.

23. Lokeshwar MR, Agrawal A, Subbarao SD, et al. Age related seroprevalence of antibodies to varicella in India. Indian Pediatr, 2000, 37 (7): 714-719.

24. http://www.who.int/healthinfo/global_burden_disease/estimates/en/index1.html.

25. 世界卫生组织. 中东呼吸综合征疫情报告. http://www.who.int/emergencies/mers-cov/en/.

26. Outbreak news. Avian influenza, India. WER, 2006, 81 (8): 70.

27. Pawar SD, Tandale BV, Raut CG, et al. Avian influenza H9N2 seroprevalence among poultry workers in Pune, India, 2010. PLoS One, 2012, 7 (5): e36374.

28. Pawar SD, Kale SD, Rawankar AS, et al. Avian influenza surveillance reveals presence of low pathogenic avian influenza viruses in poultry during 2009-2011 in the West Bengal State, India. Virol J, 2012, 9: 151.

29. Shinde PV, Koratkar SS, Pawar SD, et al. Serologic evidence of avian influenza H9N2 and paramyxovirus type 1 infection in emus (Dromaius novaehollandiae) in India. Avian Dis, 2012, 56 (1): 257-260.

30. 维基百科. 1994 plague in India. https://en.wikipedia.org/wiki/1994_Plague_in_India.

31. Gupta ML, Sharma A. Pneumonic plague, northern India, 2002. Emerg Infect Dis, 2007, 13 (4): 664-666.

32. Mittal V, Rana UV, Jain SK, et al. Quick control of bubonic plagueoutbreak in Uttar Kashi, India. J Commun Dis, 2004, 36 (4): 233-239.

33. Patil RR. Anthrax: public health risk in India and socio-environmental determinants. Indian J Community Med, 2010, 35 (1): 189-190.

34. Reddy R, Parasadini G, Rao P, et al. Outbreak of cutaneous anthraxin Musalimadugu village, Chittoor district, AndhraPradesh, India, July-August 2011. J Infect Dev Ctries, 2012, 6 (10): 695-699.

35. Gongal G, Wright AE. Human Rabies in the WHO Southeast Asia region: forward steps for elimination. Adv Prev Med, 2011, 2011: 383870.

36. Kole AK, Roy R, Kole DC. Human rabies in India: a problem needing more attention. Bull World Health Organ, 2014, 92 (4): 230.

37. 印度虫媒疾病控制中心. 印度虫媒疾病年报. http://nvbdcp.gov.in/.

38. 印度国家艾滋病控制中心. 印度艾滋病年报. http://www.naco.gov.in/NACO/Quick_Links/Publication/Annual_Report/.

39. 印度国家艾滋病控制中心. 印度各地艾滋病简表. http://www.naco.gov.in/NACO/Quick_Links/Publication/State_Fact_Sheets/.

40. Chen XS, Khaparde S, Prasad TL, et al. Estimating disease burden of maternal syphilis and associated adverse pregnancy outcomes in India, Nigeria, and Zambia in 2012. Int J GynaecolObstet, 2015, 130 Suppl1: S4-9.

41. http://www.searo.who.int/india/topics/hepatitis/en/.

42. http://www.searo.who.int/india/topics/hepatitis/factsheet_hepatitis_b.pdf.

43. http://www.searo.who.int/india/topics/hepatitis/factsheet_hepatitis_c.pdf?ua=1.

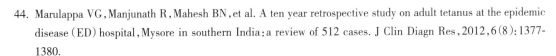

44. Marulappa VG,Manjunath R,Mahesh BN,et al. A ten year retrospective study on adult tetanus at the epidemic disease(ED)hospital,Mysore in southern India:a review of 512 cases. J Clin Diagn Res,2012,6(8):1377-1380.

45. India is declared free of maternal and neonatal tetanus. BMJ,2015,350:h3092.

46. http://apps.who.int/gho/data/node.main.A1638? lang=en.

47. 印度麻风病控制中心.印度麻风病年报. http://nlep.nic.in/.

48. Shukla D,Kumar A,Srivastava S,et al. Molecular identification and phylogenetic study of coxsackievirus A24 variant isolated from an outbreak of acute hemorrhagic conjunctivitis in India in 2010. Arch Virol,2013,158(3):679-684.

49. Gopalkrishna V,Patil PR,Kolhapure RM,et al. Outbreak of acute hemorrhagic conjunctivitis in Maharashtra and Gujarat states of India,caused by Coxsackie virus A-24 variant. J Med Virol,2007,79(6):748-753.

第四节　孟加拉国

一、国家概况

孟加拉人民共和国(The People's Republic of Bangladesh),简称孟加拉国,南亚国家,东、西、北三面与印度毗连,东南与缅甸接壤,南濒临孟加拉湾。全国面积 14.757 万 km²,海岸线长 550km。孟加拉国位于南亚次大陆东北部的三角洲平原上,平原占全国的 85%,东南部和东北部为丘陵地带。孟加拉国大部分地区属亚热带季风型气候,湿热多雨。全年分为冬季(11月至次年2月),夏季(3—6月)和雨季(7—10月)。年平均气温为 26.5℃。冬季是最宜人的季节,最低温度为 4℃,夏季最高温度达 45℃,雨季温度平均为 30℃。

孟加拉国被人称为"水泽之乡"和"河塘之国",是世界上河流最稠密的国家之一。水道纵横,河运发达,河流和湖泊约占全国面积的 10%。沿海多小岛和沙洲。孟加拉国是恒河的入海口,有大小河流 230 多条,内河航运线总长约 6000km。全国约有 50 万 ~60 万个池塘,每平方千米约有 4 个池塘。主要河流水系有博多河、布拉马普特拉河下游(贾木纳河)、梅格纳河、卡纳夫里河、提斯塔河等。

孟加拉国划分为达卡、吉大港、库尔纳、拉吉沙希、巴里萨尔、锡莱特和朗普尔 7 个行政区,下设 64 个县。达卡(Dhaka)坐落在恒河三角洲布里甘加河北岸,是全国政治、经济和文化的中心。2013 年,孟加拉国总人口数为 1.58 亿,人口密度达 1100 人/km²,是世界上人口大国(超过 5000 万人口国家)中人口密度最高的国家。孟加拉国有 20 多个民族,其中孟加拉族占全国人口的 98%,是南亚古老民族。孟加拉国的四大宗教是伊斯兰教、印度教、佛教和基督教。穆斯林占总人口的 88.3%,印度教徒约占 10.5%,其他为佛教徒、基督教徒和普通民众。

孟加拉国是世界上最不发达的国家之一,经济基础薄弱,国民经济主要依靠农业。2008 年,受国际金融危机影响,出口下降,GDP 增长率只有 6.21%。2017/2018 财年 GDP 为 2741.1 亿美元,人均 GDP 为 1751 美元。

据 WHO 统计,2015 年男女期望寿命分别为 71 岁和 73 岁,15~60 岁男女死亡率分别为 156‰ 和 126‰,人均卫生总支出 88 美元,卫生总支出占 GDP 的 2.8%。2000—2010 年全国平均每万人拥有医生 3 名、护理和助产人员 3 人、药师 1 人、医院床位 4 张。

二、卫生系统

卫生系统的主管部门为卫生和家庭福利部,该部门旨在使人民达到并保持高水平的健康状态。其主要职能目标包括制定各项卫生和计划生育政策,医疗相关的教育、培训、研究,生物医药产品的制造和管理,公共卫生领域,有关健康的食品和其他商品,健康保险等。

孟加拉国有国立医院和私人医院(诊所),2013 年国立和私立医院共计 1683 家,床位 51 044 个,注册医生 44 632 人。国立医院费用较低,但医疗条件较差,只能治疗一般常见病。私立医院条件较好,但费用很高。孟加拉国没有公费医疗,仅部分保险公司从事医疗保险业务。孟加拉国无强制购买医疗保险的规定。

2008 年引进了电子医疗服务,包括乡镇级医疗卫生设施电脑化、网络连接、网络服务器和移动医疗服务,方便与医疗服务提供者进行交流。在乌帕齐拉的 482 个医疗卫生中心和地区医院中,建立起了移动医疗服务,有值班医生通过移动电话随时为患者提供咨询服务。2014 年起,政府启用远程医疗服务,43 个设施齐全的医疗卫生中心正在运营中,安排医生访问乡村和偏远社区的诊所和联合保健中心,为患者提供医疗咨询。由于缺少医疗卫生信息技术的通用标准,不同数据库之间的数据管理和分享存在困难。有限的网络带宽和高成本的基础设施、软件设施发展是应用上述技术的障碍。

三、主要传染病

1. 呼吸道及密切接触传播疾病

结核病:孟加拉国是世界结核病高负担国家之一,排名第 5 位。WHO 的数据显示,孟加拉国约有 57 万人患有肺结核,每年感染约 30 万人,死亡 6.6 万名人。自 20 世纪 70 年代以来,孟加拉国推行现代结核病防治策略。由比利时达米恩基金会提供了大量的援助,在全国近 1/3 的地区建立了防痨网络和机构,聘用专职防痨医护人员 450 名和许多志愿者,20 世纪 90 年代全球基金项目又开始在该国其他地区开展。自 1994 年,在比利时达米恩基金会专家指导下,孟加拉国开始对耐药结核病患者进行治疗,在严格按照 WHO 耐药结核病防治指南开展工作的基础上,积极探索引进和创造了许多新的经验。如在耐药结核病的诊断、治疗、判断治愈标准方面均依靠细菌学诊断。为控制肺结核传播,孟加拉国政府引进了国际公认有效的 DOTS 防治策略,并通过各地医院和医疗机构向患者提供帮助。

2. 虫媒及自然疫源性疾病

疟疾:全年均有疫情发生。2008 年孟东南部吉大港山区超过 6.5 万人感染疟疾,至少 92 人死亡,实际感染和死亡人数可能是官方统计数字的 3~4 倍。

四、风险评估

1. 肺结核
孟加拉国是世界结核病高负担的国家。赴孟旅行人员存在感染肺结核的风险。建议前往拥挤的医院、监狱、无家可归者收容所等容易发生肺结核暴发的人口密集的密闭场所时,佩戴口罩。

2. 霍乱、甲型肝炎、伤寒
肠道传染病整体发病水平较高。建议赴孟加拉国的旅行者,要事先了解目的地近期消化道传染病的流行情况,注意饮食和饮水卫生,勤洗手,尽量饮用瓶装饮料或煮沸过后的水,饮料中不加冰块,不生吃海鲜、半熟的肉或奶制品。如旅行、居住

与工作所在区域的食品和饮用水卫生条件较差,发生感染的风险较大,建议出行前接种霍乱、甲型肝炎和伤寒疫苗。一旦发病,及时进行抗生素治疗及补液。

3. 疟疾、登革热、基孔肯雅热、流行性乙型脑炎　孟加拉国全年有蚊媒传染病疫情,蚊媒广泛存在。赴孟旅行人员存在较高的感染风险。旅行期间,应避免蚊虫叮咬。

4. 乙型肝炎　建议卫生保健工作者、直接与常住居民有血接触者、在当地停留6个月以上者接种乙型肝炎疫苗并做好相关防护措施。

参考文献

1. 世界卫生组织.孟加拉国概况.http://www.who.int/countries/bgd/en/.
2. 中国外交部.孟加拉国国家概况.http://www.fmprc.gov.cn/web/gjhdq_676201/gj_676203/yz_676205/1206_676764/1206x0_676766/.
3. 孟加拉国卫生和家庭福利部网站.http://www.mohfw.gov.bd/index.php?option=com_content&view=article&id=486&Itemid=186&lang=en.
4. 孟加拉国的肺结核病状况.http://news.sina.com.cn/c/p/2009-03-25/085317477917.shtml.
5. 赴孟加拉国须知事项简介.http://www.qianzhengdaiban.com/mengjialaqianzheng/16133.html.

第五节　斯里兰卡

一、国家概况

斯里兰卡民主社会主义共和国(The Democratic Socialist Republic of Sri Lanka),简称斯里兰卡。斯里兰卡是南亚次大陆以南印度洋上的岛国,西北隔保克海峡与印度相望。南北长432km,东西宽224km,国土面积为6.561万km²。斯里兰卡中南部是高原。北部和沿海地区为平原,海拔约150m。斯里兰卡河流众多,主要河流有16条,大都发源于中部山区,流域短且流势湍急,水流量丰富。最长的河流是马哈韦利河,全长335km,在亭可马里港附近流入印度洋。东部较低洼的平原地区,有着星罗棋布的湖泊,其中以巴提卡洛湖最大,面积为120km²。斯里兰卡分为9个省和25个县。9个省分别为西方省、中央省、南方省、西北省、北方省、北中央省、东方省、乌瓦省和萨巴拉加穆瓦省。科伦坡是斯里兰卡首都,面积为37.31km²,素有“东方十字路口”之称,是世界上重要的商港之一。

斯里兰卡为多民族国家,其中僧伽罗族占74.9%,泰米尔族占15.4%,摩尔族占9.2%,其他民族占0.5%。2012年斯里兰卡统计与数据署数据显示,人口总数为2033万。人口增长率为0.7%。科伦坡大区人口数最多,为232.4万,穆莱蒂武大区人口最少,仅有9.3万。70.2%的居民信奉佛教,12.6%的信奉印度教,9.7%的信奉伊斯兰教,此外还有天主教和基督教。

斯里兰卡属热带季风气候。终年如夏,年平均气温为28℃。年平均降水量为1283~3321mm。斯里兰卡只有雨季和旱季的差别,雨季为5—8月和11月至次年2月,即西南季风和东北季风经过斯里兰卡时。

2014年斯里兰卡GDP约为749亿美元,人均GDP为3625美元,国民经济增长率为7.4%。

斯里兰卡政府重视教育,1945年起实行幼儿园到大学的免费教育。2013年居民识字率达92.2%。全国有学校10 850所,私立学校840所,在校学生423万,教师23.6万。主要大学有佩拉德尼亚大学和科伦坡大学。斯里兰卡政府一贯奉行对华友好政策,长期以来在中国台湾地区、西藏自治区、人权等问题上给予中国支持。两国在许多重大国际和地区问题上拥有共识,合作良好。

二、卫生系统

斯里兰卡卫生部下设卫生局和兰医局(即负责管理斯里兰卡传统医学)。虽然斯里兰卡经济相对落后,但卫生事业比较发达,在全国有完善的卫生保健网。全国有医院563所。斯实行免费医疗有50年多的历史。免费限于在政府医院就医,免费范围包括患者的门诊、住院、医药、膳食、手术、输血等。政府医院的条件一般且人满为患,有钱的患者多去私营医院就诊。斯私营医院和诊所很多,但费用昂贵。兰医即斯里兰卡传统医学,其治疗手段与中医相似,擅长治疗蛇咬伤、骨折及风湿病、皮肤病等。兰医治病费用低廉,颇受广大农村民众的欢迎。主要医院有斯里兰卡国家医院急救中心、杜丹斯医院、阿西里医院、兰卡医院等。

斯里兰卡政府长期以来实行大米补贴、免费教育和全民免费医疗等福利措施。所有地区和城市都设有政府医院或门诊室,斯公民享受免费医疗。在城市还有众多的私人诊所、医院。2014财年斯里兰卡男女期望寿命分别为72岁和78岁,15~60岁男女死亡率分别为184‰和75‰,人均卫生总支出369美元,卫生总支出占GDP的3.5%。

三、主要传染病

1. 虫媒及自然疫源性疾病

(1) 登革热:近年来,登革热在斯里兰卡迅速蔓延,发病高峰在每年的5月至7月。2017年1月1日至7月7日,斯里兰卡共报告了80 732例登革热病例(215例死亡),超过了2010—2016年同期平均报告病例数的4.3倍。西部省份报告了超过40%的登革热病例,报告病例数最多是科伦坡(18 186例),其次是甘姆巴哈(12 121例)。

(2) 疟疾:2006年,斯里兰卡报告疟疾病例数低于1000例。2012年10月起,本地疟疾病例降为零。斯里兰卡无本地传播病例。斯里兰卡是继马尔代夫之后,WHO东南亚区域第二个消除疟疾的国家。为巩固疟疾消除成果,防止疟疾引入和重新传播,斯里兰卡的抗击疟疾运动一直与地方政府和国际合作伙伴密切合作,以维持监测和疫情响应能力,并对进入该国的高风险人群开展筛查,以控制传染源。

2. 血液和性传播疾病

艾滋病:斯里兰卡的HIV感染率相对较低,但是官方统计低估了实际感染情况。联合国艾滋病规划署指出,由于斯里兰卡社会存在着对艾滋病问题的污名化,感染者不愿意披露自己的状况,甚至不愿意检测,因此进行准确统计非常困难,估计斯里兰卡的HIV感染人数至少高于官方数字的3倍。根据2009年斯里兰卡政府公布的数据,有1196例HIV感染病例,在15~49岁的人群中感染率低于0.1%,即使是在高风险人群中,感染率也低于1%。艾滋病规划署对斯里兰卡移民工人中HIV感染的上升趋势也感到担忧,斯里兰卡HIV感染者中超过半数为移民工人。艾滋病规划署同时指出,该国停止了数十年的内战后,人员来往与旅游

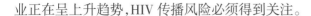

业正在呈上升趋势,HIV 传播风险必须得到关注。

四、风险评估

1. 登革热、寨卡病毒病、基孔肯雅热等蚊媒病毒病 当地卫生条件有限,登革热等热带蚊媒病毒病流行较为严重。在当地旅行存在较高的感染风险,应采用蚊帐、驱避剂等措施,避免蚊虫叮咬。长期经贸、施工等人员应在居住和工作区域清除积水,防蚊灭蚊。归国人员出现发热、皮疹、肌肉关节疼痛等症状,应及时就诊,主动告知医务人员旅行史。

2. 艾滋病 斯里兰卡移民工人的 HIV 感染率较高,建议高危人群做好防护。

参考文献

1. 世界卫生组织 . 斯里兰卡概况 . http://www.who.int/countries/lka/en/.

2. 斯里兰卡医疗状况简介 . http://srilanka.zudong.com/info/21431.

3. 联合国艾滋病规划署:斯里兰卡艾滋病感染者一半以上是移民工人 . http://www.un.org/zh/focus/srilanka/newsdetails.asp？newsID=14744.

4. 世界卫生组织 . 消除疟疾综述 . http://www.who.int/malaria/areas/elimination/overview/zh/.

5. 世界卫生组织 . 斯里兰卡登革热 . https://www.who.int/csr/don/19-july-2017-dengue-sri-lanka/en/

第六节　马　尔　代　夫

一、国家概况

马尔代夫共和国(The Republic of Maldives),简称马尔代夫,位于南亚,是印度洋上的群岛国家,由 26 组自然环礁、1192 个珊瑚岛组成,其中约 200 个岛屿有人居住。岛屿平均面积为 1~2km²,地势低平,海拔平均为 1.2m。 总面积 9 万 km²(含领海面积),陆地面积 298km²。距离印度南部约 600km,距离斯里兰卡西南部约 750km。南北长 820km,东西宽 130km。位于赤道附近,具有明显的热带气候特征,无四季之分。年降水量为 2143mm,年平均气温为 28℃。

马尔代夫分 21 个行政区,包括 18 个行政环礁及马累、阿杜和福阿穆拉三个市。行政区按环礁划分,小的环礁单独或几个组成一个行政区。每个环礁和大的居民岛都有当地民众选举出的管理委员会。全国共有 20 个环礁委员会、66 个岛屿委员会和 2 个城市委员会。

旅游业、船运业和渔业是马尔代夫经济的三大支柱。2014 年 GDP 为 30.2 亿美元,人均 GDP 为 8571 美元,GDP 增长率为 8.5%。人口总数为 36.4 万,均为马尔代夫族。马尔代夫几乎没有华侨华人,仅有少量在马尔代夫境内的中国劳务人员。

马尔代夫的文化教育实行免费教育,2011 年成人识字率为 97%。2012 年,全国在校学生有 73 798 人,教师 6856 人;有 229 所学校,其中公立学校 219 所,私立学校 10 所。马尔代夫国立大学是唯一的大学。各环礁设有一个教育中心,主要向成年人提供非正规文

化教育。

马尔代夫的医疗卫生较落后,有22家医院,176个卫生中心,最大的医院在马累。1998年WHO宣布马尔代夫为已消除疟疾的国家。2014年,男女期望寿命分别为77岁和80岁,15~60岁男女死亡率86‰和55‰,人均卫生总支出为1996美元,卫生总支出占GDP的13.7%。

二、卫生系统

卫生部是主管卫生的部门,旨在建立全国卫生健康体系,为人民提供医疗和社会保障制度;提供价格实惠,方便和优质的医疗服务和康复服务以及、药物;加强对儿童、妇女、残疾人和老年人权益的保护,并维持医疗和社会保障服务的质量。

自20世纪90年代起,马尔代夫医疗卫生事业有了较大进步,但目前医疗资源仍十分缺乏,尤其是缺少医生,医院的很多医生来自印度、巴基斯坦、斯里兰卡等国。首都马累有两所综合性大型医院:一是公立的IGMH医院,费用较为便宜,当地人可享受医疗保险,外国人(包括持有马工作卡的)就诊费用是当地人的2倍;另外一家是私立医院ADK医院,就诊环境较好,费用较贵。每个环礁行政区都建立了1家或多家卫生院。受医疗条件限制,各岛屿病情稍复杂的患者需赴首都诊治,但首都两所医院医疗能力也有限,很多马尔代夫人赴海外就医。另外,马累有30多家诊所,其中1家为中国中医诊所。

三、主要传染病

1. 虫媒及自然疫源性疾病

(1) 登革热:马尔代夫的登革热疫情比较严重,根据国际疫情监测数据,马尔代夫每年有1000例登革热,死亡3人,在雨季1—3月及6—8月达到高峰。

(2) 恙虫病:2002年5月28日至2003年4月17日,马尔代夫共确诊恙虫病168例,死亡10人;病例数集中在南苏瓦迪瓦环礁区,共74例,其中的Gadhdhoo岛有57例,死亡3人(2000年全岛人口1719人)。

(3) 疟疾:马尔代夫是WHO东南亚区域第一个消除疟疾的国家。

2. 血液和性传播疾病

艾滋病:2012年的研究数据显示,马尔代夫的成年人艾滋病发病率为0.1%,每年死亡人数低于100人。尽管马尔代夫艾滋病的发病率较低,但存在较高的流行风险,尤其是在共用针具的吸毒人群中。

四、风险评估

1. 登革热、疟疾、恙虫病等虫媒及自然疫源性疾病 去当地旅行存在较高的感染登革热、疟疾和恙虫病等虫媒及自然疫源性疾病的风险,应采用蚊帐、驱避剂等措施,避免在草地坐卧,避免蚊虫和恙螨叮咬。长期经贸、施工等人员的感染风险较高,除了避免蚊虫叮咬,还要清除居住和工作区积水,用筛网防蚊,有条件者储备抗疟疾药物,紧急状态下室内滞留喷洒杀虫剂,使用经扑灭司林处理的蚊帐、毯子、床单、披肩、外衣等。野外活动时做好个人防护。归国人员出现发热、皮疹、肌肉关节疼痛等症状时,应及时就诊,主动告知医务人员旅行史。

2. 艾滋病　艾滋病存在流行风险,高危人员建议做好个人防护。

参考文献

1. 世界卫生组织.马尔代夫概况.http://www.who.int/countries/mdv/en/.

2. 马尔代夫国家卫生部.http://www.health.gov.mv/ministry.php? lang=en.

3. 卫生署:马尔代夫现登革热疫情吁旅客做好防护.http://news.ifeng.com/gundong/detail_2012_04/01/13606601_0.shtml.

4. 崔速南,刘天路,汪明明.恙虫病在马尔代夫的再度流行.国外医学:流行病学传染病学分册,2004,31(2):115-115.

5. Maldives HIV, AIDS and Other Major Infectious Disease Rates. http://www.economywatch.com/economic-statistics/Maldives/HIV_AIDS_Disease_Rates/.

6. 世界银行.HIV/AIDS in the Maldives. http://www.worldbank.org/en/news/feature/2012/07/10/hiv-aids-maldives

第七节　尼　泊　尔

一、国家概况

尼泊尔(Nepal),南亚内陆山国,位于喜马拉雅山南麓,北邻中国,其余三面与印度接壤。全国分北部高山、中部温带和南部亚热带3个气候区。北部冬季最低气温为−41℃,南部夏季最高气温为45℃。新宪法规定全国分7个联邦省。人口约2898万(2016年)。尼泊尔语为国语,上层社会通用英语。多民族、多宗教、多种姓、多语言国家。居民86.2%信奉印度教,7.8%信奉佛教,3.8%信奉伊斯兰教,2.2%信奉其他宗教。

尼泊尔经济落后,是世界上最不发达的国家之一,2017/2018财年国内生产总值:293亿美元,人均国内生产总值:1003.6美元,国内生产总值增长率:5.89%。

尼泊尔交通以公路和航空为主。截至2012年3月,公路总长为23 454km,其中沥青路面有9917km。有各类机场45个,直升机停机坪120个。除首都有一个国际机场外,其余为简易机场。有一家国营的尼泊尔航空公司、6家私营航空公司和一家私营直升机公司。国内主要城镇有班机通航;同中国、印度、巴基斯坦、泰国、孟加拉国、文莱、新加坡、阿联酋、德国、英国等国家和地区通航。

尼泊尔有5所大学,分别为特里布文大学、马亨德拉梵文大学、加德满都大学、博卡拉大学、普尔阪查尔大学。特里布文大学下设61所直属分院、4座研究中心和134所私立分院。2012年,尼泊尔共有3.3万所公立小学,1.3万所公立初中,8000多所公立高中,在校学生740多万。

二、卫生系统

尼泊尔分国家、地区、县三级医疗制度,大多是公立医院。国家级医院有10所,其中加德满都有7所,全国5个发展大区各有1所。公立医院收费较低,农村以草药为主,医疗费低。

大城市有私人医院。加德满都超过 50 张床位的私人医院有 8 所。暂没有国家医疗保险制度。私人医疗保险业已经出现,但覆盖面很小。药品基本上都是进口,大多是印度生产,价格较合理。

卫生部健康服务局是中央级医院和中心的行政管理部门,所属部门和服务机构有:①局机关处室 6 个:管理处,家庭健康处,儿童健康处,流行病和病菌控制处,后勤管理处,麻风病防治处。②中心 5 家:国家健康培训中心,国家健康教育、信息和通讯中心,国家肺结核防治中心,国家艾滋病和性传染病防治中心,国家公共卫生实验室。③中央医院 5 家。全国健康调查研究工作由“尼泊尔健康调查理事会”监督和协调,该理事会受卫生部管理。

5 个发展区各设一个区卫生健康董事会,是所有专区级医院、县健康办公室及其下属单位的行政管理部门。全国共有发展区级培训中心 5 家,发展区级医药仓库 5 家,发展区级结核病防治中心 1 家,以及区级医院 9 家。75 个县各设有县卫生健康办公室作为县级及其下属单位的行政管理部门。全国共设有 15 家县级公共卫生办公室、67 家县级医院、180 个初级卫生保健中心 / 卫生保健中心、711 个卫生所。全国 3995 个村发展委员会共有 3129 个卫生站,15 548 个初级卫生保健中心外诊诊所,16 099 个免疫外诊诊所,53 999 名妇女公共卫生志愿者及 14 951 名接生员。

除上述医疗机构外,还有政府所属军队医院 6 家,警察医院 1 家,肿瘤医院 1 家,心脏病医院 1 家;政府 / 非政府 / 私人 / 社团的教学医院 99 家,眼科医院 16 家,印度草药和另类医院 74 家。

政府每年为儿童实施免疫接种,脊髓灰质炎疫苗覆盖率约为 80%,百白破疫苗为 80%,卡介苗为 95%,麻疹疫苗为 75%。为降低痢疾的发病率和死亡率,政府对全国学校老师进行了“口服补液盐”培训。由于卫生健康工作者缺乏,财力物力资源缺乏,教育缺乏和贫困,人口迅速增长和城市发展无规划,预防疾病和促进健康的措施仍难以实施。

三、主要传染病

尼泊尔 2/3 的健康问题来自于传染病,发病率和死亡率都很高,不明原因传染病时有暴发。发病构成比居前 10 位疾病依次为皮肤病(5.51%)、风湿病(3.35%)、急性呼吸道感染(3.13%)、肠道寄生虫(2.82%)、不明原因发热(2.02%)、胃炎(1.95%)、中耳炎(1.4%)、慢性支气管炎(1.06%)、腹痛(0.96%)和眼痛(0.93%)。死亡构成比前 10 位疾病依次为妇女围产期疾病(10%)、下呼吸道感染(10%)、缺血性心脏病(10%)、腹泻(7%)、脑血管病(5%)、慢性阻塞性肺疾病(3%)、高血压性心脏病(3%)、肺结核(3%)、麻疹(3%)和交通事故(2%)。

在各种类型的传染病中,肠道寄生虫病(主要通过土壤传播)是主要的威胁。超过半数的尼泊尔居民感染过一种或多种的肠道寄生虫病,在某些农村地区感染率达到 90%。普通蛔虫病十多年来一直在流行。近年来,钩虫传染病又有重新抬头的趋势。在原生动物寄生虫中,贾第鞭毛虫最常见,其次是痢疾阿米巴,新发寄生虫病如环孢子虫引起的感染性腹泻也有报道。传染源多来自于排泄物对饮用水的污染,半数左右的家庭没有安全饮用水。农村不具备卫生和污水处理系统,家庭厕所拥有率只有 0~25%。农村地区的腹泻、痢疾、霍乱、伤寒和黄疸型肝炎等传染病频繁暴发。

由于缺乏辅助诊断设施,像衣原体微生物、钩端螺旋体等引发的严重传染病常不能确诊和有效治疗。疟疾、黑热病、流行性乙型脑炎和丝虫病是部分地区的流行病,65 个县和 74%

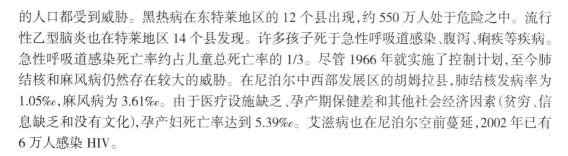

的人口都受到威胁。黑热病在东特莱地区的 12 个县出现，约 550 万人处于危险之中。流行性乙型脑炎也在特莱地区 14 个县发现。许多孩子死于急性呼吸道感染、腹泻、痢疾等疾病。急性呼吸道感染死亡率约占儿童总死亡率的 1/3。尽管 1966 年就实施了控制计划，至今肺结核和麻风病仍然存在较大的威胁。在尼泊尔中西部发展区的胡姆拉县，肺结核发病率为 1.05‰，麻风病为 3.61‰。由于医疗设施缺乏、孕产期保健差和其他社会经济因素（贫穷、信息缺乏和没有文化），孕产妇死亡率达到 5.39‰。艾滋病也在尼泊尔空前蔓延，2002 年已有 6 万人感染 HIV。

四、风险评估

1. 肠道传染病　肠道寄生虫病、霍乱、甲型肝炎、伤寒等肠道传染病整体发病水平较高。建议赴孟加拉国的旅行者，要事先了解目的地近期消化道传染病的流行情况，注意饮食和饮水卫生，勤洗手，尽量饮用瓶装饮料或煮沸过后的水，饮料中不加冰块，不生吃海鲜、半熟的肉或奶制品。如旅行、居住与工作所在区域的食品和饮用水卫生条件较差，发生感染的风险较大，建议出行前接种霍乱、甲型肝炎和伤寒疫苗。一旦发病及时抗生素治疗及补液。

2. 艾滋病　HIV 存在感染率升高的风险，高危人员建议做好个人防护。

3. 肺结核　赴尼泊尔旅行人员存在感染肺结核的风险。建议前往拥挤的医院、监狱、无家可归者收容所等容易发生肺结核暴发的人口密集的密闭场所时，佩戴口罩。

参考文献

1. 世界卫生组织 . 尼泊尔国家概况 . http://www.who.int/countries/npl/en/.

2. 王丽 . 尼泊尔卫生健康体制 . 国外医学 . 2008（2）：64-66.

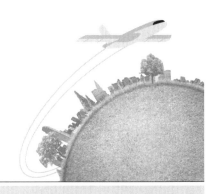

第七章

东欧地区各国传染病风险评估和建议

第一节　乌　克　兰

一、国家概况

乌克兰(Ukraine),位于欧洲东部,黑海、亚速海北岸。北邻白俄罗斯,东北接俄罗斯,西连波兰、斯洛伐克、匈牙利,南同罗马尼亚、摩尔多瓦毗邻。面积 60.37 万 km²。大部分地区属温和的大陆性气候。四季比较分明,春夏较短,冬秋较长。冬季最冷为 1 月份,北部和东部地区平均气温为 –7℃。夏季全国绝大部分地区最高气温为 36~39℃。年平均降水量从西部和西北部向东南部和南部逐渐减少。降水量最多时,喀尔巴阡山区的年降水量达 2000mm,波利西耶地区 970mm,南部地区 500mm。乌克兰每 2~3 年出现一次干旱。

全国分为 24 个州,1 个自治共和国(克里米亚共和国),2 个直辖市(首都基辅和塞瓦斯托波尔市)。有 110 多个民族,其中乌克兰族占 72%,俄罗斯族占 22%。官方语言为乌克兰语,同时俄语被广泛使用。主要信奉东正教和天主教。

2017 年乌克兰国内生产总值约 950 亿美元,同比增长 2.5%。经济运转基本靠美欧和国际货币基金组织借款或援助维系。

据 WHO 统计,2013 年,乌克兰总人口数为 4523.9 万,其中 <15 岁儿童占 14%,>60 岁者占 21%,年龄中位数为 40 岁。城市人口数占 69%,总和生育率为 1.5,活产数为 49.02 万,死亡 68.39 万人,出生登记覆盖率为 100%,死因登记覆盖率为 99%,男女期望寿命分别为 66 岁和 76 岁。人均卫生总支出约 584 美元,卫生总支出占 GDP 的 7.1%。

二、卫生体系

1. 卫生体制概况　乌克兰卫生保健系统分为国家级、州级和地区及更低水平级别。国家级包括卫生部和卫生部直接管理投资的特定专科医疗机构。卫生部的职能是制定国家级卫生政策。每个州设有卫生行政部门,该部门对国家卫生部负责,经办一系列的卫生服务机构,包括综合诊所、专科医院和医务所。市、区、村各级地方政府设有一些初级卫生保健机构,

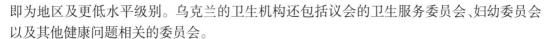

即为地区及更低水平级别。乌克兰的卫生机构还包括议会的卫生服务委员会、妇幼委员会以及其他健康问题相关的委员会。

乌克兰私人卫生服务机构的总数约为 1000~3500 个,有执照可以独立行医的个人约有3 万名。大多数民营卫生服务机构容量有限,为人群提供卫生服务的作用并不明显,总体来说不足 1%。

2. 卫生体制改革　乌克兰卫生体制改革的主要特点是把公立医疗机构的筹资和管理功能授权给地方行政机关,并且增加了地方政府提供卫生服务的责任。

乌克兰的卫生体制改革具体体现在以下方面:

(1) 法律的制定:1992 年的《乌克兰卫生服务立法原则》是奠定乌克兰卫生政策基础的主要法律,决定了公民卫生服务和健康保护的权利和义务、健康保护的基本原则及开发和执行国家卫生政策的方法。随后乌克兰通过了一系列有关献血、镇静剂、精神类药品、医疗、保险法、艾滋病防治、招标、结核病控制等法律。

(2) 卫生服务筹资方面:卫生部门的筹资很大程度上依据服务容量而不是服务绩效,基本上由中央和地方财政承担筹资责任。乌克兰卫生服务筹资的主要来源是税收,还包括自愿捐赠、疾病基金、按服务项目付费、自愿缴费和自愿健康保险等,以及外部资金来源,如联合国相关机构、欧盟和其他国家(主要是加拿大、德国、瑞士和美国)的捐赠。非税收部分只占卫生服务筹资总额的很小一部分,对卫生服务开支的影响非常有限。

(3) 卫生资源配置方面:在卫生资源配置改革方面,乌克兰专注于减少医院床位数和实现住院服务机构网络的现代化。现有的医疗卫生制度鼓励医疗机构增加挂号和住院的人次,导致公共资源和人力资源的无效利用。在对卫生体制进行改革的同时,政府和卫生部也在采取措施提高卫生服务的质量,主要措施是对卫生服务机构进行注册和认证。

(4) 卫生服务提供方面:州级卫生行政机构负责制订各地区医院床位总数。目前的卫生服务供给机制既不能反映人民群众的卫生服务需求,也不能体现各州卫生服务的特色;同时没有相应的机制激励医疗机构提供合理的低成本服务。

2002 年,乌克兰政府通过了"为乌克兰公民提供国家保障的免费卫生服务"项目,制定了国家和社区卫生服务机构提供免费服务的目录,规定了免费服务的服务量标准。

(5) 卫生服务费用方面:尽管乌克兰宪法规定,本国公民可享受免费的医疗卫生服务,但公共资金的短缺,导致医疗卫生机构越来越多地向患者收费,费用通常伪装成"捐赠"或"自愿缴费"。患者还需支付国家免费医疗未覆盖部分的费用,包括药品、医疗器械和医院食品等费用。在乌克兰,自愿性质的商业健康保险在卫生服务费用中的比例很低。

三、传染病监测系统

传染病监测主要由国家卫生与流行病学服务中心负责,该中心由国家财政拨款,独立于地方政府。中心下设 816 个卫生与流行病学服务站,包括农村服务站、市级和区级服务站、区域和国家服务站、一个消毒站、一个鼠疫防控站。服务站的实验室能够采用理化和微生物分析的方法,进行传染病的检测和分析。传染病的流行病学监测工作由国家卫生与流行病学服务中心的流行病学部负责开展。

四、主要传染病

1. 肠道传染病

(1) 脊髓灰质炎：乌克兰的脊髓灰质炎疫苗覆盖率低，脊髓灰质炎发病风险较高。2014年，乌克兰儿童的脊髓灰质炎疫苗全程接种率仅 50%，低于欧洲地区的接种率（95%）；2015年，乌克兰 <1 岁儿童的脊髓灰质炎疫苗接种率仅为 14%。2015 年 8 月，乌克兰报告脊髓灰质炎 2 例，分别为西南部地区的 10 月龄和 4 岁的儿童。

(2) 霍乱：乌克兰不是霍乱的主要流行国家，少见霍乱暴发。2011 年 5—7 月，马里乌波尔市发生一起霍乱暴发疫情，报告 33 例霍乱病例和 25 例携带者。病原体是霍乱弧菌 2011EL-301，是从俄罗斯塔甘罗格市的海水中分离出来的。

(3) 甲型肝炎：在乌克兰，中老年人的甲型肝炎的发病率高于年轻人。基辅 1~85 岁人群的甲型肝炎抗体阳性率为 31.9%。其中，>50 岁人群的阳性率为 81.7%，<50 岁人群的阳性率低于 50%；1~5 岁人群的阳性率为 9.2%，<2 岁人群的阳性率为 0。在 5~11 岁儿童中，低收入家庭［<150 美元/（月·人）］儿童的甲型肝炎抗体阳性率（11.1%）约为中高收入家庭儿童（6.3%）的 2 倍。

乌克兰多个海港城市的调查显示，6.93% 的海水样本中检出甲型肝炎病毒，3.9%~4.9% 的德涅斯特河及其支流的河水样本中检出甲型肝炎病毒；1994—2004 年，乌克兰饮用水中的甲型肝炎病毒检出率从 52.6% 降低到 0.59%。

2003 年 6 月，卢甘斯克州苏霍多利斯克市暴发甲型肝炎疫情。截至 6 月 27 日，确诊甲型肝炎 275 例，其中儿童 91 例。甲型肝炎暴发的原因是地下水位升高后局部饮用水供水管道和污水排水管道破裂，饮用水遭到污染。

(4) 伤寒：1992—1994 年，乌克兰东部的卢甘斯克州报告一起伤寒疫情，共报告伤寒 77 例。在乌克兰，伤寒病例临床症状的严重程度与季节有关。成年人临床症状由重到轻的发病季节是春季 > 秋季 > 夏季 > 冬季；儿童临床症状由重到轻的发病季节是春季 > 夏季 > 秋季 > 冬季。

(5) 细菌性痢疾和食物中毒：在乌克兰东北部地区，细菌性痢疾和食物中毒的年报告发病率为 159.8/10 万 ~193.6/10 万。

2. 呼吸道及密切接触传播疾病

(1) 麻疹：乌克兰是全球重要的麻疹流行区，曾发生多起麻疹暴发疫情。2005 年 9 月至 2006 年 6 月，乌克兰暴发麻疹疫情，报告超过 5 万例麻疹，死亡 4 人，15~29 岁病例占 60%。2013 年报告麻疹 3308 例，居欧洲第 3 位，占欧洲麻疹病例的 10%；发病率为 73.1/10 万，居欧洲第 4 位。2005—2015 年，乌克兰麻疹报告病例数分别为 2392 例、42 724 例、1005 例、48 例、未报告、39 例、1333 例、12 746 例、3308 例、未报告和 105 例。

2013 年，乌克兰 1~4 岁、5~9 岁年龄组的麻疹病例数最多，分别占总病例数的 24% 和 21%。

(2) 风疹：2012 年，乌克兰报告风疹 1952 例，发病率为 42.9/10 万，发病数和发病率均居欧洲第 3 位；2013 年报告风疹 9 例，发病率为 0.2/10 万。2005—2015 年，乌克兰风疹报告发病数分别为 22 248 例、15 106 例、5822 例、3495 例、未报告、2333 例、3667 例、1952 例、9 例、未报告和 248 例。

(3) 白喉：1991 年之前的几十年，乌克兰白喉处于散发状态，每年报告病例低于 40 例；

1991 年开始,乌克兰的白喉发病率迅速升高,基辅、利沃夫和敖德萨是白喉发病率升高最快的地区;1993 年,白喉已蔓延至乌克兰超过 50% 的州(省);1995 年,乌克兰白喉发病率达到最高峰,所有地区均有白喉病例报告,报告白喉超过 5000 例,死亡超过 200 人。白喉病例中,16~59 岁成年人超过 80%(表 7-1)。1993 年,乌克兰政府发起了一项儿童和易感成年人的补充免疫计划;1995 年,再次实施大规模的补充免疫,以遏制白喉的迅速蔓延;1996 年,乌克兰的白喉病例数开始减少并得到控制。乌克兰不同年份儿童百白破接种计划见表 7-2。

表 7-1　1992—1997 年乌克兰各年龄人群的白喉发病和死亡情况

年龄组 / 岁	发病数 / 例	发病率 /100 000^{-1}	死亡数 / 例	病死率 /%
0~2	353	3.0	24	6.7
3~6	989	5.4	68	6.8
7~14	2091	5.7	103	4.9
15~17	1378	10.3	22	1.6
18~29	3931	7.8	46	1.2
30~39	3340	7.1	91	2.7
40~49	3763	10.5	212	5.6
50~59	1203	3.0	70	5.8
60~69	339	0.6	10	2.9
合计	17 387	5.5	646	3.7

表 7-2　乌克兰儿童百白破疫苗接种月龄

	推荐接种年龄		
	1986 年	1992 年	1996 年
DTP1	3~4 个月	3~4 个月	3 个月
DTP2	4~5 个月	4~5 个月	4 个月
DTP3	5~6 个月	5~6 个月	5 个月
DTP4	DTP3 后 18~24 个月	DTP3 后 18~24 个月	18 个月
DTP5	9 岁	6 岁	6 岁
Td	14~16 岁	11 岁	11 岁
Td		14~15 岁	14 岁
Td			18 岁

2000—2009 年,乌克兰共报告白喉 1533 例,占同期欧洲白喉病例数的 22%,发病率为 3.3/10 万。2010 年,乌克兰第 3 剂百白破疫苗的接种率超过 94%。2011 年起,乌克兰的白喉报告发病数降至个位数,2015 年仅有 2 例白喉病例。

(4) 百日咳:2005—2015 年,乌克兰百日咳报告发病数分别为 1518 例、2459 例、2198 例、1025 例、未报告、1067 例、2937 例、2286 例、未报告、未报告和 2426 例。

（5）流行性腮腺炎：2000—2002 年，乌克兰西部的利沃夫省暴发流行性腮腺炎，共报告流行性腮腺炎 10 894 例，大部分病例年龄超过 7 岁，冬春季的发病数显著高于夏秋季；重症入院病例 367 例，占全部病例的 3.4%，大部分重症病例是男性，年龄超过 14 岁。重症入院病例中，45.8% 的接种了第 1 剂流行性腮腺炎疫苗，15.9% 的未接种，38.1% 的不清楚接种史。疫情的主要原因是乌克兰疫苗短缺、使用 Leningrad-3 株疫苗。疫情发生后，改用 Jeryl-Lynn 株疫苗，流行性腮腺炎疫情得到有效控制，发病数显著降低。

2005—2015 年，乌克兰流行性腮腺炎报告病例数分别为 3776 例、3726 例、2921 例、1985 例、未报告、951 例、955 例、799 例、未报告、未报告和 461 例。

（6）肺结核：2006—2015 年，乌克兰肺结核报告病例数分别为 14 206 例、11 208 例、14 574 例、13 632 例、9976 例、10 502 例、11 030 例、16 125 例、14 242 例和 14 175 例。近年来，乌克兰的肺结核发病率、死亡率总体呈下降趋势。2015 年，各年龄段的男性肺结核发病率均高于女性。

（7）流感：乌克兰主要流行甲型和乙型流感，甲型流感病毒是 H1N1pdm09 型，乙型流感病毒是维多利亚型和Ⅲ型（表 7-3）。2009/2010 年、2011/2012 年，乌克兰流感患者以甲型流感病毒感染为主；2010/2011 年，以乙型流感病毒感染为主（表 7-4）。2000—2012 年，一项研究调查了乌克兰 1389 例流感患者，其中 1071 例感染甲型流感病毒，318 例感染乙型流感病毒。

2015 年 9 月至 2016 年 2 月，乌克兰暴发流感疫情，波及 24 个行政区，疫情最严重的地区是罗夫诺州；380 万人感染，占乌克兰人口的 9.6%，死亡 329 人。流感疫情最严重的年份是 2010 年和 2011 年，分别造成 282 人和 91 人死亡。

表 7-3　2004—2007、2010、2012 年乌克兰乙型流感病毒和各亚型的构成比

年份	乙型流感病毒 /%	乙型流感病毒	
		维多利亚型 /%	山型 /%
2004	86.0	0.0	100.0
2005	30.0	100.0	0.0
2006	25.7	100.0	0.0
2007	27.9	17.4	82.6
2010	67.5	100.0	0.0
2012	20.8	0.0	100.0

表 7-4　2009—2012 年乌克兰流感病例的病毒分型结果 / 例

年	病例数	甲型	甲型 H1N1 pdm09	甲型 H3N2	乙型
2009/2010	731	672	666	0	59
2010/2011	490	219	200	5	271
2011/2012	188	179	0	171	6

（8）禽流感：2006 年 3 月至 2008 年 11 月，在克里米亚的野鸭、野兔和白眉鸭中分离出 20 种禽流感病毒，均为低致病性禽流感病毒，分别是 H3N1（2 种）、H3N6（3 种）、H3N8（4 种）、

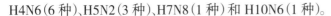

H4N6（6 种）、H5N2（3 种）、H7N8（1 种）和 H10N6（1 种）。

2010—2011 年，在乌克兰亚速海 - 黑海盆地，从 66 种野鸟的 3634 个样本中分离出 67 种禽流感病毒。在秋季鸟类迁徙期收集的样本中，分离出 19 种禽流感病毒，其中 14 种是低致病性禽流感病毒；在冬季收集的样本中，分离出 45 种禽流感病毒，其中 36 种是低致病性禽流感病毒；在春季鸟类筑巢期收集的样本中，分离出 3 种禽流感病毒。

3. 虫媒及自然疫源性疾病

（1）鼠疫：乌克兰是鼠疫的自然疫源地，但是近年来无鼠疫病例报告。

（2）炭疽：乌克兰时常暴发炭疽疫情，多数疫情发生于牲畜和野生动物中，偶见人感染炭疽病例。2001 年 8 月，基辅州亚戈京地区的两个村庄暴发了炭疽疫情，牛、羊等家畜染病后被屠宰处理，有 7 人确诊感染炭疽；在乌克兰西部的罗夫诺州和东南部的扎波罗热州也出现炭疽疫情，两个州各报告 1 例炭疽病例。2012 年 8 月，乌克兰南部地区报告了首例家犬感染炭疽。

（3）狂犬病：乌克兰人感染狂犬病的病例较少，狂犬病病毒多存在于宿主动物中。乌克兰狂犬病的宿主动物是犬类和狐狸，传播媒介是犬类和猫。2000—2009 年，乌克兰共报告狂犬病 29 例，其中 12 例经猫传播，占所有病例数的 41.4%。2009 年，乌克兰报告狂犬病 6 例，报告发病率为 0.013/10 万。

乌克兰采取"接触后预防"的预防策略，即当人群被犬类或猫咬伤、抓伤时，即注射狂犬病疫苗。2009 年，2.1 万人接种了狂犬病疫苗，接种率为 46.1/10 万。

（4）丝虫病：近年来，全球的丝虫病病例多来自俄罗斯和乌克兰。1975 年起，乌克兰将丝虫病纳入法定报告传染病。截至 2012 年，共报告丝虫病 1533 例，其中 1997—2012 年报告 1465 例。乌克兰全境均有丝虫病报告，主要高发于基辅、顿涅茨克、扎波罗热、第聂伯罗彼得罗夫斯克、赫尔松和切尔尼戈夫。1997—2002 年，丝虫病发病率最高的是赫尔松，报告发病率为 9.79/10 万；发病率最低的是西部地区，报告发病率为 0.07/10 万 ~1.68/10 万。11 月龄至 90 岁人群均有发病，但多数病例是 21~40 岁的成年人。病变部位主要是头部、结膜下组织、眼周，也可见于四肢、躯干、男性生殖器和女性乳腺。病原体主要是匐行恶丝虫。

（5）克里米亚 - 刚果出血热：在乌克兰，森林、森林 - 草原地带是克里米亚 - 刚果出血热的自然疫源地，空气湿度越高，越适宜克里米亚 - 刚果出血热传播。2010 年以来，乌克兰没有克里米亚 - 刚果出血热病例报告。

（6）森林脑炎：在乌克兰的森林 - 草原地带，春、夏、秋季 23.6% 的发热病例是由于感染了虫媒病毒，其中约 1/4 是森林脑炎病例。

在克里米亚地区，森林脑炎主要经篦子硬蜱传播，另外网纹革蜱、边缘革蜱、边缘璃眼蜱也能传播森林脑炎；疫源地主要为克里米亚山区的丛林地带，与篦子硬蜱的分布一致；在上述区域中，13.9% 的居民检出森林脑炎的特异性抗体。

（7）利什曼原虫病：乌克兰不是利什曼原虫病的疫区，少见利什曼原虫病报道。2010 年，一名 8 个月大的男婴感染内脏利什曼原虫病（又称黑热病）。该婴儿的母亲怀孕期间在西班牙工作，孕 28~32 周在西班牙接受利什曼原虫病治疗，孕 36 周时在乌克兰剖宫产生下该婴儿。

4. 血液和性传播疾病

（1）艾滋病：据 WHO 统计，乌克兰是欧洲感染 HIV 人数相对较多的国家。截至 2010 年

9 月,乌克兰 HIV 感染者达 176 380 例(图 7-1);2009 年,乌克兰成人 HIV 感染率约为 1.1%
(1.0%~1.3%);2006 年 HIV 感染人数较前一年增长了 16.8%,2009 年增长了 5.7%。

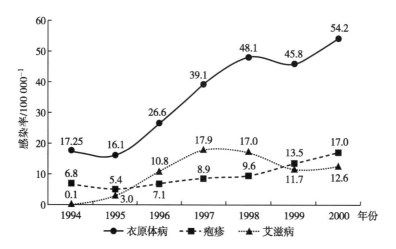

图 7-1　1994—2000 年乌克兰 HIV、衣原体、生殖器疱疹病毒的感染率

　　乌克兰 HIV 感染的人群主要为注射毒品者、性工作者、流浪儿童、男男同性恋等。据
WHO 估计,乌克兰注射毒品的人数约为 23 万 ~36.9 万,其中 39%~50% 感染了 HIV。注射
毒品的性工作者 HIV 感染率为 43%,未注射毒品的性工作者的感染率为 8.5%。在乌克兰,
20% 的性工作者年龄低于 19 岁,15~19 岁性工作者 HIV 感染率为 19%。在基辅和敖德萨,
流浪儿童的 HIV 感染率高达 28%。男男同性恋人群的 HIV 感染率约为 4%(基辅)~23%(敖
德萨)。

　　由于政府投入不足、药物短缺等原因,乌克兰的艾滋病防治工作不力,许多患者得不到有
效治疗,仅 32.9% 感染者得到药物治疗。乌克兰是全球艾滋病防治率最低的国家之一。乌克
兰防治艾滋病的资金主要来源于"全球基金艾滋病项目",该项目第一轮和第六轮分别在乌
克兰投入 2335.4 万美元和 13 153.7 万美元,占 2004—2008 年全国总投入的 72.2%。

　　(2) 梅毒:20 世纪 90 年代以来,乌克兰的梅毒感染率迅速升高,1996 年感染率最高,为
150.8/10 万,此后感染率迅速降低(图 7-2)。在乌克兰,梅毒的地区分布不均衡。梅毒感染
者多为 <30 岁人群,其中 1995 年 <14 岁人群的感染率为 3.5/10 万,14~17 岁人群的感染率
为 170.1/10 万;15~20 岁女性的感染率是男性的 5 倍(图 7-3);1996 年,16~18 岁女性的感染
率为 63.3/10 万;孕妇的梅毒感染率处于较高水平,1994 年、1997 年、2000 年乌克兰孕妇的
梅毒感染率分别为 143.3/10 万、665.8/10 万和 330.4/10 万;新生儿感染梅毒的情况较为严重,
1993~2000 年,乌克兰感染梅毒的新生儿数分别为 7 例、14 例、35 例、71 例、83 例、79 例、71
例和 63 例。

　　(3) 淋病:从 20 世纪 90 年代中期开始,乌克兰的淋病感染率缓慢下降(图 7-2)。2000 年,
乌克兰淋病感染率降至 52.7/10 万。1996 年,16~18 岁女性的感染率为 73.3/10 万。研究认为,
由于该阶段较多医生开始私人行医,发现淋病感染者后没有上报,导致乌克兰淋病感染率被
严重低估。

　　(4) 乙型肝炎:乌克兰普通人群的乙肝表面抗原阳性率为 1.3%;2010 年和 2012 年,乌克

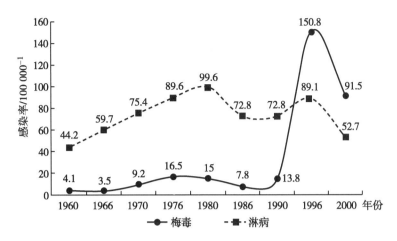

图 7-2　1960—2000 年乌克兰梅毒和淋病的感染率

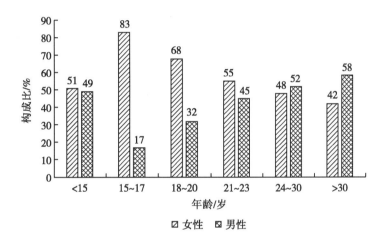

图 7-3　1995—2000 年乌克兰不同年龄梅毒感染者的性别构成

兰献血人群的乙肝表面抗原阳性率分别是 690.4/10 万和 546.6/10 万,表面抗体阳性率分别是 747/10 万和 672.5/10 万。在乌克兰北部地区的寄宿学校,儿童的乙肝表面抗原阳性率为 8.3%±0.5%,高于同一地区普通儿童的平均水平(1.6%±0.5%)。乌克兰监狱囚犯的乙肝表面抗原阳性率为 5.2%(3.3%~7.2%)。

(5) 丙型肝炎:乌克兰约有 100 万人感染丙型肝炎病毒(HCV),普通人群 HCV 感染率为 3.6%。毒品注射人群的 HCV 感染率为 73.0%,HIV/HCV 联合感染率为 12.1%。2010 年和 2012 年,乌克兰献血人群的 HCV 感染率分别为 1498.1/10 万和 1207.71/10 万。在乌克兰北部地区的寄宿学校,儿童的 HCV 感染率为 1.4%±0.6%,高于同一地区普通儿童的 HCV 感染率(0.5%±0.3%)。乌克兰监狱囚犯的 HCV 感染率为 60.2%(55.1%~65.4%)。

五、风险评估

1. 甲型肝炎　乌克兰是甲型肝炎流行区,近年数据显示乌克兰甲型肝炎疫情已明显下降,偶见甲型肝炎暴发疫情,但多个海港城市的海水样本、多个河流的河水样本以及饮用水

中仍可检出甲型肝炎病毒。建议赴乌旅行人员要事先了解目的地近期消化道传染病的流行情况,注重饮食和饮水卫生,勤洗手,勿饮用来源不明的水或含冰饮料,不食用未彻底煮熟的食物,尤其是贝壳类水产,或没有经过煮熟的青菜和已切开的瓜果。如旅行、居住与工作所在区域的食品和饮用水卫生条件较差,发生感染的风险较大,建议出行前接种甲型肝炎疫苗。

2. 风疹、肺结核　乌克兰的风疹、肺结核发病率较高,赴乌旅行人员存在感染风疹、肺结核的风险。建议前往拥挤的医院、监狱、无家可归者收容所等容易发生风疹、肺结核暴发的人口密集的密闭场所时,佩戴口罩。赴乌克兰前未接种风疹疫苗者应考虑接种风疹疫苗。

3. 鼠疫　乌克兰是鼠疫的自然疫源地,但近年来未见鼠疫病例报告。赴乌旅行人员感染鼠疫的风险较低。鼠疫的疫源地主要分布于高山、平原、草原地带。前往上述地区的人员,应避免接触鼠类、旱獭等野生动物。野外工作人员应做好个人防护,营区灭鼠、防蚤。

4. 狂犬病　乌克兰人感染狂犬病的病例较少,赴乌旅行人员感染狂犬病的风险较低。由于狂犬病的病死率高达100%,建议赴乌旅行人员避免被犬、猫等动物抓伤和咬伤。一旦被咬伤或抓伤,要立即用20%的肥皂水反复冲洗伤口,伤口较深者需用导管伸入,以肥皂水持续灌注清洗,并立即注射狂犬病疫苗。

5. 森林脑炎　乌克兰是森林脑炎的重要疫区,病例主要分布于森林-草原地带。赴乌旅行人员感染森林脑炎的风险较低。建议旅行人员避免蜱叮咬。赴乌从事野外作业时,感染森林脑炎的风险较高,需做好职业防护,如穿戴"五紧"防护服和高筒靴、头戴防虫罩,使用含20%~30%避蚊胺的驱虫剂喷洒在皮肤/衣物上,或使用0.5%氯菊酯喷洒在衣物上。

6. 艾滋病、梅毒、淋病　乌克兰的HIV、梅毒、淋病感染率处于较高水平,赴乌克兰人员应避免不安全的性行为。

参考文献

1. 中国外交部网站. 乌克兰国家概况. http://www.fmprc.gov.cn/web/gjhdq_676201/gj_676203/oz_678770/1206_679786/1206x0_679788/.

2. 世界卫生组织. 乌克兰国家概况. http://www.who.int/countries/ukr/en/.

3. 汪文新,许静,樊宏,等. 乌克兰卫生体制改革概况. 中国社会医学杂志,2009,26(2):82-84.

4. Lekhan V,Rudiy V,Richardson E. Ukraine:Health system review. Health Systems in Transition,2010,12(8):1.

5. Bagcchi S. Inadequate vaccine coverage fuelspolio outbreak in Ukraine.Lancet Infect Dis,2015,15(11):1268-1269.

6. WHO vaccine-preventable diseases:monitoring system. 2016 global summary Incidence time series for Ukraine(UKR). http://apps.who.int/immunization_monitoring/globalsummary/incidences? c=UKR WHO. Emergencies,preparedness,response. Circulating vaccine-derivedpoliovirus-Ukraine. http://www.who.int/csr/don/01-september-2015-polio/en/.

7. Kuleshov KV,Kostikova A,Pisarenko SV,et al. Comparative genomic analysis of two isolates of Vibrio cholerae O1 Ogawa El Tor isolated during outbreak in Mariupol in 2011.Infect Genet Evol,2016,44:471-478.

8. Moisseeva AV,Marichev IL,Biloschitchkay NA,et al. Hepatitis Aseroprevalence in children and adults in Kiev City,Ukraine.J Viral Hepat,2008,Suppl 2:43-46.

9. Vasil'ev KG, Kozinshkurt EV, Mokienko AV. The evaluation of contamination of water objects with hepatitis Avirus (HAV) and the impact of HAV on morbidity trends in large seaports of the Ukraine. Gig Sanit, 2006, (4): 25-27.

10. 新华网. 乌克兰卢甘斯克州流行甲肝,累计患者达 429 人. http://news.xinhuanet.com/world/2003-06/27/content_942425.htm

11. Khomutianskaia NI. The characteristics of the course oftyphoid fever during the epidemic outbreak in Lugansk. Lik Sprava, 1998, (2): 116-118.

12. Zinchuk OM. The seasonal characteristics of the course of abdominal typhus. Lik Sprava, 1997, (5): 155-157.

13. Malysh NG, Chemych ND, Zaritsky AM. Incidence, predisposing risk factors for the development and spreading of acute intestinal infections in the north-eastern. Gig Sanit, 2016, 95 (3): 287-292.

14. Velicko I, Müller LL, Pebody R, et al. Nationwide measles epidemic in Ukraine: the effect of low vaccine effectiveness. Vaccine, 2008, 26 (52): 6980-6985.

15. Muscat M, Shefer A, Ben Mamou M, et al. The state of measles and rubella in the WHO European Region, 2013. Clin Microbiol Infect, 2014, Suppl 5: 12-18.

16. Nekrassova LS, Chudnaya LM, Marievski VF, et al. Epidemic diphtheria in Ukraine, 1991-1997. J Infect Dis, 2000, Suppl 1: S35-40.

17. de Figueiredo A, Johnston IG, Smith DM, et al. Forecasted trends in vaccination coverage and correlations with socioeconomic factors: a global time-series analysis over 30 years. Lancet Glob Health, 2016, 4 (10): e726-735.

18. Wagner KS, White JM, Lucenko I, et al. Diphtheria Surveillance Network. Diphtheriain the postepidemic period, Europe, 2000-2009. Emerg Infect Dis, 2012, 18 (2): 217-225.

19. Hrynash Y, Nadraga A, Dasho M. Effectiveness of a vaccination program against mumps in Ukraine. Eur J Clin Microbiol Infect Dis, 2008, 27 (12): 1171-1176.

20. http://www.who.int/tb/country/data/profiles/en/.

21. Caini S, Huang QS, Ciblak MA, et al. Global influenza B study. Epidemiological and virological characteristics of influenza B: results of the Global Influenza B Study. Influenza Other Respir Viruses, 2015, Suppl1: 3-12.

22. 乌克兰宣布流感疫情结束. http://www.toutiao.com/i6254536574013276673/

23. Kulak MV, Ilinykh FA, Zaykovskaya AV, et al. Surveillance and identification ofinfluenzaA viruses in wild aquatic birds in the Crimea, Ukraine (2006-2008). Avian Dis, 2010, 54 (3): 1086-1090.

24. Muzyka D, Pantin-Jackwood M, Spackman E, et al. Avian influenza virus wild bird surveillance in the Azov and Black Sea regions of Ukraine (2010-2011). Avian Dis, 2012, (4 Suppl): 1010-1016.

25. 乌克兰暴发多起炭疽病. http://www.people.com.cn/GB/guoji/22/84/20010818/538252.html

26. Blackburn JK, Skrypnyk A, Bagamian KH, et al. Anthraxin a backyard domestic dog in Ukraine: a case report. Vector Borne Zoonotic Dis, 2014, 14 (8): 615-617.

27. Aylan O, El-Sayed A F M, Farahtaj F, et al. Report of the first meeting of the Middle East and eastern Europe Rabies Expert Bureau, Istanbul, Turkey (June 8-9, 2010). Advances in Preventive Medicine, 2011, 2011: 1-4.

28. Sałamatin RV, Pavlikovska TM, Sagach OS, et al. Human dirofilariasis due to dirofilaria repens in Ukraine, an emergent zoonosis: epidemiological report of 1465 cases. Acta Parasitol, 2013, 58 (4): 592-598.

29. Kovalenko IS, Khaĭtovich AB, Kir'iakova LS. Characterization of the natural foci of Congo-Crimean hemorrhagic feveron the territory of Ukraine. Zh Mikrobiol Epidemiol Immunobiol, 2006, (6): 54-56.

30. Lozyns'kyĭ IM, Vynohrad IA. Arboviruses and arbovirus infections inthe forest steppe zone of Ukraine. Mikrobiol Z, 1998, 60 (2): 49-60.

31. Evstaf'ev IL. Results of the 20-year study of tick-borne encephalitis in Crimea. Zh Mikrobiol Epidemiol Immunobiol, 2001, (2): 111-114.

32. Zinchuk A, Nadraga A. Congenitalvisceral leishmaniasis in Ukraine: case report.Ann Trop Paediatr,2010,30 (2):161-164.

33. Spicer N, Bogdan D, Brugha R, Harmer A, Murzalieva G, Semigina T. 'It's risky to walk in the city with syringes': understanding access to HIV/AIDS services for injecting drug users in the former Soviet Union countries of Ukraine and Kyrgyzstan. Global Health,2011,7:22.

34. Mavrov GI, Bondarenko GM. The evolution of sexually transmitted infections in the Ukraine. Sex Transm Infect, 2002,78(3):219-221.

35. Tolstanov OK, Novak LV, Chuhriiev AN, et al. The results of screening of donated blood in the Ukraine the presence of markers hemotransmisyvnyh infections in 2010-2012 years.Lik Sprava,2014,(9-10):152-158.

36. Schastnyĭ EI, Muliar IS, Kuzin SN, et al. The risk of becoming infected with hepatitis B and C viruses in the pupils of children's boarding schools.Zh Mikrobiol Epidemiol Immunobiol,1996,(2):29-32.

37. Azbel L, Wickersham JA, Grishaev Y, et al. Burden of infectious diseases, substance use disorders, and mental illness among Ukrainian prisoners transitioning to the community. PLoS One,2013,8(3):e59643.

38. Hope VD, Eramova I, Capurro D, et al. Prevalence and estimation of hepatitis B and C infections in the WHO European Region: a review of data focusing on the countries outside the European Union and the European Free Trade Association.Epidemiol Infect,2014,142(2):270-286.

39. Luhmann N, Champagnat J, Golovin S, et al.Access to hepatitis C treatment for people who inject drugs inlow and middle income settings: evidence from 5 countries in Eastern Europe and Asia.Int J Drug Policy,2015,26 (11):1081-1087.

第二节　俄　罗　斯

一、国家概况

俄罗斯联邦(Russian Federation),简称俄罗斯,横跨欧亚大陆,东西最长9000km,南北最宽4000km。邻国西北面有挪威、芬兰,西面有爱沙尼亚、拉脱维亚、立陶宛、波兰、白俄罗斯,西南面是乌克兰,南面有格鲁吉亚、阿塞拜疆、哈萨克斯坦,东南面有中国、蒙古和朝鲜。东面与日本和美国隔海相望。面积为1709.82万km²,海岸线长33 807km。大部分地区处于北温带,以大陆性气候为主,温差普遍较大,1月气温为-40~-5℃,7月气温为11~27℃。年平均降水量为150~1000mm。

俄罗斯联邦由85个联邦主体组成,包括22个共和国、9个边疆区、46个州、3个联邦直辖市、1个自治州、4个民族自治区。有194个民族,其中俄罗斯族占77.7%,主要少数民族有鞑靼、乌克兰、巴什基尔、楚瓦什、车臣、亚美尼亚、阿瓦尔、摩尔多瓦、哈萨克、阿塞拜疆、白俄罗斯等族。俄语是官方语言,各共和国有权规定自己的国语,并在该共和国境内与俄语一起使用。主要宗教为东正教,其次为伊斯兰教。

近年来,俄罗斯经济持续下滑,2015年GDP约合1.02万亿美元,同比下降3.7%,以美元计算的外贸额下降34.3%。预算赤字约占GDP的4%,通胀率12.9%,卢布兑美元汇率下降了24%。

据WHO统计,2013年总人口数为1.43亿,其中<15岁儿童占16%,>60岁占19%,年龄中位数为38岁。城市人口数占74%,总和生育率为1.5,活产数168.6万,死亡211.4万人,出生登记和死因登记覆盖率均为100%,男女期望寿命分别为65岁和76岁。人均卫生总支

出约 1836 美元,卫生总支出占 GDP 的 7.1%。

二、卫生体系

1. 卫生行政系统　俄罗斯实行联邦民主制,卫生服务由政府主导。联邦卫生部、州级卫生厅和地市卫生局分别接受同级政府领导。卫生部主要负责医疗、防疫、食品药品和医疗保险管理等。联邦卫生部下属机构中的消费者权益保护和社会福利监督局、卫生和社会发展监督局、医疗与生物局实行垂直管理,在地方设有分支机构或办事处。卫生和社会发展监督局负责医疗机构登记注册、医疗质量控制与管理、医药考试的组织和管理、医疗新技术管理、药品审批准入等。

财政部、经济发展部分别负责政府投入和国家项目实施。总统、议会和政府设有相应部门,负责协调与卫生相关的工作。俄罗斯医学科学院独立于卫生部之外运行,负责医学研究工作。

俄罗斯有医学会、医师协会、循证医学专家学会和药学研究会等组织。俄罗斯医学会负责研究医疗和卫生政策方面的问题,并提出相关建议,覆盖了医务人员培训、认证和考核,以及医疗标准制定和医疗质量保障等方面。

2. 医院系统

(1) 医疗机构管理:俄罗斯医疗机构管理法律法规等由卫生部制定,联邦政府批准,俄罗斯联邦卫生和社会发展监督局执行。俄罗斯的医院实行院长负责制。俄罗斯联邦按照地域面积、服务人口数和医疗服务需求,规划设置医疗机构,包括门诊部联合诊所和各级医院,地市级以上的城市设有传染病、精神病等专科医院。俄罗斯联邦对医疗机构实行准入制管理,由俄罗斯联邦卫生和社会发展监督局统一颁发为期 5 年的许可证。俄罗斯医疗服务体系实行分级医疗和双向转诊,但各地区执行情况不尽相同。俄罗斯政府建立国家卫生发展重点专项,并对高新医疗技术研发予以大力支持。

(2) 医疗质量与医疗安全管理:俄罗斯医疗服务监管主要由政府、强制性医疗保险基金会、行业组织和社会监督组成。各级卫生行政部门、俄罗斯联邦卫生和社会发展监督局及其分支机构依据联邦法令进行监督管理,对医疗机构人员、设备和建筑进行评定,评价医疗服务质量与医疗安全。强制性医疗保险基金会和保险公司对强制医疗保险下的医疗服务数量、质量进行监督、评估和调控。行业协会积极推进医疗行业自律。此外,还有公众咨询组织发挥社会监督作用。

(3) 医务人员管理:大多数医学院设临床医学、儿科、口腔医学等专业。俄罗斯规定,获得医学或药学文凭的医学毕业生,可以从事临床岗位工作。医学生毕业后,需接受 2 年住院医师规范化培训,之后成为全科医师或专科医师。1992 年,俄罗斯开始推行全科制度,2008年俄罗斯只有 7930 名全科医师,仅占初级保健医生总数的 11%,原因是初级保健医生向全科医师转岗培训力度不足。

(4) 医疗服务体系:近年来,俄罗斯致力于医疗服务体系结构优化和布局调整,经过重新评价和考核,关闭了绝大多数农村地区规模较小(平均 30 张病床)、条件相对落后的医院和联合诊所。医院数量从 1995 年的 12 100 家减少到 2009 年的 6500 家,医院床位数由 185 万张减少到137 万张,每千人口床位数由 12.6 张降低到 9.7 张,每千人口医师数由 4.44 人增加到 5.01 人。

俄罗斯医疗服务体系以公立医疗机构为主。公立医疗机构包括卫生系统所属医疗机构和其他部委设置的医疗机构。俄罗斯私立医疗机构以诊所为主,私立医院数量少、医疗服务

能力低。2008 年,俄罗斯共有 124 所私立医院,占全国医院总数的 1.89%;私立医院床位数 3900 张,占全国床位总数的 0.28%;私立诊所 2432 个,占全国诊所总数的 19.81%。

三、传染病监测系统

俄罗斯国家卫生防疫监督委员会负责全国的传染病监测,该委员会是俄罗斯联邦政府的组成部分,是联邦居民卫生防疫安全保障的主管部门。同时在共和国、边区、省、莫斯科、圣彼得堡市设立国家卫生防疫监督中心、区域的专业化的国家卫生防疫监督中心、科研和教学部门。对居民健康状况进行社会 - 卫生监测是各级卫生防疫部门的常规工作之一,主要工作包括观察和评价居民的健康状况、监测传染病和非传染病的患病率、阐明影响人体健康的危险因素、研究居民健康的动态预测、确定疾病预防的重点。

四、主要传染病

1. 肠道传染病

(1) 脊髓灰质炎:2002 年 WHO 证实俄罗斯消灭脊髓灰质炎。但是,2010 年俄罗斯报告脊髓灰质炎 14 例,首发病例是从塔吉克斯坦到俄罗斯的婴儿。2011 年至今,俄罗斯无脊髓灰质炎报告病例。

(2) 霍乱:近年来,俄罗斯少见霍乱暴发,2001 年在喀山 52 名游泳儿童感染霍乱,原因是排水主管道事故造成污水流入水库。

(3) 甲型肝炎:近年来,俄罗斯甲型肝炎发病率整体呈下降趋势,从 1990 年的 204.3/10 万降至 2007 年的 10.2/10 万(图 7-4);但地区分布不均衡,西北地区的普斯科夫州、诺夫哥罗德、圣彼得堡、卡累利阿共和国的甲型肝炎发病率较高;儿童的甲型肝炎发病率显著高于成年人(图 7-5)。2004 年在圣彼得堡,80.6% 的急性甲型肝炎患者同时患有慢性乙型肝炎或丙型肝炎,19.4% 的急性甲型肝炎患者同时患有急性乙型肝炎或丙型肝炎。

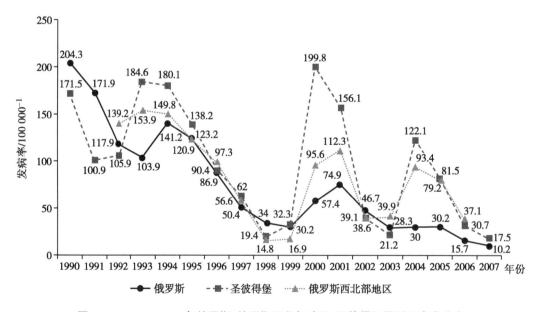

图 7-4　1990—2007 年俄罗斯、俄罗斯西北部地区、圣彼得堡甲型肝炎发病率

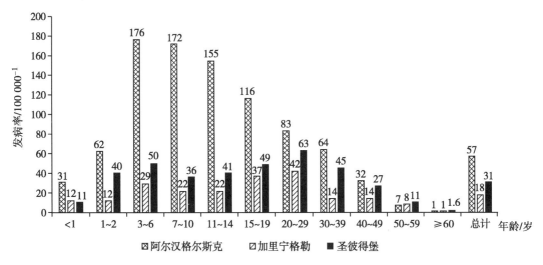

图 7-5 2006 年阿尔汉格尔斯克、加里宁格勒、圣彼得堡不同年龄人群的甲型肝炎发病率

（4）伤寒：1999 年 12 月至 2000 年 4 月，车臣共和国发生一起伤寒暴发疫情，共报告 43 例，病例间存在显著的家庭聚集性。长期的反恐行动导致该地区的环境卫生条件较差，灌溉水渠受到污染，污染饮用水和家庭用水，导致伤寒暴发。

（5）远东类猩红热：远东类猩红热由假结核耶尔森（氏）菌（Yersinia pseudotubuclosis）感染引起，主要经污染的食物和水传播，病例多表现为发热、类猩红热疹和一般中毒症状。1959 年，俄罗斯太平洋沿岸的符拉迪沃斯托克首次报道了远东类猩红热暴发，报告 300 余例；1959—1980 年，俄罗斯远东地区的多个城市和地区均出现了远东类猩红热病例，包括沃罗涅什、利佩茨克、斯塔夫罗波尔、斯维尔德洛夫斯克、新西伯利亚和克麦罗沃；1980 年之后，远东类猩红热主要暴发于俄罗斯中西部地区；1988 年，远东类猩红热纳入俄罗斯国家法定报告传染病。

2000—2010 年，俄罗斯平均每年报告远东类猩红热 6024 例，年均发病率为 4.2/10 万；主要发生于儿童，≤14 岁儿童的年均发病率为 17/10 万，≥15 岁的年均发病率为 1.4/10 万；男性和女性的发病率无显著差异；冬季发病率逐渐升高，4—5 月达到发病高峰，6—7 月发病率降至低谷。远东类猩红热发病率的季节性差异与俄罗斯的蔬菜供应有关：北部和东部地区冬季长期存储蔬菜，易受到污染；受染的蔬菜供应给餐馆、食堂，易导致远东类猩红热暴发；5—7 月俄罗斯南方地区的新鲜蔬菜开始供应，此后发病率大幅降低。

根据远东类猩红热的发病率，将俄罗斯分为 4 类地区，分别是高发区、中发区、低发区和无病例区：高发区的年发病率超过 15/10 万，包括圣彼得堡、秋明、托木斯克、克麦罗沃、新西伯利亚、堪察加半岛、哈卡斯和楚科塔；中发区的年发病率为 4/10 万 ~14/10 万，包括阿尔汉格尔斯克、摩尔曼斯克、圣彼得堡、马加丹州、库页岛、阿尔泰、汉特 - 曼西斯克自治区和滨海边疆区；低发区的年发病率低于 4/10 万，且多为散发病例，包括俄罗斯中部地区、乌拉尔和伏尔加地区、西伯利亚的 5 个边境地区和远东的 4 个边境地区。

2. 呼吸道及密切接触传播疾病

（1）麻疹：2005—2015 年，俄罗斯麻疹报告病例数分别为 454 例、1147 例、173 例、27 例、

101 例、129 例、629 例、2123 例、2339 例、4711 例和 843 例;俄罗斯儿童的麻疹疫苗接种率已超过 95%。俄罗斯 51% 的麻疹病例是 20 岁以上的成年人(图 7-6)。

(2) 风疹:2005—2015 年,俄罗斯风疹报告发病数分别为 14 4985 例、13 3289 例、30 846 例、9618 例、1602 例、547 例、349 例、1003 例、233 例、72 例和 25 例。2012 年和 2013 年风疹报告发病率分别为 7.0/10 万和 1.6/10 万。

(3) 白喉:20 世纪 90 年代初,俄罗斯暴发白喉疫情,1990—1997 年共报告白喉 11.5 万例、死亡 3000 人,大部分病

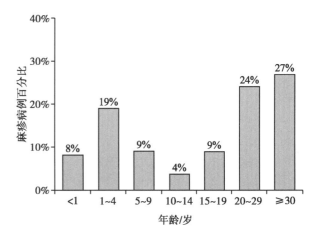

图 7-6　2013 年俄罗斯麻疹病例的年龄分布

例是成年人;1995 年达到发病高峰,报告发病数占全球总数的约 70%。

2000—2009 年俄罗斯共报告白喉 4304 例,占欧洲病例数的 61.2%。2005—2015 年,俄罗斯白喉报告发病数分别为 353 例、178 例、91 例、50 例、14 例、9 例、5 例、5 例、2 例、1 例和 2 例。

(4) 百日咳:20 世纪 50 年代起,俄罗斯的百日咳发病率显著降低,近 10 年处于较稳定的水平。2005—2015 年,俄罗斯百日咳报告发病数分别为 4644 例、8208 例、8116 例、3557 例、4056 例、4795 例、4733 例、7220 例、4510 例、4705 例和 6452 例;2005—2013 年,报告发病率分别为 3.2/10 万、5.7/10 万、2.4/10 万、2.5/10 万、2.9/10 万、3.4/10 万、3.3/10 万、5.05/10 万和 3.16/10 万。在圣彼得堡、莫斯科等地区,全人群和 <14 岁人群的百日咳发病率均较高,可达全国平均发病率的 2~3 倍。

0~3 月龄婴儿抗体水平较低,一旦受到感染,极易发展为重症病例,导致严重的并发症,甚至死亡。2007—2008 年 0~3 月龄百日咳患儿的调查表明,1 月龄、2 月龄和 3 月龄患儿中,重症病例的构成比分别是 52.2%、26.6% 和 19.1%。

(5) 流行性腮腺炎:2003 年起,俄罗斯要求流行性腮腺炎病例要经实验室确诊后上报,报告病例数显著减少。2005—2015 年俄罗斯流行性腮腺炎报告病例数分别为 3027 例、2361 例、1855 例、1535 例、925 例、510 例、406 例、394 例、282 例、267 例和 190 例。

(6) 肺结核:2005—2015 年,俄罗斯肺结核报告病例数分别为 19.6 万例、19.0 万例、18.1 万例、17.1 万例、16.0 万例、14.4 万例、13.0 万例、12.2 万例、12.2 万例、11.8 万例和 11.5 万例。2006 年起,俄罗斯肺结核发病率和死亡率均呈逐年下降的趋势。2015 年,各年龄段的男性肺结核发病率均高于女性。

(7) 流感:流感高发于冬季。2009/2010 年冬季、2010/2011 年冬季、2015/2016 年冬季,俄罗斯流感发病率处于较高水平。2015/2016 年冬季流感流行季节,主要病原体是甲型 H1N1pdm09 流感病毒,约 2.8 万例感染了甲型流感病毒,其中 93% 为甲型 H1N1 流感病毒。

3. 虫媒及自然疫源性疾病

(1) 鼠疫:俄罗斯曾是全球鼠疫疫情最严重的地区,自然疫源地主要分布于高加索地区、里海北部、中亚,以及西伯利亚的高山、平原、草原、荒漠、半荒漠地带。1920—1989 年,俄罗

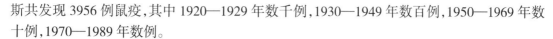

斯共发现 3956 例鼠疫,其中 1920—1929 年数千例,1930—1949 年数百例,1950—1969 年数十例,1970—1989 年数例。

近年来,俄罗斯罕见鼠疫病例报告。2016 年 8 月,俄西伯利亚地区一名 10 岁男童被证实感染腺鼠疫,感染原因可能是其徒步旅行时接触了受染的旱獭。

(2) 炭疽:2016 年 8 月,俄罗斯西伯利亚地区亚马尔 - 涅涅茨自治区暴发炭疽疫情。截至 8 月 4 日,28 例被确诊感染炭疽杆菌,其中有 15 名儿童,死亡 1 人,还造成 2300 余头驯鹿死亡。炭疽病例主要是当地养鹿人及其亲属,死亡的儿童来自养鹿家庭。疫情主要由于连日高温使北西伯利亚地区冻土融化,动物暴露于炭疽杆菌导致死亡,人接触病死牲畜继而感染。

(3) 狂犬病:俄罗斯的狂犬病病毒携带者多为野生动物。每年约有动物狂犬病 3000 例,主要发生于狐狸、犬类、牛和猫,分别占 36%、21%、20% 和 13%。

2002 年,俄罗斯启动了"俄罗斯控制狂犬病计划",民众能够快速及时地注射狂犬病疫苗、进行免疫治疗。尽管俄罗斯每年约有 50 万例动物咬伤或抓伤人类的报告,但仅有 2~4 例人感染狂犬病病例,如 1998 年西伯利亚地区报告了 1 例人感染狂犬病病例,2014 年俄罗斯因狂犬病死亡 2 人。

(4) 疟疾:俄罗斯气温较低,不适合疟原虫的栖息、繁殖和活动。俄罗斯的疟疾病例多为输入性病例,恶性疟病例数较为稳定,每年约有几十例(表 7-5)。2012 年,经 WHO 证实,俄罗斯已经消除本地疟疾传播;至今,俄罗斯再无疟疾病例报告。

表 7-5　2000—2011 年俄罗斯疟疾发病和死亡情况

单位:例

	2000 年	2001 年	2002 年	2003 年	2004 年	2005 年	2006 年	2007 年	2008 年	2009 年	2010 年	2011 年
病例总数	795	898	642	533	382	205	143	122	96	107	102	85
输入数	752	764	503	461	382	165	132	112	88	107	101	83
死亡数	2	3	2	4	5	3	4	2	2	1	0	0
恶性疟	60	—	48	51	43	31	41	42	47	62	60	39
间日疟	—	—	—	—	—	—	—	76	46	40	34	40

(5) 丝虫病:丝虫病是俄罗斯的重要公共卫生问题。各地常有丝虫病病例报告。如 2000—2002 年莫斯科地区报告丝虫病 11 例,其中 6 名男性、5 名女性,年龄为 4~72 岁;2003 年 2 月至 2004 年 7 月罗斯托夫地区报告丝虫病 14 例,这是世界上短时间内报告病例数最多的一次丝虫病疫情。截至 2014 年,共报告丝虫病 850 例,分布于 42 个地区。

丝虫病的主要传播媒介是致倦库蚊,其在俄罗斯境内分布广泛,北至北纬 58° 的欧洲地区和西西伯利亚地区,南至北纬 50° 的远东地区,均适于其滋生和繁殖。当平均气温超过 20~24℃时,媒介蚊虫的繁殖力将增强 1~1.5 倍、传播力增大 2.8 倍。

(6) 钩端螺旋体病:1985—1990 年,圣彼得堡地区报告钩端螺旋体病 184 例,其中 20~60 岁占 85.3%,男性占 70.7%,半数以上病例发生于夏秋季(7—10 月)。

2012—2013 年,俄罗斯报告钩端螺旋体病 506 例,其中 2013 年报告发病率为 0.01/10 万。俄罗斯每 4~5 年出现一次发病高峰。

(7) 布鲁氏菌病:1997—2008 年,俄罗斯共报告布鲁氏菌病 5376 例,其中南部联邦管区

3642 例、西伯利亚地区 1124 例,分别占病例总数的 67.7% 和 20.9%。

南部联邦管区的各行政区域内均报告布鲁氏菌病,其中病例数最多的是达吉斯坦共和国。1999—2002 年,达吉斯坦共和国布鲁氏菌病发病率为 3.4/10 万 ~10.5/10 万,是俄全国同期发病率的 15~20 倍;1997—2008 年,达吉斯坦共和国布鲁氏菌病发病数占南部联邦管区的 48%。斯塔夫罗波尔边疆区的布鲁氏菌病疫情也较严重,1997—2008 年布鲁氏菌病发病数占南部联邦管区的 10%;2008 年,斯塔夫罗波尔边疆区暴发布鲁氏菌病疫情,共报告急性感染病例 50 例。图瓦共和国是西伯利亚地区布鲁氏菌病疫情最严重的区域,1997—2008 年,图瓦共和国布鲁氏菌病发病数占西伯利亚地区的 48%。该地区的布鲁氏菌病存在明显的季节性,所有的病例发生于 3—10 月。

接种疫苗是防控布鲁氏菌病的重要措施之一,目前世界上主要是俄罗斯和中国对布鲁氏菌病高危人群进行接种 19-BA 疫苗和 104M 疫苗。

(8) 克里米亚 - 刚果出血热:1944—1945 年,克里米亚半岛的军人中首次发现克里米亚 - 刚果出血热病例。克里米亚 - 刚果出血热的主要疫区分布在俄西南部地区,包括阿斯特拉罕、罗斯托夫、伏尔加格勒、克拉斯诺达尔、斯塔夫罗波尔、卡尔梅克共和国、达吉斯坦共和国和印古什共和国,1999—2013 年上述地区共报告克里米亚 - 刚果出血热 1654 例,死亡 73 人,病死率为 4.4%。2002—2007 年,俄罗斯报告病例数最多的地区依次为斯塔夫罗波尔、卡尔梅克共和国和罗斯托夫;上述地区的发病率分别是 1.7/10 万、10.1/10 万和 0.7/10 万。

(9) 森林脑炎:又称蜱传脑炎,是由蜱传脑炎病毒引起,以中枢神经系统病变为主要特征的自然疫源性疾病,病死率超过 60%。1937 年,俄罗斯远东地区报告了首例森林脑炎病例。近年来,俄罗斯森林脑炎发病数一直处于较高水平(图 7-7)。

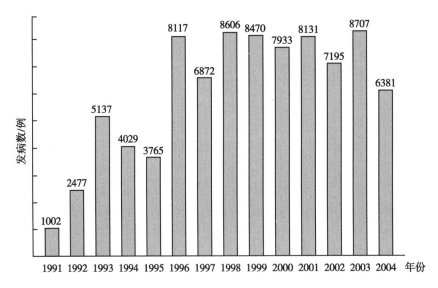

图 7-7　1991—2004 年俄罗斯森林脑炎的报告发病数

1980—2009 年,俄罗斯西北部的阿尔汉格尔斯克市共报告森林脑炎 920 例,其中 1980—1989 年、1990—1999 年和 2000—2009 年分别报告 16 例、207 例和 697 例。该市 1980—1989 年森林脑炎发病率为 0.73/10 万,低于俄罗斯同期发病率(3.34/10 万);2000—

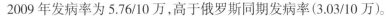

2009 年发病率为 5.76/10 万,高于俄罗斯同期发病率(3.03/10 万)。

(10) 莱姆病:莱姆病是由伯氏疏螺旋体引起,以蜱为传播媒介的自然疫源性疾病。莱姆病是俄罗斯最主要的蜱传播疾病,从波罗的海到库页岛南部的 70 多个地区均有莱姆病病例报告。莱姆病的疫区分布与传播媒介全沟硬蜱和篦子硬蜱的分布密切相关。2012 年,俄罗斯报告莱姆病约 8300 例,发病率为 5.8/10 万。

4. 血液和性传播疾病

(1) 艾滋病:20 世纪 90 年代中后期,俄罗斯开始出现 HIV 感染者,HIV 主要通过注射毒品传播,局限于毒品注射人群。1995—2001 年,俄罗斯 HIV 新发感染率每 6~12 个月翻一番。2002 年,HIV 新发感染率显著降低,但是 12% 的新感染者通过性接触感染,表明艾滋病开始在俄罗斯的普通人群中传播。2009 年,俄罗斯 HIV 感染者超过 100 万人,成人感染率约为 1%(0.9%~1.2%)。

注射毒品是俄罗斯艾滋病传播的重要途径,2010 年俄罗斯 150 万 ~200 万的毒品注射者中,37% 的感染了 HIV。在圣彼得堡和叶卡捷琳堡,毒品注射人群的 HIV 感染率分别高达 59% 和 64%。性传播也是俄罗斯艾滋病传播的重要途径,男男同性恋人群的 HIV 感染率约为 6%,男性和女性性工作者 HIV 感染率分别为 16% 和 3.9%。

俄罗斯 72% 的 HIV 感染者低于 30 岁,死亡人群也以青壮年为主。

(2) 梅毒:俄罗斯的梅毒感染率迅速升高,从 1988 年的 4.2/10 万上升至 1997 年的 277.3/10 万。1994—2004 年,俄罗斯超过 270 万人感染梅毒,其中 37% 的是隐性感染。俄罗斯梅毒感染率最高的地区是图瓦共和国,1998 年和 2013 年该地区的梅毒感染率分别是 1562/10 万和 177/10 万。圣彼得堡也是梅毒的重要疫区,1995—2001 年该地区共有 1024 人感染梅毒。

梅毒的主要传播途径是性接触。圣彼得堡的男男同性恋人群中,梅毒的感染率为 10%;莫斯科的男性性工作者中,梅毒的感染率为 12%。

(3) 淋病:近 15 年来,俄罗斯的淋病感染率持续降低,但仍然高于欧洲大多数国家。2011 年,俄罗斯淋病感染率为 38/10 万,居欧洲之首。俄罗斯各地区的卫生保健机构在淋病的检测、诊断、报告等环节缺乏统一标准,淋病感染率可能被严重低估。

淋病奈瑟氏菌对多种抗生素产生耐药性。2004 年,俄罗斯启动了国家淋球菌耐药性监测计划。10 年的监测结果显示,俄罗斯淋病感染者中,60.5% 的对青霉素存在耐药、41.1% 的对环丙沙星存在耐药、25% 的对四环素存在耐药。推荐将头孢曲松和大观霉素作为治疗淋病的一线用药。

(4) 乙型肝炎:1998 年,俄罗斯开始在新生儿中接种乙型肝炎疫苗,此后急性乙型肝炎发病率迅速降低;2014 年,急性乙型肝炎发病率已降至 1.3/10 万,但是慢性乙型肝炎发病率仍保持较高水平,2008 年 6 个地区 6217 人的调查显示,人群乙肝表面抗原阳性率为 1.2%~8.2%,乙肝核心抗体阳性率为 13.0%~46.2%。不同人群的乙肝表面抗原阳性率差异较大,其中,≤5 岁儿童的阳性率为 0~2.4%,15~49 岁女性为 0.6%~10.5%,≥30 岁成年人为 1.9%~8.1%。

(5) 丙型肝炎:1994 年,俄罗斯将丙型肝炎纳入法定监测传染病。俄罗斯急性丙型肝炎发病率已降至较低水平,2013 年报告发病率为 1.5/10 万;但慢性丙型肝炎发病率显著升高,2013 年报告发病率为 39.3/10 万,累计患病率高达 335.8/10 万(图 7-8)。慢性丙型肝炎的高

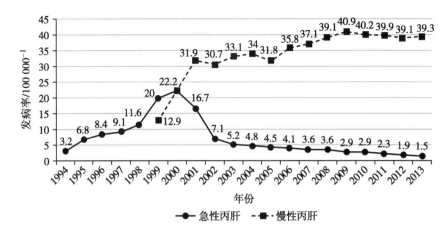

图 7-8　1994—2013 年俄罗斯急性丙型肝炎和慢性丙型肝炎报告发病率

发人群是患有慢性丙型肝炎母亲所生的新生儿、丙型肝炎治疗和研究等工作人员、患有慢性肝脏疾病者、患有血液和性传播疾病者或吸毒者。

20~49 岁人群的慢性丙型肝炎发病率最高,<15 岁的发病率处于较低水平(图 7-9)。

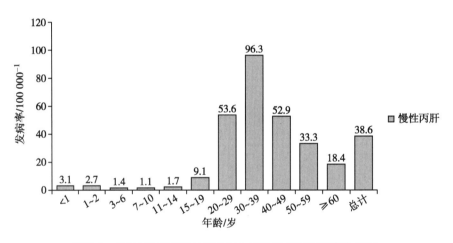

图 7-9　2013 年俄罗斯各年龄组人群的慢性丙型肝炎发病率

2013 年,俄罗斯西北部地区、乌拉尔地区和远东地区的慢性丙型肝炎发病率较高,发病率分别为 670.4/10 万、587.5/10 万和 585.6/10 万(图 7-10)。

五、风险评估

1. 远东类猩红热　俄罗斯是全球主要的远东类猩红热流行区,圣彼得堡、秋明、托木斯克、克麦罗沃、新西伯利亚、堪察加半岛、哈卡斯和楚科塔地区是高发区,以冬季发病为主,4—5 月达到发病高峰。赴俄旅行人员应注意饮食和饮水卫生,勤洗手,不食用未彻底煮熟的食物,尤其是过冬蔬菜。

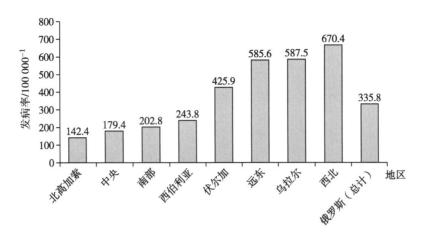

图 7-10　2013 年俄罗斯各地区的慢性丙型肝炎发病率

2. 肺结核　俄罗斯是全球结核病高负担国家之一,赴俄旅行人员存在感染肺结核的风险。建议前往拥挤的医院、监狱、无家可归者收容所等容易发生肺结核暴发的人口密集的密闭场所时,佩戴口罩。

3. 鼠疫　俄罗斯曾是全球鼠疫疫情最严重的地区之一,但近年来罕见鼠疫病例报告。赴俄旅行人员感染鼠疫的风险较低。建议避免接触鼠类、野生动物。俄罗斯鼠疫的疫源地主要分布于高加索地区、里海北部、中亚和西伯利亚的高山、平原、草原、荒漠和半荒漠地带。前往上述地区的人员,应避免接触鼠类、旱獭等野生动物。野外工作人员应做好个人防护,营区灭鼠、防蚤。

4. 炭疽　2016 年俄罗斯西伯利亚地区暴发炭疽疫情。赴俄旅行人员感染炭疽的风险较低,建议避免接触鼠类、野生动物。从事屠宰、加工、贩卖畜类的人员,应做好个人防护,避免接触病死畜,不食用生肉。

5. 布鲁氏菌病　俄罗斯南部联邦管区和西伯利亚地区的布鲁氏菌病发病水平较高。赴俄旅行人员感染布鲁氏菌病的风险较低,建议避免食用生奶及生奶制品(如奶酪等)。在上述地区从事牛羊等家畜养殖、屠宰、贩运、实验室检测和防控工作的人员,感染布鲁氏菌病的风险较高,需要做好职业防护。从俄进口牛、羊等家畜时,应严格检疫。

6. 克里米亚 - 刚果出血热、森林脑炎、莱姆病　俄罗斯是克里米亚 - 刚果出血热、森林脑炎、莱姆病的重要疫区。俄西南部地区是其主要的克里米亚 - 刚果出血热疫区。赴俄旅行人员感染克里米亚 - 刚果出血热、森林脑炎、莱姆病的风险较低。建议避免蜱叮咬。赴俄从事狩猎、探险旅行、兽医或野外作业时,感染上述疾病的风险较高,需做好职业防护,如穿戴"五紧"防护服和高筒靴、头戴防虫罩,使用含 20%~30% 避蚊胺的驱虫剂喷洒在皮肤 / 衣物上,或使用 0.5% 氯菊酯喷洒在衣物上,有条件者接种森林脑炎疫苗、莱姆病疫苗。

克里米亚 - 刚果出血热可能通过家畜贩运、候鸟迁徙等途径从俄罗斯输入中国。

7. 艾滋病、梅毒、淋病　俄罗斯的 HIV、梅毒、淋病感染率处于较高水平,建议做好个人防护。

参考文献

1. 中国外交部网站.俄罗斯国家概况.http://www.fmprc.gov.cn/web/gjhdq_676201/gj_676203/oz_678770/1206_679110/1206x0_679112/.

2. 世界卫生组织.俄罗斯国家概况.http://www.who.int/countries/rus/en/.

3. 高新强,赵明钢.俄罗斯联邦医疗卫生体制概况与启示.现代医院管理,2014,12(2):22-24.

4. 李姓.俄罗斯联邦卫生防疫法规.中国公共卫生管理,1994,10(2):122-126,104.

5. 张光太.俄罗斯近年卫生防疫概况.中华预防医学会预防医学情报专委会学术年会,2004.

6. WHO vaccine-preventable diseases:monitoring system. 2016 global summary.Incidence time series for Russian Federation(the)(RUS). http://apps.who.int/immunization_monitoring/globalsummary/incidences？ c=RUS

7. Nina I. Smirnova,Nadezhda B. Cheldyshova,Svetlana P. Zadnova,et al. Molecular-genetic peculiarities of classical biotypeVibrio cholerae,the etiological agent of the last outbreak Asiatic cholera in Russia. Microbial Pathogenesis,2004,36(3):131-139.

8. Shliakhtenko L,Plotnikova V,Levakova I,et al. Modern epidemiology of hepatitis A in the north-western region of the Russian Federation. J Viral Hepat.2008,Suppl 2:38-42.

9. Grizhebovskittps,Onishchenko GG,Taran VI,Ivanov SI,Evchenko IuM,et al. Outbreak of typhoid fever in the Chechen Republic in 2000:epidemiological characterization. Zh Mikrobiol Epidemiol Immunobiol,2001,（6 Suppl):45-47.

10. Amphlett A. Far east scarlet-like fever:a review of the epidemiology,symptomatology,and role of superantigenic toxin:Yersinia pseudotuberculosis-derived mitogen A. Open Forum Infect Dis,2015,3(1):ofv202.

11. WHO vaccine-preventable diseases:monitoring system. 2016 global summary.http://apps.who.int/immunization_monitoring/globalsummary

12. Muscat M,Shefer A,Ben Mamou M,et al. The state of measles and rubella in the WHO European Region,2013. Clin Microbiol Infect,2014,20 Suppl 5:12-18.

13. Markina SS,Maksimova NM,Vitek CR,et al. Diphtheria in the Russian Federation in the 1990s. J Infect Dis,2000,181 Suppl 1:S27-34.

14. Wagner KS,White JM,Lucenko I,et al. Diphtheria surveillance network. Diphtheria in the postepidemic period,Europe,2000-2009.Emerg Infect Dis,2012,18(2):217-225.

15. Zaytsev EM. Epidemic process and vaccine prophylaxis of pertussis. J Microbiol(Moscow),2013,3:103-110.

16. Lobzin YV,Babachenko IV,Shamsheva OV,et al. Retrospective study of the clinical epidemiological characteristics of pertussis in infants prior to their first vaccination in the Russian Federation.Infect Dis Ther,2015,4(1):113-123.

17. WHO tuberculosis profile,Russian Federation. http://www.who.int/tb/data.

18. Ilyicheva T,Durymanov A,Susloparov I,et al. Fatal cases of seasonal influenza in Russia in 2015-2016.PLoS One,2016,11(10):e0165332.

19. 宋志忠,杨桂荣,徐成.俄罗斯及独联体国家鼠疫防治概况.中国地方病防治杂志,2000,15(6):381-383.

20. 国家质量监督检验检疫总局.俄罗斯鼠疫疫情.http://wsjyjgs.aqsiq.gov.cn/ywzl/jycy/yqxx/201608/t20160803_471783.htm

21. 国家质量监督检验检疫总局.关于防止俄罗斯炭疽疫情传入我国的公告.http://wsjyjgs.aqsiq.gov.cn/tzgg/201608/t20160810_472150.htm

22. Dedkov VG,Lukashev AN,Deviatkin AA,et al. Retrospective diagnosis of two rabies cases in humans by high throughput sequencing. J Clin Virol,2016,78:74-81.

23. WHO. World malaria report 2013. http://www.who.int/malaria/publications/world_malaria_report_2013/report/en/

24. Darchenkova NN, Supriaga V G, Guzeeva MV, et al. Prevalence of human dirofilariasis in Russia. Med Parazitol (Mosk), 2009, (2): 3-7.

25. Kramer LH, Kartashev VV, Grandi G, et al. Human subcutaneous dirofilariasis, Russia. Emerg Infect Dis, 2007, 13 (1): 150-152.

26. Sergiev VP, Supriaga VG, Bronshteĭn AM, et al. Results of studies of human dirofilariasis in Russia. Med Parazitol (Mosk), 2014, (3): 3-9.

27. 于守汎. 俄罗斯圣彼得堡钩端螺旋体病的临床 - 流行病学特点. 国际流行病学传染病学杂志, 1995, (5): 239.

28. Voronina OL, Kunda MS, Aksenova EI, et al. The Characteristics of ubiquitous and unique leptospirastrains from the Collection of Russian Centre for Leptospirosis. Biomed Res Int, 2014, 2014: 649034.

29. Kartsev AD. Cyclic morbidity of certain natural foci infections in the Russian Federation. Zh Mikrobiol Epidemiol Immunobiol, 2002 Jan-Feb (1): 23-27.

30. Isaev AN, Omarieva EIa, Liamkin GI. Epidemiologic situation of brucellosis in the regions of the Republic of Dagestan affected by the flood of 2002. Zh Mikrobiol Epidemiol Immunobiol, 2003, Nov-Dec (6): 78-81.

31. 景志刚, 严家瑞, 范伟兴. 布鲁氏菌病疫苗研究进展. 中国人兽共患病学报, 2016, 32 (2): 188-199.

32. Pshenichnaya NY, Nenadskaya SA. Probable Crimean-Congo hemorrhagic fevervirus transmission occurred after aerosol-generating medical procedures in Russia: nosocomial cluster. Int J Infect Dis, 2015, 33: 120-122.

33. Maltezou HC, Andonova L, Andraghetti R, et al. Crimean-Congo hemorrhagic fever in Europe: current situation calls for preparedness. Euro Surveill, 2010, 15 (10): 19504.

34. Tokarevich NK, Tronin AA, Blinova OV, et al. The impact of climate change on the expansion of Ixodes persulcatus habitat and the incidence of tick-borne encephalitisin the north of European Russia. Glob Health Action, 2011, 4: 8448.

35. Korenberg E, Likhacheva T. Analysis of the long-term dynamics of tick-borneencephalitis (TBE) and ixodid tick-borne borrelioses (ITBB) morbidity inRussia. Int J Med Microbiol, 2006, 296 Suppl 40: 54-58.

36. Pomelova VG, Korenberg EI, Kuznetsova TI, et al. C6 peptide-based multiplex phosphorescence analysis (PHOSPHAN) for serologic confirmation of Lymeborreliosis. PLoS One, 2015, 10 (7): e0130048.

37. Lessonsnot learned: Human Rights Watch (Organization). Lessons not learned: human rights abuses and HIV/AIDS in the Russian Federation. New York, NY: Human Rights Watch. 2004.

38. Murray CJ, Ortblad KF, Guinovart C, et al. Global, regional, and national incidence and mortality for HIV, tuberculosis, andmalaria during 1990-2013: a systematic analysis for the Global Burden of Disease Study 2013. Lancet, 2014, 384 (9947): 1005-1070.

39. Decker MR, Wirtz AL, Moguilnyi V, et al. Female sexworkers in three cities in Russia: HIV prevalence, risk factors and experience with targeted HIV prevention. AIDS Behav, 2014, 18 (3): 562-572.

40. WHO. Global AIDS/HIV response. Epidemic update and health sectorprogress towards Universal Access. Progress Report 2011. http://www.who.int/hiv/pub/progress_report2011/zh/

41. Borisenko KK, Tichonova LI, Renton AM. Syphilisand other sexually transmitted infections in the Russian Federation. Int J STD AIDS, 1999, 10 (10): 665-668.

42. Nesterenko VG, Akovbian VA, Semenova EN, et al. Syphilisas a chronic systemic infection. Zh Mikrobiol Epidemiol Immunobiol, 2006, (4): 120-124.

43. Khairullin R, Vorobyev D, Obukhov A, etal. Syphilis epidemiology in 1994-2013, molecular epidemiological strain typing and determination of macrolide resistance in treponema pallidum in 2013-2014 in Tuva Republic, Russia. APMIS, 2016, 124 (7): 595-602.

44. Yakubovsky A, Sokolovsky E, Miller WC, et al. Syphilis management in St. Petersburg, Russia: 1995-2001. Sex Transm Dis, 2006, 33 (4): 244-249.

45. Baral S, Kizub D, Masenior NF, et al. Male sex workers in Moscow, Russia: a pilot study of demographics, substance usepatterns, and prevalence of HIV-1 and sexually transmitted infections. AIDS Care, 2010, 22 (1): 112-118.

46. Kubanov A, Vorobyev D, Chestkov A, et al. Molecular epidemiology of drug-resistant Neisseria gonorrhoeae inRussia (Current Status, 2015). BMC Infect Dis, 2016, 16: 389.

47. Kubanova A, Kubanov A, Frigo N, et al. Russian gonococcal antimicrobial susceptibility programme (RU-GASP)--resistance in Neisseria gonorrhoeae during 2009-2012 and NG-MAST genotypes in 2011 and 2012. BMC Infect Dis, 2014, 14: 342.

48. Klushkina VV, Kyuregyan KK, Kozhanova TV, et al. Impact of universal hepatitis B vaccination on prevalence, infection-associated morbidity and mortality, and circulation of immune escape variants in Russia. PLoS ONE, 2016, 11 (6): e0157161.

49. Mukomolov S, Trifonova G, Levakova I, et al. Hepatitis C in the Russian Federation: challenges and future directions. Hepat Med, 2016, 8: 51-60.

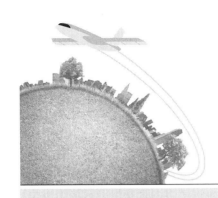

第八章

非洲地区各国传染病风险评估和建议

第一节 埃塞俄比亚

一、国家概况

埃塞俄比亚联邦民主共和国（The Federal Democratic Republic of Ethiopia），简称埃塞俄比亚，面积为 110.36 万 km^2。非洲东北部内陆国，东与吉布提、索马里毗邻，西同苏丹、南苏丹交界，南与肯尼亚接壤，北接厄立特里亚。高原占全国的 2/3，海拔平均约 3000m，素有"非洲屋脊"之称。人口数为 1.05 亿。约有 80 多个民族，主要有奥罗莫族（40%）、阿姆哈拉族（30%）等。45% 的居民信奉埃塞正教，40%~45% 信奉伊斯兰教，5% 信奉新教，其余信奉原始宗教。阿姆哈拉语为联邦工作语言，通用英语。年平均气温为 16℃，年均降雨量为 1237mm。

据 WHO 数据显示，2013 年 <15 岁儿童占总人口的 43%，>60 岁老年人占总人口的 5%，年龄中位数为 18 岁，19% 的人口生活在城市，总和生育率为 4.5，活产婴儿数 311.35 万，死亡 67.52 万人。其他原因和急性呼吸道感染是 <5 岁儿童的主要死因，均占 18%。下呼吸道感染是导致死亡的首位疾病，2012 年导致死亡 10.34 万人，其他九大死因疾病为艾滋病、腹泻病、出生窒息和出生创伤、蛋白质 - 能量营养不良、脑卒中、早产并发症、新生儿脓毒症与感染、肺结核和脑膜炎。

二、卫生体系

1. 卫生体系面临的挑战 卫生人力资源整体数量不足、城乡地区分布不均、临床专业配比失衡、基层人才流失严重、高级专业人才缺乏等是埃塞俄比亚严峻的卫生人力资源现状。2009 年，卫生人力资源总数为 66 314 人，其中 30 950 名直接服务于基层的社区卫生人员。全国每千人仅有 0.84 名卫生人员，远低于 WHO 所确定的保证基本卫生服务的 2.28 人；卫生人员密度最低的是索马里州（0.49/ 千人），最高的是哈勒尔州（2.8/ 千人）。卫生专业人才整体年轻，从业年限为 5 年，而具有丰富经验专科人才的从业年限仅为 12 年。在专科领域中，

外科医生、麻醉师、儿科医生、妇科医生以及助产师等极度匮乏。

2. 卫生人力资源发展规划　卫生人力资源是卫生系统的核心环节,对整个卫生体系的正常运转起到至关重要的作用。为了能够应对所面临的危机,埃塞俄比亚政府在其卫生部门发展规划第三阶段中,提出了以初级卫生保健为基础的卫生人力资源发展策略;培养并招聘 3 万名农村社区卫生人员,并确保每 2500 名居民拥有至少 1 名服务于基层的卫生人员;培养并招聘 5000 名医士;将全国每年医学专业毕业生由 250 名提高到 1000 名左右;将助产师与全国人口比例提高到 1∶6759。上述举措一定程度上缓解了埃塞俄比亚卫生人力资源紧缺的状况,也为 2004 年起开始执行的卫生拓展计划(以初级卫生保健理念为原则,将基本的健康教育与疾病预防、治疗相结合,促进全民参与,以提高所有家庭的健康水平)的进一步顺利实施奠定了坚实的基础。农村社区卫生人员的成功经验得到了国际社会的关注。

三、传染病监测系统

加强疾病监测系统的倡议促进埃塞俄比亚于 1996 年开始整合监测活动。1998 年,WHO 非洲区开始在成员国推广整合的疾病监测和响应系统(IDSR),作为加强国家疾病监测系统的主要策略。埃塞俄比亚于 1999 年 10 月对本国监测系统进行了评估,并随后制定了 5 年国家规划,并于 2001 年通过建立专门工作组,加强了国家级 IDSR 队伍。针对容易暴发流行的 22 种疾病开展监测,并对疾病进行分类:易于流行的疾病(如霍乱、腹泻、麻疹、伤寒等)、计划消除的疾病(如急性弛缓性麻痹、新生儿破伤风、麻风病等),以及具有公共卫生意义的疾病(5 岁以下儿童肺炎、5 岁以下儿童腹泻、结核病、HIV/AIDS、盘尾丝虫病),使用病死率、报告及时性和完整性,以及对易于流行的疾病设置阈值等方式加强 IDSR 指标的使用。

四、主要传染病

1. 虫媒及自然疫源性疾病

疟疾:在埃塞俄比亚,近 75% 的国土面积上有疟疾发生,估计有 68% 的人口生活在感染疟疾的风险地区。疟疾仍是该国首要卫生问题,2004 年,疟疾列为导致发病和死亡的第一原因,占全年门诊量的 15.5%、住院人数的 20.4% 和死亡人数的 27%。在过去几年,疟疾流行的强度和周期性都处于上升趋势。

2. 血液和性传播疾病

HIV/AIDS:成人 HIV/AIDS 发病率为 4.4%,埃塞俄比亚人口众多,这意味着可能有 200 万 ~300 万人口感染了 HIV/AIDS。HIV 感染的快速传播给该国卫生和其他部门带来一个严重挑战。

3. 呼吸道及密切接触传播疾病

结核病:2001 年,全国报告结核病新增病例 9.3 万例,病死率近 7%。随着 HIV 的出现,结核病发病率持续上升。2004 年新增病例达到 11.7 万例。大部分地区实施了 DOTS 策略,并且全部医院和卫生服务机构提供 DOTS 服务。然而,该国基本卫生服务只覆盖了本国 64% 的人口。

五、风险评估

1. 虫媒及自然疫源性疾病　埃塞俄比亚为疟疾等热带病多发国家。赴埃塞俄比亚的旅行人员,要避免蚊虫叮咬。长期经贸、施工等人员的感染风险较高,避免蚊虫叮咬,居住和工作区域清除积水,防蚊灭蚊,有条件者储备抗疟疾药物。准备妊娠及妊娠期女性谨慎前往,避免感染。归国人员出现发热、皮疹、肌肉关节疼痛等症状,应及时就诊,主动告知医务人员旅行史。

2. 血液和性传播疾病 埃塞俄比亚是艾滋病高发国家,建议高危人群做好个人防护。

参考文献

1. 埃塞俄比亚国家概况 . 外交部 . http://www.fmprc.gov.cn/web/gjhdq_676201/.
2. 埃塞俄比亚概况 .WHO. http://www.who.int/countries/en/.
3. WHO/UNICEF 联合报表 . http://www.who.int/immunization/monitoring_surveillance/data/en/.
4. 埃塞俄比亚概况 . 美国疾控中心 . https://www.cdc.gov/globalhealth/countries/ethiopia/default.htm.
5. Update: Integrated Diseases Surveillance and Response implementation in Ethiopia. WHO. https://www.who.int/countries/eth/areas/surveillance/en/idsr_implementation.pdf
6. Ethiopia Strategy Paper. WHO. https://www.who.int/hac/crises/eth/Ethiopia_strategy_document.pdf
7. Infectious Diseases of Ethiopia. https://www.gideononline.com/ebooks/country/infectious-diseases-of-ethiopia/.

第二节 埃 及

一、国家概况

阿拉伯埃及共和国(The Arab Republic of Egypt),简称埃及,面积为 100.1 万 km²。跨亚、非两大洲,大部分位于非洲东北部,只有苏伊士运河以东的西奈半岛位于亚洲西南部。西连利比亚,南接苏丹,东临红海并与巴勒斯坦、以色列接壤,北濒地中海。海岸线长约 2900km。全境干燥少雨。尼罗河三角洲和北部沿海地区属地中海型气候,1 月平均气温为 12℃,7 月为 26℃。其余大部分地区属热带沙漠气候,炎热干燥,沙漠地区气温达 40℃。全国划分为 27 个省,2015 年人口数为 9000 万。伊斯兰教为国教,信徒主要是逊尼派,占总人口的 84%。官方语言为阿拉伯语。2015 年 GDP 为 3308 亿美元,人均 GDP 为 3635 美元,经济增长率为 4.2%,通货膨胀率为 11.1%,失业率为 12.8%。

据 WHO 数据显示,2013 年 <15 岁儿童占总人口的 31%,>60 岁老年人占总人口的 9%,年龄中位数为 25 岁,43% 的人口生活在城市,总和生育率为 2.8,活产婴儿数为 190.15 万,死亡 52.74 万人,出生登记覆盖率超过 90%,死因登记覆盖率为 95%。早产和先天缺陷是 <5 岁儿童的主要死因,分别占 28% 和 21%。缺血性心脏病是导致死亡的首位疾病,2012 年引起 10.72 万人死亡,其他九大死因疾病为脑卒中、肝硬化、高血压性心脏病、心脏病和心肌炎、肝癌、肾病、慢性阻塞性肺疾病、下呼吸道感染以及内分泌、血液、免疫系统紊乱。

二、卫生系统

埃及卫生保健系统在提高和保证人民健康方面面临多重挑战,不仅面临与贫穷和教育

不足导致的疾病做斗争的负担,还需应对新发传染病和城市生活方式相关的疾病。高出生率和更长的期望寿命增加了埃及卫生系统的人口压力,预计到 2020 年,埃及人口会增长至9200 万。

1. 卫生系统的组织结构　埃及具有高度多元的卫生保健体系,卫生服务由政府、准国营、私立等 3 类机构管理、资助和提供。

政府部门代表了国家部委的活动,从财政部获得经费支持。准国营部门由半政府组织组成,政府各部委也有决定权,包括健康保险组织、治疗保健组织和教学医院和研究所组织。从政治角度讲,埃及健康和人口部(MOHP)对准国营组织有决定权。私人部门包括盈利和非盈利的组织,涵盖传统的助产士、私立药店、私人医生和不同规模私立医院。在这一部门还有提供服务的非政府组织,包含诊所和慈善组织,都在社会事务部登记注册。

2. 埃及健康和人口部组织管理结构　MOPH 的管理组织包括中央总部和省级卫生董事。中央总部的主要功能为规划、监督和项目管理。有部长办公室、治疗卫生服务、人口和计划生育、基本和预防健康服务、管理和财务等 5 个部门。目前有 13 个部门负责不同功能,并报告部长,包括预防保健、实验室、初级卫生保健、地方病、治疗保健、研究和开发、制药、口腔卫生、计划生育和护理,每个部分分管 30~35 个功能区和专科单元。

服务提供结构:MOPH 目前是埃及主要的初级、预防和治疗保健的提供方,拥有 5000家卫生机构和 8 万多张床位。MOPH 是埃及最大的住院健康保健服务机构性提供者,拥有1048 个住院机构,病床 8 万张。

3. MOPH 公共卫生项目　MOPH 尝试通过主要依靠捐赠方支持的垂直项目,包括人口、生殖健康和计划生育项目,腹泻病和急性呼吸道感染控制项目,免疫规划扩大项目和妇幼卫生项目。

三、传染病监测系统

埃及是目前非洲监测信息化程度最高的国家,已具备疾病监测、传染病监测和院内感染监测等多个信息系统,基本实现实时更新和预警。基本实现了省、区级别实时动态传染病电子化个案监测。承担监测任务的卫生部管理中心技术人员 40 多人,全国各区技术人员达上千名。目前,埃及正着手将目前监测系统由事件监测(EBS)升级至指标监测(IBS)。

1. 国家疾病监测系统　2001 年,埃及卫生和人口部联合美国疾控中心和美国海军医疗研究 3 所开发了国家疾病监测系统(National Egyptian Disease Surveillance System ,NEDSS)。2006 年,埃及运行 NEDSS,这是促进传染病数据收集、交换和分析的电子疾病报告系统,主要目的是监测卫生事件(确定疾病传播规律、追踪疾病中期和长期趋势、探测疾病发生和分布的异常变化、确定媒介、宿主和环境因素的变化、探测卫生保健活动的变化)和与公共卫生活动关联(卫生事件的调查和控制、规划预防项目、评估预防和控制措施、产生假设和激励公共卫生研究)。2011 年,NEDSS 发展为基于网络的应用,促进数据及时传输。NEDSS 包含的29 种法定报告传染病;根据报告频率的不同,传染病分为 3 类,A 类实时报告,B 类每周报告,C 类每月报告。

2. 流感监测　流感监测组负责所有的流感相关活动,包括基于医院的禽流感监测、ILI和 SARI 哨点监测系统。2009 年,在 Behera 省 Damanhour 地区开展基于人群的 SARI 监测。在所有的省级医院(近 450 家)和近 5000 个门诊开展综合流感监测。1999 年在发热和胸科

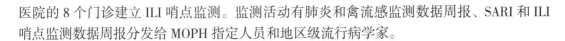

医院的 8 个门诊建立 ILI 哨点监测。监测活动有肺炎和禽流感监测数据周报、SARI 和 ILI 哨点监测数据周报分发给 MOPH 指定人员和地区级流行病学家。

四、主要传染病

1. 虫媒及自然疫源性疾病　埃及至少受到引起公共卫生关注的 7 种媒介传染病影响，包括淋巴丝虫病、疟疾、血吸虫病和裂谷热等。然而很多疾病是通过循证保护措施来预防的。自 1998 年以来，该国疟疾控制项目均未报告疟疾本土病例。然而，输入病例经常有报告，主要来自撒哈拉以南非洲，并且仍然是该国一个重大挑战。2014 年，阿斯旺发现疟疾暴发。WHO 与卫生部合作，迅速应对疟疾病例发生。援助以加强疟疾监测和信息系统，加强疟疾病例报告和提高卫生工作人员疟疾诊断和治疗能力为主。埃及曾在索马里和苏丹输入的蜱虫身上检测到克里米亚 - 刚果出血热病毒，并于 2012 年报告 3 例病例，有研究显示 1986—1987 年间，在苏丹和肯尼亚进口入埃及的骆驼中，血清学调查显示 14% 为克里米亚 - 刚果出血热病毒阳性，2009 年，在埃及中部地区宰杀的牛中，血清学调查显示 1% 为克里米亚 - 刚果出血热病毒阳性。

2. 其他疾病

（1）人感染甲型 H5N1 禽流感：2006 年，埃及报告第一例人感染甲型 H5N1 禽流感病例。2011 年和 2012 年埃及人感染甲型 H5N1 禽流感报告病例数分别为 39 例和 11 例。截至 2018 年，已经累计报告 200 例病例，病死率为 36%。人感染甲型 H5N1 禽流感仍然是埃及的一个卫生威胁。

（2）病毒性肝炎：病毒性肝炎是埃及最重要的公共卫生挑战之一，估计有 800 万 ~1000 万病例，或发病率达到 10%，还有数百万人面临感染风险。

（3）口蹄疫：口蹄疫是偶蹄类动物中一种具有高度传染性的病毒性疾病，症状是高热，口围、舌和蹄部周围出现疼痛的水疱。染病的羔羊和仔猪等幼小动物死亡率很高。口蹄疫不直接威胁人类健康，但病牲的肉和奶都不适宜食用。2012 年 3 月联合国粮农组织表示，埃及暴发了口蹄疫疫情，敦促采取紧急行动控制疫情，防止疾病扩散到北非和中东地区其他国家。根据埃及政府的数据，有 4 万多头牲畜疑似感染了口蹄疫，死亡 4600 多头。粮农组织估计，埃及的 630 万头水牛和黄牛以及 750 万头绵羊和山羊面临染病的风险。口蹄疫病毒在埃及已经存在了数十年，暴发疫情是由新亚型病毒引起的，疫苗无法有效预防。

五、风险评估

1. 疟疾和基孔肯雅热　埃及为疟疾和裂谷热等热带病多发的国家。赴埃及的旅行人员，避免蚊虫叮咬。长期经贸、施工等人员的感染风险较高，避免蚊虫叮咬，居住和工作区域清除积水，防蚊灭蚊，有条件者储备抗疟疾药物。准备妊娠及妊娠期女性谨慎前往，避免感染。归国人员出现发热、皮疹、肌肉关节疼痛等症状，应及时就诊，主动告知医务人员旅行史。

2. 克里米亚 - 刚果出血热　赴埃及旅行人员感染克里米亚 - 刚果出血热的风险较低。建议旅行人员避免蜱叮咬。赴埃及从事狩猎、探险旅行或兽医或野外作业时，感染风险较高，需要做好职业防护，在疫区户外活动时，应做好防蜱措施，穿着浅色长袖衣物，暴露皮肤需涂抹驱避剂，户外活动后及时检查有无蜱虫附着，注意做好个人卫生。

克里米亚 - 刚果出血热也可能通过家畜贩运等途径从埃及输入中国。

参考文献

1. 埃及国家概况.外交部. https://www.fmprc.gov.cn/web/gjhdq_676201/gj_676203/fz_677316/1206_677342/1206x0_677344/

2. Health profile 2015 Egypt.WHO. http://applications.emro.who.int/dsaf/EMROPUB_2016_EN_19264.pdf

3. Egypt Pandemic influenza.WHO.http://www.emro.who.int/egy/programmes/influenza.html

4. Egypt Vector-borne diseases. WHO.http://www.emro.who.int/egy/programmes/neglected-tropical-diseases.html

5. Gideon Informatics,Inc.,Stephen Berger. Infectious Diseases of Egypt.

6. Egypt Hepatitis. WHO.http://www.emro.who.int/egy/programmes/viral-hepatitis.html

第三节　肯　尼　亚

一、国家概况

肯尼亚共和国(The Republic of Kenya),简称肯尼亚,位于非洲东部,赤道横贯中部,东非大裂谷纵贯南北。东邻索马里,南接坦桑尼亚,西连乌干达,北与埃塞俄比亚、南苏丹交界,东南濒临印度洋。面积为 58.2646 万 km²,海岸线长 536km。境内多高原,平均海拔 1500m。全境位于热带季风区,沿海地区湿热,高原气候温和,全年最高气温为 22~26℃,最低为 10~14℃。

肯尼亚人口数 5100 万(2018 年)。全国共有 44 个民族,主要有基库尤族(17%)、卢希亚族(14%)、卡伦金族(11%)、卢奥族(10%)和康巴族(10%)等。此外,还有少数印巴人、阿拉伯人和欧洲人。斯瓦希里语为国语,和英语同为官方语言。全国人口的 45% 信奉基督教新教,33% 信奉天主教,10% 信奉伊斯兰教,其余信奉原始宗教和印度教。

据 WHO 数据显示,2013 年,<15 岁占总人口的 42%,>60 岁老年人占总人口的 4%,年龄中位数为 19 岁;25% 的人口生活在城市,总和生育率为 4.4,活产婴儿数 154.95 万,死亡 36.61 万人,出生登记覆盖率为 60%。其他原因和急性呼吸道感染是 <5 岁儿童的主要死因,均占 18%。艾滋病是导致死亡的首位疾病,2012 年导致 5.45 万人死亡,其他九大死因疾病为下呼吸道感染、腹泻病、蛋白质 - 能量营养不良、出生窒息和出生创伤、脑卒中、早产并发症、疟疾、结核病、缺血性心脏病。

二、卫生体系

肯尼亚卫生部由医疗服务主任负责管理,对内阁秘书负责,下设标准质量保证和法规部、预防和健康促进部、治疗和康复服务部、政策规划和健康财政部,以及协调和内务部等 5 个部门(图 8-1)。

2013 年颁布实施的新宪法规定了两级政府,国家级中央政府和 47 个县级政府,国家级政府负责卫生部门的领导、技术支持和政策开发,县级政府负责提供卫生服务。两级政府均有计划、预算和协调的功能。制定了连续 5 年策略和投资计划以达到政策目标,卫生部门和机构被强制制定和实施年度操作计划和预算。

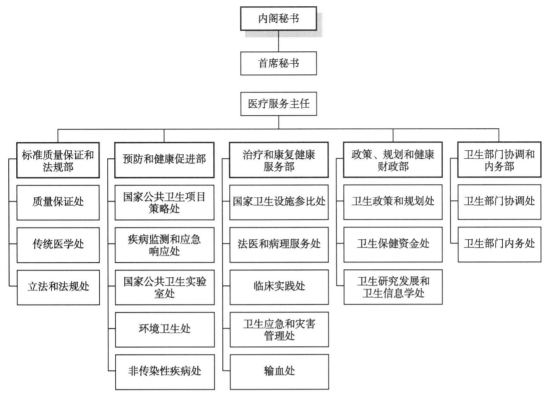

图 8-1 肯尼亚卫生部组织结构

由公立和私人卫生机构提供卫生服务,分为县级初级服务机构、县级参比医院和国家级参比医院。初级卫生机构包括提供门诊和预防服务的诊所、卫生中心和私人诊所。县级参比医院提供治疗服务,国家级参比医院包含提供高级特殊服务的部门。62% 的卫生机构为公立的。

医疗系统主要由政府资助,占据医疗支出的 41%。17% 的人口享有医疗保险。2013 年建立医保基金,用于公共卫生机构提供妇女和儿童卫生服务。国家级医院保险基金优惠包是一个服务于全社会的健康保险计划,已经扩大至覆盖门诊医疗服务。

三、传染病监测系统

肯尼亚建立了基本的传染报告监测系统。已实现县镇级别的每周传染病在线上报,基于短信的传染病报告也已初步运行。

四、主要传染病

1. 虫媒及自然疫源性疾病

(1) 疟疾:过去 10 年里,肯尼亚在预防疟疾发病、减少疟疾死亡等方面取得了很大进展。卫生部已在全国范围内培训了超过 1.6 万名医护人员,花费 940 万肯先令(约合 11 万美元),使各地诊所能够进行疟疾病原虫检查,计划在未来 4 年内分发 690 万顶蚊帐给儿童及孕妇。尽管政府已在全国范围内实施了各项防治措施,但疟疾仍是最具威胁的"健康杀手"。

（2）基孔肯雅热：2016 年 5 月 28 日，肯尼亚卫生部向 WHO 通报，曼德拉东分县发生一起基孔肯雅热疫情；截至 2016 年 6 月 30 日，报告 1792 例病例，无死亡病例。约有 80% 的曼德拉人口和 50% 的卫生人员受到基孔肯雅热影响。

（3）克里米亚 - 刚果出血热病例：2000 年，肯尼亚首次发现克里米亚 - 刚果出血热病例。

2. 呼吸道及密切接触传播疾病

结核病：结核病是造成肯尼亚人民发病和死亡的主要原因，2017 年报告病例 85 188 例，结核发病率估计为 158/1000，而治疗覆盖率仅为 53%。疾病负担严重的主要原因为贫困和社会医疗服务资源有限等。

五、风险评估

1. 疟疾和基孔肯雅热　肯尼亚为疟疾和基孔肯雅热等热带病多发的国家。赴肯尼亚的旅行人员，避免蚊虫叮咬。

长期经贸、施工等人员的感染风险较高，建议避免蚊虫叮咬，居住和工作区域清除积水，防蚊灭蚊，有条件者储备抗疟疾药物。准备妊娠及妊娠期女性谨慎前往，避免感染。归国人员出现发热、皮疹、肌肉关节疼痛等症状，应及时就诊，主动告知医务人员旅行史。

2. 克里米亚 - 刚果出血热　赴肯尼亚旅行人员感染克里米亚 - 刚果出血热的风险较低。建议旅行人员避免蜱叮咬。赴肯尼亚从事狩猎、探险旅行或兽医或野外作业时，感染风险较高，需要做好职业防护；在疫区户外活动时，应做好防蜱措施，穿着浅色长袖衣物，暴露皮肤需涂抹驱避剂，户外活动后及时检查有无蜱虫附着，注意做好个人卫生。

克里米亚 - 刚果出血热也可能通过家畜贩运等途径从肯尼亚输入中国。

参考文献

1. 世界卫生组织. 基孔肯雅热 - 肯尼亚. http://who.int/csr/don/09-august-2016-chikungunya-kenya/en.

2. Lee Dunster, ManuelaDunster, Victor Ofula, et al. First documentation of human Crimean-Congo hemorrhagic fever, Kenya.Emerg Infect Dis. 2002, 8 (9): 1005-1006.

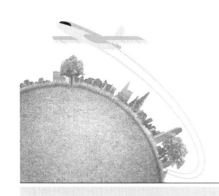

第九章

部分疾病风险评估和建议

第一节 霍 乱

一、全球霍乱疫情概况

霍乱是由 O1 或 O139 血清群霍乱弧菌引起的一种急性肠道传染病,症状主要表现为剧烈腹泻、水样便,重症病例出现严重脱水、电解质紊乱并发症,是《中华人民共和国传染病防治法》规定的甲类传染病之一。

1817 年以来,全球共经历了 7 次霍乱大流行。第 7 次大流行始于 1961 年,仍在持续流行,主要流行 O1 血清群 El Tor 型霍乱。1992 年,在印度首次发现 O1 血清群 El Tor 衍生菌株 O139 群霍乱弧菌。近年来,O139 血清群霍乱弧菌感染病例数呈下降趋势,但中国和泰国仍有病例报告。

2008—2012 年全球霍乱疾病负担结果显示,全球霍乱年发病数为 2860 万例,死亡 9.5 万人;69 个国家为霍乱地方性流行国家,撒哈拉沙漠以南的非洲和东南亚的霍乱病例数分别占总数的 60% 和 29%,霍乱年发病数超过 10 万例的国家包括印度、埃塞俄比亚、尼日利亚、海地、刚果(金)、坦桑尼亚、肯尼亚和孟加拉国。

WHO 公布,2015 年全球报告霍乱病例 17 2454 例,死亡 1304 人,病死率为 0.8%;42 个国家报告了霍乱病例,主要分布在非洲(41%)、亚洲(37%)和海地岛(21%);阿富汗、刚果、海地、肯尼亚和坦桑尼亚报告的病例数占全球总数的 80%。由于部分国家传染病监测系统和实验室检测技术不完善,受经济、政治等社会因素对传染病报告的影响,估计全球仅 5%~10% 的霍乱病例上报至 WHO。

二、中国霍乱疫情概况

近年来,中国霍乱发病水平较低,多数为散发病例,暴发疫情较少。2012—2016 年,全国共报告霍乱 192 例;其中 2012 年最多(75 例),2015 年最少(13 例);实验室确诊 182 例,临床诊断 10 例,另发现带菌者 137 例;实验室确诊病例以 O139 群为主(135 例,74%),其次为

O1 群小川型(38 例,21%)和 O1 群稻叶型(9 例,5%);19 个省份报告了霍乱病例,报告病例数较多的省份依次为湖北(27 例)、北京(26 例)、浙江(24 例)、江苏(21 例)和湖南(20 例)。报告输入病例 2 例,分别来自孟加拉国和贝宁共和国。

2012—2016 年,共报告 15 起霍乱暴发疫情(暴发定义为在一周内,局部地区发生 3 例及以上有流行病学关联的霍乱病例及 / 或带菌者),暴发疫情规模为 3~26 例(包括病例和带菌者);累计发病 54 例,带菌者 67 人,死亡 1 人(患者为独居老年人,未及时救治导致死亡);暴发的主要原因是聚餐(婚宴或丧宴)的食物受到霍乱弧菌污染,常见感染来源是甲鱼。

三、"一带一路"国家饮用水概况

(一) 全球饮用水概况及饮用水服务分级

霍乱传播与水污染、环境卫生,尤其是粪便的安全处理和个人手卫生息息相关。确保供水及卫生设施的可用性和可持续管理,是联合国 2030 年全球可持续发展目标之一。1990 年,WHO 和联合国儿童基金会(UNICEF)建立了全球供水、卫生设施和手卫生联合监测项目,并对监测内容进行分级,其中安全饮用水分为安全管理级、基本服务级、有限服务水平、使用未经保护的水源和使用地表水源(表 9-1)。

表 9-1 WHO/UNICEF 联合监测项目安全饮用水服务分级

饮用水服务分级	定义
安全管理级	饮用水来自改善的水源,家庭中安装,随时可用,无粪便和化学物质等污染
基本服务级	饮用水来自改善的水源,取水路程时间(包括排队)≤30 分钟
有限服务水平	饮用水来自改善的水源,取水路程时间(包括排队)>30 分钟
使用未经保护的水源	饮用水源来自未受保护的井水或泉水
使用地表水源	饮用水直接来自河流、水库、湖水、池塘、溪流、运河或灌溉渠

注:改善的水源包括管道供水、钻井、保护的井水、泉水、雨水及包装水。

2015 年全球安全饮用水评估数据显示,全球安全管理级供水服务覆盖 52 亿人(71%),全球安全饮用水基本服务级覆盖 65 亿人(89%)。仍有 8.4 亿人存在供水不便或缺少干净的水源。使用未经消毒处理的河水、湖水、池塘等地表水源的人口数为 1.6 亿,其中 58% 在撒哈拉以南的非洲居住。

(二)"一带一路"国家饮用水概况

根据 WHO 和 UNICEF 对安全饮用水服务的分级,中亚和南亚国家饮用水安全管理级覆盖率为 57%,基本服务级覆盖率为 88%。

尼泊尔和孟加拉国饮用水安全管理级覆盖率最低,分别为 27% 和 55%,基本服务级覆盖率分别为 88% 和 97%,两个国家使用未经消毒处理地表水源率分别占 3% 和 1%。

乌兹别克斯坦城市安全饮用水基本服务级覆盖率为 99%,1% 的城市人口饮用水取水时间超过 30 分钟。土库曼斯坦、斯里兰卡、马尔代夫、伊朗安全饮用水基本服务级覆盖率均高于 90%,但土库曼斯坦有 5% 的人口取水时间超过 30 分钟,斯里兰卡、伊朗和马尔代夫有 2%~5% 的人口饮用水水源为未经保护的井水或泉水。

东亚和东南亚国家中,老挝、柬埔寨和蒙古安全饮用水基本服务级覆盖率均低于85%,使用未经消毒处理地表水源率高于4%。印度尼西亚、马来西亚、泰国、越南和菲律宾安全饮用水基本服务级覆盖率均达90%,但1%~8%的人口供水不便,取水时间超过30分钟。新加坡和文莱安全饮用水覆盖率高,基本服务级覆盖率达100%。

乌克兰和俄罗斯,安全饮用水基本服务级覆盖率为98%和96%,1%~2%的人口供水不便,其中俄罗斯有3%的人口使用未经保护的井水或泉水。

肯尼亚和埃塞俄比亚位于撒哈拉以南的非洲,饮用水条件非常落后,安全饮用水基本服务级覆盖率较低,分别为58%和39%。使用未经消毒处理地表水源率较高,分别为23%和12%。

西亚和南非国家中,安全饮用水基本服务级覆盖率除伊拉克为86%外,其他国家如埃及、阿联酋、土耳其、沙特阿拉伯和以色列均超过98%。伊拉克供水不便率为9%,使用未经消毒处理地表水源率为3%。埃及和土耳其有1%的人口使用未经保护的井水或泉水。

(三)"一带一路"国家饮用水安全等级分级

根据WHO对安全饮用水的分级,饮用水安全管理级必须满足家庭内安装供水系统、供水及时充足且水源为无粪便、化学物质污染的安全饮用水。因缺少上述指标的数据,多数国家不能全面评估饮用水安全管理级覆盖率。因此采用安全饮用水基本服务级覆盖率对"一带一路"国家的饮用水安全级别进行分级:

- 3级,安全饮用水基本服务级覆盖率为100%;
- 2级,安全饮用水基本服务级覆盖率≥95%;
- 1级,安全饮用水基本服务级覆盖率为94%~90%;
- 0级,安全饮用水基本服务级覆盖率≤89%。

根据分级标准,"一带一路"国家中安全饮用水分级:

- 3级的国家有5个,包括阿联酋、沙特阿拉伯、以色列、文莱和新加坡;
- 2级的国家有10个,包括土耳其、乌兹别克斯坦、埃及、乌克兰、泰国、马尔代夫、孟加拉国、俄罗斯、马来西亚和伊朗;
- 1级的国家有5个,包括土库曼斯坦、斯里兰卡、菲律宾、越南和印度尼西亚;
- 0级的国家有7个,包括尼泊尔、伊拉克、蒙古国、老挝、柬埔寨、肯尼亚和埃塞俄比亚。

四、风险评估

(一)"一带一路"国家霍乱疫情输入中国和引起本地传播的风险

在全球贸易互通的大环境下,传染病传播没有国界,中国与"一带一路"国家交流合作和贸易往来愈加频繁,存在他国霍乱疫情输入中国的风险,但输入风险及输入病例引起本地传播的风险均较小,原因如下:

1. 近年来,中国霍乱输入病例较少,仅2013年输入2例外籍病例,分别来自孟加拉国和贝宁共和国。通过海水产品等食物将霍乱弧菌带入的可能性存在,但把住"病从口入"的预防关,就能减少本地感染发病。

2. 云南、广西、辽宁、新疆等省份边境地区每年检索腹泻病例约3500例,但2013—2016年未发现霍乱病例。

3. 霍乱属于中国重点监控的甲类传染病,具备完善的病例发现、报告机制及致病菌识

别网络,可以及时发现输入病例,有效控制疫情传播。

(二) 前往"一带一路"国家旅行和务工的风险

1. 具有霍乱发病数据国家的霍乱疫情风险等级研判　根据 WHO 公布的 2011—2015 年霍乱数据,参照 WHO 疫苗和免疫战略咨询专家组的标准,将任意连续 5 年中 3 年及以上有霍乱病例,定义为霍乱地方性流行国家;5 年中仅 1~2 年有霍乱病例,定义为霍乱非地方性流行国家。

对于缺少近 5 年霍乱发病数据的国家,采用最新全球霍乱疾病负担文献对 2008—2012 年霍乱地方性流行和非地方性流行国家的判定结果。对霍乱地方性流行国家,根据国内霍乱疫情严重程度、安全饮用水基本服务级覆盖情况、卫生医疗服务水平综合判断中国公民前往当地务工、旅游等感染霍乱的风险。

参照 WHO 突发事件公共卫生风险发生可能性等级,将各国霍乱感染风险分为 5 个等级(0~4 级),0 级表示感染风险极低,1~4 级代表感染风险依次升高(表 9-2)。

表 9-2　突发公共卫生事件风险发生可能性的等级定义

霍乱感染风险等级	WHO 等级	具体描述
4	几乎肯定	事件几乎肯定能发生,如发生概率 ≥95%
3	很可能	事件很可能发生,如发生概率为 70%~94%
2	可能	事件可能发生,如发生概率为 30%~69%
1	不太可能	事件不太可能发生,如发生概率为 5%~29%
0	极不可能	事件极不可能发生,如发生概率 <5%

由于部分国家霍乱数据缺失,也未采用模型估算各国发病率,因此本评估报告中最高风险定为 3 级,未采用 4 级。

(1) 感染风险等级为 3 级的国家包括肯尼亚、埃塞俄比亚、孟加拉国、伊拉克、菲律宾、尼泊尔、印度尼西亚、老挝和柬埔寨,原因如下:

① 肯尼亚、埃塞俄比亚、孟加拉国为霍乱地方性流行国家,估计霍乱年发病数高达 10 万例。

② 伊拉克由于战争,卫生系统被摧毁,恢复缓慢,2015 年由 O1 群稻叶型霍乱弧菌引起的暴发报告病例 2800 多例,涉及 17 个省;2015 年,伊拉克报告霍乱病例 4965 例。

③ 2011—2014 年,菲律宾均有霍乱病例报告。2014 年,菲律宾霍乱暴发,病例数达 4547 例。饮用水设施落后,安全饮用水基本服务级覆盖率为 91%,6% 的人口仍然使用未经保护的水源,1% 的人口饮用水水源为地表水。

④ 尼泊尔为霍乱地方性流行国家,2011—2015 年霍乱发病数平均为 212 例。安全饮用水覆盖较低,卫生设施落后,安全饮用水基本服务级覆盖率为 88%,使用未经保护水源的人口占 7%,使用地表水源的人口占 3%。

⑤ 2011—2015 年印度尼西亚、老挝和柬埔寨均未报告霍乱病例,但最新霍乱疾病负担文献显示,以上 3 个国家为霍乱地方性流行国家,估计年发病数较高(333~2298 例)。国内饮

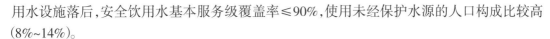

用水设施落后,安全饮用水基本服务级覆盖率≤90%,使用未经保护水源的人口构成比较高(8%~14%)。

(2) 感染风险等级为2级的国家包括伊朗、马来西亚、泰国和越南,原因如下:

① 2011—2015年,伊朗、马来西亚和泰国均为霍乱地方性流行国家,报告病例数为91~316例。伊朗有传染病监测系统,马来西亚和泰国医疗卫生系统完善,3个国家的安全饮用水基本服务级覆盖人口均超过95%。

② 2008—2011年越南报告霍乱病例数分别为853例、471例、606例和3例。越南与老挝、柬埔寨相邻,不排除有邻国输入风险,越南饮用水和卫生设施较落后。

(3) 感染风险等级为0级的国家包括新加坡、俄罗斯、以色列、乌克兰,以上国家均为霍乱非地方性流行国家。

2. 无霍乱发病数据国家的霍乱疫情风险等级研判　乌兹别克斯坦、土库曼斯坦、蒙古国、马尔代夫、文莱、土耳其、斯里兰卡、沙特阿拉伯、埃及、阿联酋等霍乱数据缺失。安全饮用水覆盖范围低,卫生设施落后,洗手设施覆盖率低的国家,不排除霍乱发生的可能。

(1) 感染风险等级为2级的国家包括乌兹别克斯坦和土库曼斯坦,原因如下:

① 乌兹别克斯坦公共卫生体系不完善,肠道传染病疾病负担较重,与国内饮用水、卫生设施落后和环境污染严重相关。虽然乌兹别克斯坦城市地区已全部管道供水,但城市能满足饮用水安全管理级覆盖率并不高(87%),主要问题为供水间断和水源污染。排污系统设施也较落后,全国改善的厕所设施覆盖率为83%,下水道连接的粪便排污系统覆盖率为16%。农村地区卫生设施更为落后,半数人口无改善的厕所、化粪池及下水管道连接的排污系统覆盖。

② 土库曼斯坦禁止诊断报告霍乱、肺结核、肝炎等传染病,医疗条件落后。符合WHO饮用水安全管理级覆盖率为86%,农村与城市地区管道供水覆盖率差异较大,城市管道供水覆盖率为79%,但农村仅占33%。卫生设施落后,半数以上的城市人口无改善的粪便排污系统覆盖,全国改善的厕所设施覆盖率为69%,下水道设施覆盖率为26%,化粪池覆盖率仅为1%。

(2) 感染风险等级为1级的国家包括蒙古国、马尔代夫和斯里兰卡,原因如下:

① 1996年,蒙古国发生了1起霍乱暴发疫情,死亡8人。近年来,无霍乱新发病例的报告。蒙古国公共卫生建设薄弱,卫生和安全饮用水设施落后,安全饮用水基本服务级覆盖率为86%,改善的厕所设施覆盖率为43%,下水道连接的粪便排污系统的覆盖率仅为13%,洗手设施覆盖率较低(72%)。

② 马尔代夫医疗卫生和饮用水设施落后,仅43%的人口为管道供水,使用改善的卫生设施人口构成比也较低,改善的厕所设施覆盖率为13%,化粪池覆盖率为29%,下水道连接的粪便排污系统覆盖率为54%。

③ 斯里兰卡医疗系统较完善,仅20世纪70年代出现El Tor霍乱流行。2012年的文献显示,在斯里兰卡西北部省份的养殖虾中检测出非O1群和非O139群霍乱弧菌。斯里兰卡安全饮用水基本服务级和排污系统覆盖率均超过90%,城市管道供水覆盖率为75%,但农村饮用水条件较差,农村管道供水覆盖率仅占33%。

(3) 感染风险等级为0级的国家包括土耳其、埃及、文莱、沙特阿拉伯和阿联酋,原因如下:

① 1996年德国和2005年比利时分别输入了土耳其旅行归来的霍乱病例。土耳其具有健全的传染病监测和防控体统,霍乱为A类法定监测病种,该国具有控制霍乱疫情的能力,且土耳其已实现全国管道供水,覆盖率为100%。

② 2001年,埃及建立了国家疾病监测系统,涵盖29种传染病,为非洲监测信息化最高的国家,已基本实现传染病电子化个案监测和预警。埃及安全饮用水基本服务级覆盖率为98%,且管道供水覆盖率达98%。粪便排污安全处理设施较落后,能满足WHO安全处理级的卫生设施覆盖率为61%,但埃及洗手设施覆盖率较高(88%)。

③ 文莱、沙特阿拉伯、阿联酋具有完善的卫生医疗系统和疾病监测系统,具有控制本国霍乱疫情的能力,且安全饮用水覆盖率达100%。

五、建议

(一) 中国公民前往"一带一路"国家旅行和务工建议

根据WHO相关建议,对于前往霍乱地方性流行的国家,不建议采取旅行或贸易限制措施。建议前往霍乱感染风险为1~3级国家的中国公民做好预防控制措施,不饮用当地生水、避免不洁饮食,注意个人卫生,当出现腹泻,特别是水样便腹泻等症状时,应及时就医治疗。前往肯尼亚、埃塞俄比亚、孟加拉国、尼泊尔等风险等级为3级、安全饮用水覆盖率较低及霍乱等肠道传染病疫情较重的国家,建议进行霍乱疫苗预防接种。

根据WHO各区域死亡率分级,文莱、新加坡、以色列、俄罗斯、乌克兰和土耳其等霍乱非地方性流行国家列为发达、低儿童死亡率国家,具有发达完善的卫生医疗系统和安全饮用水;埃及、沙特阿拉伯、阿联酋近年无霍乱病例报告,安全饮用水覆盖率高。中国公民前往上述国家务工、旅游等活动感染霍乱的风险极低。

(二)"一带一路"公共卫生领域合作建议

1. 根据各国公共卫生领域发展状况和肠道传染病的流行特点,中国可针对性的与"一带一路"国家开展霍乱等肠道传染病相关教学、科研、公共卫生系统建立、疾病监测、防控等领域的合作和共赢发展。

2. 依托我国在非洲国家援助建立的传染病防治与研究中心,将霍乱等肠道传染病防治纳入合作领域,探索适合当地的防控策略,推动降低肠道传染病在当地的危害,实现我国传染病防控的关口前移。

3. 对于安全饮用水覆盖较低、卫生医疗系统较落后国家,中国可帮助其建立安全饮用水系统,以及提供相应的消毒技术和物资(表9-3、表9-4)。

表9-3 2015年"一带一路"国家饮用水安全风险等级表

国家	人口数/×1000人	安全管理级/%	基本服务级/%	有限服务水平/%	使用未经保护的水源/%	使用地表水源/%	饮用水风险等级
阿联酋	9157	—	100	0	0	0	3
沙特阿拉伯	31 540	99	100	0	0	0	3
以色列	8064	99	100	0	0	0	3
文莱	423	—	100	0	0	0	3

续表

国家	人口数 / ×1000 人	安全管理级 /%	基本服务级 /%	有限服务水平 /%	使用未经保护的水源 /%	使用地表水源 /%	饮用水风险等级
新加坡	5604	100	100	0	0	0	3
土耳其	78 666	—	99	0	1	0	2
乌兹别克斯坦 *	29 893	87	99	1	0	0	2
埃及	91 508	—	98	0	1	0	2
乌克兰	44 824	92	98	2	0	0	2
泰国	67 959	—	98	1	1	0	2
马尔代夫	364	—	98	0	2	0	2
孟加拉国	160 996	56	97	1	1	1	2
俄罗斯	143 457	76	96	1	3	0	2
马来西亚	30 331	92	96	0	3	1	2
伊朗	79 109	91	95	2	3	0	2
土库曼斯坦	5374	86	94	5	0	0	1
斯里兰卡	20 715	—	92	3	5	0	1
菲律宾	100 699	—	91	3	6	1	1
越南	93 448	—	91	5	5	0	1
印度尼西亚	257 564	—	90	1	8	2	1
尼泊尔	28 514	27	88	2	7	3	0
伊拉克	36 423	—	86	9	2	3	0
蒙古国	2959	—	83	7	5	5	0
老挝	6802	—	80	1	14	4	0
柬埔寨	15 578	24	75	0	12	13	0
肯尼亚	46 050	—	58	9	10	23	0
埃塞俄比亚	99 391	11	39	25	25	12	0

注:* 乌兹别克斯坦城市地区饮用水;—无饮用水安全管理级数据

表9-4 2011—2015年"一带一路"国家霍乱发病情况和风险等级

国家	2011年[a]		2012年[a]		2013年[a]		2014年[a]		2015年[a]		2008—2012年[b]		流行区	等级
	病例数/例	死亡/人	病例数/例	死亡/人	病例数/例	死亡/人	病例数/例	死亡/人	病例数/例	死亡/人	病例数/例	死亡/人		
肯尼亚	74	2	—	—	—	—	35	9	13 291	67	111 273	4228	+	3
伊朗	1187	12	53	0	256	7	—	—	86	1	—	—	+	2
伊拉克	—	—	4693	4	1	1	—	—	4965	2	—	—	+	3
马来西亚	586	10	282	1	171	1	134	1	244	2	—	—	+	2
尼泊尔	12	0	34	0	—	—	933	2	80	0	30 379	911	+	3
泰国	279	4	29	0	8	8	12	0	125	1	—	—	+	2
菲律宾	120	3	1864	14	6	0	4547	8	—	—	2430	24	+	3
新加坡	2*	—	2*	—	2*	—	2*	—	—	—	—	—	—	0
俄罗斯	—	—	1*	—	—	—	1*	—	—	—	—	—	—	0
以色列	—	—	—	—	1*	—	—	—	—	—	—	—	—	0
越南	3	0	—	—	—	—	—	—	—	—	—	—	—	2
乌克兰	33	0	—	—	—	—	—	—	—	—	—	—	—	0
印度尼西亚	—	—	—	—	—	—	—	—	—	—	2298	23	+	3
老挝	—	—	—	—	—	—	—	—	—	—	333	3	+	3
柬埔寨	—	—	—	—	—	—	—	—	—	—	991	10	+	3

国家	2011年[a]		2012年[a]		2013年[a]		2014年[a]		2015年[a]		2008—2012年[b]		流行区	等级
	病例数/例	死亡/人	病例数/例	死亡/人	病例数/例	死亡/人	病例数/例	死亡/人	病例数/例	死亡/人	病例数/例	死亡/人		
孟加拉国	—	—	—	—	—	—	—	—	—	—	109 052	3272	+	3
埃塞俄比亚	—	—	—	—	—	—	—	—	—	—	275 221	10 458	+	3
乌兹别克斯坦	—	—	—	—	—	—	—	—	—	—	—	—	-	2
土库曼斯坦	—	—	—	—	—	—	—	—	—	—	—	—	-	2
蒙古国	—	—	—	—	—	—	—	—	—	—	—	—	-	1
马尔代夫	—	—	—	—	—	—	—	—	—	—	—	—	-	1
文莱	—	—	—	—	—	—	—	—	—	—	—	—	-	0
土耳其	—	—	—	—	—	—	—	—	—	—	—	—	-	0
斯里兰卡	—	—	—	—	—	—	—	—	—	—	—	—	-	1
沙特阿拉伯	—	—	—	—	—	—	—	—	—	—	—	—	-	0
埃及	—	—	—	—	—	—	—	—	—	—	—	—	-	0
阿联酋	—	—	—	—	—	—	—	—	—	—	—	—	-	0

注：[a]"一带一路"国家霍乱数据来源于2011—2015年WHO公布的霍乱发病数据；[b]Ali M发表最新霍乱全球疾病负担文献估计的霍乱年发病和死亡数据；+霍乱地方性流行国家；-霍乱非地方性流行国家；—2011—2015年WHO未报告国家，Ali M发表的最新霍乱全球疾病负担文献也无相关数据；*输入病例

参考文献

1. Harris JB，LaRocque RC，Qadri F，et al. Cholera. Lancet（London，England），2012，379：2466-2476.

2. 肖东楼. 霍乱防治手册. 第 6 版. 北京：人民卫生出版社，2013.

3. 全国霍乱监测方案（2012 版）.

4. Murugaiah C. The burden of cholera. Critical reviews in microbiology 2011，37：337-348.

5. Cholera vaccines：WHO position paper - August 2017，No 34. 2017，92：477-500.

6. Choler，2015，WER，No 38. 2016，91：433-440.

7. Ali M，Nelson AR，Lopez AL，et al. Updated global burden of cholera in endemic countries. PLoS neglected tropical diseases 2015，9：e0003832.

8. Mengel MA，Delrieu I，Heyerdahl L，et al. Cholera outbreaks in Africa. Current topics in microbiology and immunology 2014，379：117-144.

9. https://sustainabledevelopment.un.org/post2015/transformingourworld/.

10. Progress on drinking water，sanitation and hygiene-2017. http://apps.who.int/iris/bitstream/10665/258617/1/9789241512893-eng.pdf？ ua=1.

11. Cholera，2011，WER，No. 31-32. 2012，87：289-304.

12. Cholera，2012，WER，No. 31. 2013，88：321-336.

13. Cholera，2013，WER，No. 31. 2014，89：345-356.

14. Choler，2014，WER，No. 40. 2015，90：517-544.

15. http://apps.who.int/iris/bitstream/10665/70810/1/WHO_HSE_GAR_ARO_2012.1_eng.pdf.

16. http://www.who.int/csr/don/26-november-2015-iraq-cholera/en/.

17. Cholera，2008，WER，No. 31. 2009，84：309-324.

18. Cholera，2009，WER，No. 31. 2010，85：293-308.

19. Cholera，2010，WER，No. 31. 2011，86，：325-340.

20. Clemens JD，Nair GB，Ahmed T，et al. Lance 2017，390：1539-1549.

21. Ebright J R，Altantsetseg T，Oyungerel R. Emerging infectious diseases in Mongolia. Emerging Infectious Diseases，2003，9（12）：1509-1515.

22. Koralage MS，Alter T，Pichpol D，Strauch E，Zessin KH，Huehn S：Prevalence and molecular characteristics of Vibrio spp. isolated from preharvest shrimp of the North Western Province of Sri Lanka. J Food Prot 2012，75：1846-1850.

23. Burkhardt U，Blessing J，Langbein G：Importation of cholera from Turkey. Case report of cholera acquired in Istanbul. Fortschr Med 1996，114：485-487.

24. De Schrijver K，Boeckx H，Top G，et al. Cholera among Belgian travellers in Turkey in 2005. Travel Med Infect Dis 2007，5：236-238.

25. List of Member States by WHO region and mortality stratum，2003，WHO.

第二节　白喉、脊髓灰质炎和麻疹

一、全球发病情况

（一）白喉

白喉是由白喉杆菌引起的急性呼吸道传染病，曾对人类尤其是对儿童健康造成极大危害。临床特征为鼻、咽、喉等处黏膜充血、肿胀,并有灰白色假膜形成,导致呼吸障碍以及外毒素引起的中毒症状。

2010—2016 年,全球每年报告约 5000 例白喉病例,在亚洲、南太平洋、中东、东欧、海地和多米尼加共和国存在地区流行,印度尼西亚、泰国、老挝、南非、苏丹和巴基斯坦出现过暴发疫情。

2014—2016 年,白喉报告病例累计数居前 10 位的国家依次为印度(11 839 例)、马达加斯加(4492 例)、尼泊尔(1245 例)、印度尼西亚(772 例)、缅甸(252 例)、老挝(197 例)、泰国(54 例)、伊朗(51 例)、菲律宾(51 例)和越南(44 例)。按年均发病率估计,白喉发病风险较高的国家依次为马达加斯加、尼泊尔、老挝、拉脱维亚、印度、缅甸、海地、印度尼西亚、东帝汶和马来西亚。

历史上,中国曾是白喉高发国家,各地广泛流行,秋冬季节病例数较多,儿童病例为主。1960 年和 1964 年,全国出现过 2 次流行高峰,报告病例数分别为 15.2 万例和 11.8 万例,死亡 1.1 万和 1.3 万人。1978 年实施计划免疫后,中国白喉发病率大幅度下降。2007 年至今,无白喉报告病例。

(二) 脊髓灰质炎

脊髓灰质炎又称“小儿麻痹症”,是由脊髓灰质炎病毒引起的一种急性传染病,脊髓灰质炎病毒由口进入胃肠道,潜伏期为 3~35 天,一般 7~14 天。主要通过粪 - 口途径传播,在发病的早期咽部排毒可经飞沫传播。患者、隐性感染者和病毒携带者均为脊髓灰质炎病毒的传染源。人群普遍易感。在疫苗问世之前,几乎所有儿童感染脊髓灰质炎病毒。

1988 年以来,脊髓灰质炎病例减少了 99%;从 1988 年 125 个流行国家估计的 35 万例病例,下降至 2016 年的 37 例。在野生脊髓灰质炎病毒中(Ⅰ型、Ⅱ型和Ⅲ型),Ⅱ型野生脊髓灰质炎病毒已于 1999 年得到消灭。自 2012 年 11 月尼日利亚最后 1 个报告病例以来,没有发现Ⅲ型野生脊髓灰质炎病毒病例。

2014—2016 年,有脊髓灰质炎病例的国家为巴基斯坦(405 例)、阿富汗(61 例)、尼日利亚(42 例)、老挝(11 例)、马达加斯加(11 例)、几内亚(8 例)、喀麦隆、赤道几内亚和索马里(各 5 例)、伊拉克、缅甸、南苏丹和乌克兰(各 2 例)、埃塞俄比亚和叙利亚(各 1 例)。按年均发病率估计,脊髓灰质炎发病风险较高的国家依次为赤道几内亚、巴基斯坦、阿富汗、老挝、几内亚、索马里、马达加斯加、尼日利亚等。2017 年,阿富汗、尼日利亚和巴基斯坦尚未阻断脊髓灰质炎传播,为本土流行国家。

中华人民共和国成立后,各级政府十分重视脊髓灰质炎防治工作。1953 年开始将脊髓灰质炎列入传染病报告,20 世纪 60 年代初期,每年约报告 2 万 ~4.3 万例。1960 年中国自行研制口服脊髓灰质炎疫苗,1965 年开始在全国逐步推广使用,脊髓灰质炎的发病和死亡急剧下降,70 年代的发病数较 60 年代下降 37%。1989—1990 年连续在全国出现了较大范围的流行,发病人数近万例。中国最后 1 例脊髓灰质炎本土病例发生于 1994 年。2000 年,中国所在的 WHO 西太区洋区被证实“无脊髓灰质炎”。2011 年中国发生了脊髓灰质炎病毒输入造成的脊髓灰质炎疫情,发现病例 21 例,各级政府和有关部门成功控制了疫情。2012 年 11 月,消灭脊髓灰质炎证实委员会正式宣布西太平洋区已无脊髓灰质炎病毒循环,保持了无脊髓灰质炎状态。

(三) 麻疹

麻疹是由麻疹病毒引起的急性、高度传染性、具有明显季节性的呼吸道传染病。患者是

该病唯一传染源。麻疹病毒主要通过飞沫传播,也可以通过直接接触感染者的鼻咽分泌物传播。潜伏期平均 10 天,临床症状以发热、出斑丘疹、呼吸道卡他症状为主,伴有中耳炎、肺炎、支气管炎、脑炎等并发症。婴儿和成人麻疹病例死亡的风险大于儿童和青少年,出现死亡的主要原因是出现呼吸系统或神经系统并发症。

近年来,全球麻疹死亡人数下降了 75%(从 2000 年的 54.4 万到 2013 年的 14.6 万),但麻疹仍常见于许多发展中国家,尤其是非洲和亚洲的部分地区。实际上,每年有超过 2000 万的人感染麻疹。超过 95% 的死亡病例发生在人均收入水平较低和卫生基础设施薄弱的国家。

2014—2016 年,按年均发病率估计,麻疹发病风险较高的国家依次为蒙古国、赤道几内亚、吉尔吉斯斯坦、索马里、密克罗尼西亚、波黑、加蓬、格鲁吉亚、菲律宾、刚果(金)、尼日尔、安哥拉、利比里亚、塞拉利昂、刚果(布)、埃塞俄比亚、巴布亚新几内亚等。

历史上,中国麻疹呈自然流行状态,1959 年报告发病率最高,达 1432.4/10 万。1978 年中国实施儿童计划免疫,麻疹发病水平持续下降。2010 年,全国开展麻疹疫苗强化免疫活动,报告发病率持续且大幅下降。2012 年,全国共报告麻疹病例 6183 例,报告发病率为 0.46/10 万,死亡 8 人,报告发病水平为历史最低。

二、全球疫苗接种情况

(一)白喉

1977 年,百白破疫苗纳入全球扩大免疫规划。WHO 推荐各成员国至少 3 剂含白喉类毒素的免疫程序,大多数国家接种≥4 剂次,仅 49 个国家接种 3 剂。

2016 年,第 3 剂百白破疫苗接种率较低的国家依次为赤道几内亚、乌克兰、南苏丹、索马里、叙利亚、乍得、中非、尼日利亚、几内亚、海地、萨摩亚、伊拉克、安哥拉、瓦努阿图、阿富汗、圣马力诺、南非、尼日尔、马里、密克罗尼西亚、马绍尔群岛、也门、巴基斯坦、巴布亚新几内亚、毛里塔尼亚、巴拿马、加蓬、埃塞俄比亚、马达加斯加、波黑、汤加、乌干达、刚果、印度尼西亚等,上述国家政局不稳或经济水平较低,第 3 剂百白破疫苗接种率低于 80%。

近年来,中国第 3 剂百白破疫苗报告接种率均高于 95%,保护性抗体水平随着年龄增长而降低。如云南省西双版纳地区 1~15 岁人群保护性抗体阳性率为 59.1%,湖北省黄冈地区、咸宁地区、宜昌市和十堰市全人群为 59.3%,陕西省铜川市全人群为 60.9%,吉林省白山市全人群为 68.1%,浙江省金华市全人群为 76.4%。

(二)脊髓灰质炎

1988 年,第 41 届世界卫生大会上通过了一项全世界消灭脊髓灰质炎决议。为阻断传播和防止发生疫情,必须保持高水平的脊髓灰质炎疫苗接种率。

2016 年,第 3 剂脊髓灰质炎疫苗接种率较低的国家依次为赤道几内亚、南苏丹、几内亚、乍得、中非、索马里、叙利亚、尼日利亚、海地、乌克兰、萨摩亚、阿富汗、瓦努阿图、也门、安哥拉、圣马力诺、南非、马里、毛里塔尼亚、尼日尔、密克罗尼西亚、伊拉克、马绍尔群岛、巴基斯坦、巴拿马、菲律宾、巴布亚新几内亚、刚果(金)、加蓬、埃塞俄比亚、黎巴嫩、马达加斯加、贝宁、波黑、厄瓜多尔、利比里亚等,上述国家政局不稳或经济水平较低,第 3 剂脊髓灰质炎疫苗接种率低于 80%。

2001 年以来,中国儿童脊髓灰质炎疫苗报告接种率均高于 98%。2000—2010 年,各省

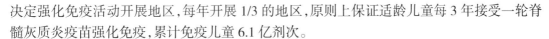

决定强化免疫活动开展地区,每年开展 1/3 的地区,原则上保证适龄儿童每 3 年接受一轮脊髓灰质炎疫苗强化免疫,累计免疫儿童 6.1 亿剂次。

1991 年,中国建立急性弛缓性麻痹(AFP)病例监测系统,监测所有 <15 岁儿童任何原因造成的 AFP 病例和任何年龄临床诊断为脊髓灰质炎的病例。目前,监测系统运转良好,具备及时发现脊髓灰质炎和脊髓灰质炎疫苗衍生病毒的能力。

（三）麻疹

WHO 正在努力消除麻疹。麻疹病毒只有一个血清型,抗原性稳定,人感染后可产生持久的免疫力。人是麻疹病毒的唯一宿主,且有安全有效的疫苗加以预防,2000 年美洲区实现了消除麻疹。

2016 年,麻疹疫苗接种率较低的国家依次为南苏丹、赤道几内亚、乌克兰、索马里、黑山、安哥拉、中非、尼日利亚、海地、瓦努阿图、几内亚、马达加斯加、乍得、巴基斯坦、阿富汗、圣马力诺、叙利亚、加蓬、伊拉克、萨摩亚、埃塞俄比亚、密克罗尼西亚、毛里塔尼亚、巴布亚新几内亚、也门、贝宁、尼日尔、吉布提、肯尼亚、马绍尔群岛、马里、南非、印度尼西亚、老挝、科特迪瓦、刚果(金)、喀麦隆、东帝汶、黎巴嫩等,上述国家政局不稳或经济水平较低,麻疹疫苗接种率低于 80%。

中国儿童麻疹疫苗报告接种率均高于 98%。2004—2009 年,共有 27 个省开展了针对目标儿童的麻疹疫苗强化免疫活动,接种 1.86 亿人次,各省报告接种率均超过 97%。2010 年 9 月,中国原卫生部组织在全国统一开展了针对适龄儿童的麻疹疫苗强化免疫活动,目标儿童为 8 月龄 ~14 周岁,实际接种了 1.03 亿人,报告接种率为 97.5%。

三、风险评估

（一）"一带一路"国家疫情输入中国和引起本地传播的风险

中国长期实施儿童免疫规划,成人自然感染白喉机会较少,也未进行白破疫苗加强免疫,造成了白喉免疫力减弱,容易成为易感者。白喉抗体人群阳性率在 80%~85% 时,才能形成群体免疫屏障,阻断白喉流行。基础免疫程序完成后平均保护时间约为 10 年,欧美国家每隔 10 年进行白破疫苗加强免疫。而中国尚无 >7 岁人群白喉疫苗免疫策略,也缺乏相应的疫苗。俄罗斯、印度等国家白喉暴发的教训表明,当儿童常规接种率下降时,成人易感性增加,一旦有传染源的传入,容易造成暴发流行。尽管中国多年未报告白喉病例,但综合分析认为存在白喉输入并引起局部暴发流行的高风险。一旦出现白喉暴发或流行疫情,鉴于其高病死率、控制手段挑战性,可能演变成为重大的突发公共卫生事件,对公众健康、社会稳定带来极大危害。

由于脊髓灰质炎病毒可以在人群中循环,并可通过健康人群携带远距离传播,在全球最终实现消灭脊髓灰质炎目标之前,只要有其他国家和地区存在脊髓灰质炎病毒的传播和流行,中国始终面临着病毒输入造成脊髓灰质炎病例的风险。

中国和周边国家尚未消除麻疹,存在输入和输出的双重风险。

（二）前往"一带一路"国家旅行和务工的风险

国外有报告旅行者感染白喉的事件。到白喉流行的国家旅行,如果无百白破疫苗接种史,在产毒白喉杆菌暴露后有较高的发病风险。

脊髓灰质炎和麻疹疫苗免疫持久性较好,有疫苗免疫史者前往脊髓灰质炎和麻疹的国

家,发病风险较低。

四、建议

(一)中国公民前往"一带一路"国家旅行和务工建议

前往白喉流行国家的旅行者和外出务工人员,应在旅行前接种过至少3剂含白喉类毒素疫苗,无免疫史或免疫史不详的人应视为没有接种疫苗。3月龄~5岁未完成无细胞百白破疫苗规定剂次的儿童,需补种未完成的剂次;≥6岁接种无细胞百白破疫苗和白破疫苗累计少于3剂的儿童,用白破疫苗补齐3剂;根据补种时的年龄选择疫苗种类,3月龄~5岁使用无细胞百白破疫苗,6~11岁使用吸附白喉破伤风联合疫苗(儿童用),≥12岁使用吸附白喉破伤风联合疫苗(成人及青少年用)。

前往脊髓灰质炎流行国家的旅行者和外出务工人员,应在旅行前接种过至少4剂脊髓灰质炎疫苗,无免疫史或免疫史不详的人应视为没有接种疫苗。对于脊髓灰质炎疫苗迟种、漏种儿童,补种相应剂次即可,无需重新开始全程接种。

前往麻疹流行国家的旅行者和外出务工人员,应在旅行前接种过至少1剂含麻疹疫苗,无免疫史或免疫史不详的人应视为没有接种疫苗。

(二)"一带一路"国家公共卫生领域合作建议

根据各国公共卫生领域发展状况和白喉的流行特点,中国可针对性地与"一带一路"国家开展白喉、脊髓灰质炎、麻疹等传染病相关教学、科研、公共卫生系统建立、疾病监测、防控等领域的合作和共赢发展。

参考文献

1. WHO/UNICEF 联合报表 .http://www.who.int/immunization/monitoring_surveillance/data/en/
2. 王国强 . 中国疾病预防控制 60 年 . 北京:中国人口出版社,2015.

第三节　结　核　病

一、全球结核病疫情概况

1. 新发病例数　结核病是由结核分枝杆菌引起的一种严重危害人类身体健康的慢性传染病。结核分枝杆菌主要侵害人体肺部,导致肺结核,亦可引起肺外结核。结核分枝杆菌可通过空气传播,主要由排菌患者大声说话或者咳嗽时产生的飞沫感染他人,人群普遍易感。卡介苗的主要作用是预防儿童发展为严重的结核病(如结核性脑膜炎和粟粒型肺结核),对成人的保护作用非常有限。因此,目前推荐新生儿接种卡介苗,不推荐将卡介苗接种作为成人预防肺结核措施。当前全球结核病控制策略是及时发现肺结核患者,规范治疗患者。人一旦感染结核分枝杆菌,前两年内发病风险最高,终生均有发病的风险。因此,为把预防控制关口前移,部分国家对肺结核潜伏感染者实施预防性治疗。

耐多药肺结核病和结核分枝杆菌 /HIV 合并感染是近年全球面临的结核病防控的难题

和热点问题。耐多药肺结核是指至少对利福平和异烟肼这两种主要的一线抗结核药物耐药，需要通过二线抗结核药治疗，治疗周期至少 18 个月，治疗费用高，治疗成功率低于普通肺结核，其传染周期也更长。如果被耐多药肺结核患者感染，一旦发病就是耐多药肺结核患者。

结核病在全球范围内死因顺位中位居前 10 位，每年全球因结核病死亡的人数超过艾滋病和疟疾。2015 年，全球估计有 1040 万新发结核病患者，其中男性 590 万，妇女 350 万、儿童 100 万。其中 11% 的患者合并感染 HIV。

2015 年，绝大多数新发结核病发生在亚洲（61%）和 WHO 非洲区（26%）；少数病例发生在 WHO 东地中海区（7%）、欧洲区（3%）和美洲区（2%）。印度、印度尼西亚、中国、尼日利亚、巴基斯坦、南非等 6 国新发结核病数占全球的 60%；其中印度、印度尼西亚、中国等 3 国的新发病例数占全球的 45%，印度、印度尼西亚和中国新发病例数分别占全球的 22.7%、10.6% 和 9.3%。

2. 新发耐多药 / 单利福平耐药 2015 年，估计全球共有耐多药 / 单利福平耐药（MDR/RR）患者 58 万；新发耐多药结核病患者 48 万，其中 9.5% 为严重耐多药结核病患者；单耐利福平患者 10 万。58 万耐多药 / 单利福平耐药（MDR/RR）患者的地区分布由高至低依次为东南亚区（20 万）、欧洲区（12 万）、非洲区（11 万）、西太区（10 万）、东地中海区（3.9 万）和美洲区（1.1 万）。54% 的 MDR/RR 患者居住在印度、中国和俄罗斯。

2015 年，全球实际报告的 MDR/RR 为 12.5 万，约占估计数（58 万）的 1/4，这意味至少 3/4 的耐药患者无法获得抗耐多药结核病治疗。全球范围内未发现的结核病患者和耐多药病患者是重要的传染源，给人类健康带来巨大威胁。

2013 年，全球耐多药结核病患者的治愈率为 52%。2014 年，全球新发结核病患者治疗成功率为 83%。

3. 新发结核分枝杆菌 /HIV 合并感染者 2015 年，据估计全球新发结核分枝杆菌 /HIV 合并感染者人数为 117 万，地区分布由高至低依次为非洲区（83.4 万）、东南亚区（22.7 万）、西太区（3.4 万）、美洲区（3.2 万）、欧洲区（2.7 万）和东地中海区（1.3 万）。

4. 发病率 2015 年，据估计全球结核病发病率为 142 万 /10 万，地区分布由高至低依次为非洲区（275/10 万）、东南亚区（246 万 /10 万）、东地中海区（116/10 万）、西太区（86/10 万）、欧洲区（36/10 万）和美洲区（27/10 万）。

5. 因结核病死亡人数及结核病病死率 2015 年，全球估计约 180 万人死于结核病，其中包括 40 万合并 HIV 感染者。此 180 万死于结核病病例中，包括成年男性 110 万、成年女性 50 万、儿童 20 万。全球结核病病死率为 5%，而非洲区结核病病死率超过 20%。

6. 死亡率 2015 年，据估计全球结核病死亡率为 19/10 万，地区分布由高至低依次为非洲区（45/10 万）、东南亚区（37/10 万）、东地中海区（12/10 万）、西太区（4.8/10 万）、欧洲区（3.5/10 万）和美洲区（1.9/10 万）。

7. 结核病高负担国家 2016 年，WHO 公布了 2016—2020 年全球结核病、结核分枝杆菌 /HIV 合并感染和耐多药结核病高负担国家，包括（加粗国家为结核病、耐多药结核病和结核分枝杆菌 /HIV 合并感染高负担）安哥拉、孟加拉国、巴西、柬埔寨、中国、刚果、中非、朝鲜、刚果（金）、埃塞俄比亚、印度、印度尼西亚、肯尼亚、莱索托、利比里亚、莫桑比克、缅甸、纳米比亚、尼日利亚、巴基斯坦、巴布亚新几内亚、菲律宾、俄罗斯、塞拉利昂、南非、泰国、坦桑尼亚、越南、赞比亚和津巴布韦等 30 个国家。

二、中国结核病疫情概况

2016 年，中国报告结核病 836 236 例，较 2014 年同期（86 4015 例）下降 3.2%；但病例数一直位居中国甲乙类传染病的第 2 位。结核病报告发病率呈逐年下降趋势，2016 年全国报告发病率为 61.0/10 万，较 2010 年（74.27/10 万）递降率为 3.2%，高于全球的递降水平（1.5%）。

在全球范围内，中国结核病疾病负担仅次于印度和印度尼西亚。WHO 估计，2015 年中国结核病发病数为 91.8 万，发病率为 67/10 万；结核分枝杆菌 /HIV 感染人数为 1.5 万；耐多药 / 单利福平耐药（MDR/RR）患者约 7 万人；中国新发结核病患者中 MDR/RR 患者占 6.6%，复治患者中 MDR/RR 占 30.0%；中国结核病死亡率为 2.3/10 万，低于全球平均水平（19/10 万），接近美国、加拿大、西欧等发达国家水平（低于 1/10 万）。

三、"一带一路"国家结核病疫情概况

"一带一路"国家中，印度、印度尼西亚、孟加拉国、巴基斯坦、柬埔寨、缅甸、菲律宾、泰国、越南、埃塞俄比亚、肯尼亚、俄罗斯等 12 国在 WHO 公布的 2016—2020 年结核病高负担国家之列。印度、俄罗斯、乌克兰、巴基斯坦、菲律宾、缅甸、乌兹别克斯坦、印度尼西亚、越南、哈萨克斯坦、孟加拉国、肯尼亚、泰国等 13 国在 WHO 公布的 2016—2020 年 MDR 高负担国家之列。

WHO 估计，2015 年印度结核病发病数为 284 万，发病率为 217/10 万；结核分枝杆菌 /HIV 发病数为 11.3 万；MDR/RR 发病数为 13 万；死亡 48 万人，死亡率为 36/10 万。

WHO 估计，2015 年印度尼西亚结核病发病数为 102 万，发病率为 395/10 万；结核分枝杆菌 /HIV 发病数为 7.8 万；MDR/RR 发病数为 3.2 万；死亡 10 万人，死亡率为 40/10 万。

四、风险评估与建议

1. "一带一路"国家结核病疫情输入中国和引起本地传播的风险 印度、印度尼西亚、孟加拉国、巴基斯坦、柬埔寨、缅甸、菲律宾、泰国、越南、埃塞俄比亚、肯尼亚、俄罗斯、乌克兰、乌兹别克斯坦和哈萨克斯坦等国家在 WHO 公布的 30 个 2016—2020 年结核病和（或）耐多药结核病高负担国家之列。上述国家存在对中国输入肺结核，特别是耐多药结核病的风险。如果境外输入肺结核患者，特别是耐多药肺结核患者在中国停留时间长，传播风险加大；如果他们在医院、监狱、学校等人群聚集的地方长期停留，且没有采取足够的感染控制措施，可能会引起本地传播。

中国应与上述国家建立传染病联防联控机制，在结核病患者、特别是耐多药结核病患者处于传染期时限制其国际旅行，如果发现有耐多药结核病患者进行国际旅行，相互通报，以利于输入国及时采取防控措施，降低引发本地传播的风险。

2. 前往"一带一路"国家旅行和务工的风险及旅行建议 前往绝大多数"一带一路"国家旅行和务工感染结核的风险低于中国。建议旅行者应远离高风险环境，例如拥挤的医院、监狱、无家可归者收容所。如果需要前往这类场所，建议佩戴口罩。

肺结核一般症状包括身体不适或虚弱、体重减轻、发热和盗汗。肺结核的症状可能还包括咳嗽、胸痛和咯血。其他肺外结核的症状与受侵袭的部位有关。如果具有上述症状，应联系当地医生或当地卫生部门。

3. "一带一路"国家公共卫生领域合作建议 根据"一带一路"沿线各国公共卫生领域发展状况和结核病的流行特点,中国可针对性地与"一带一路"国家开展结核病,特别是耐多药结核病、结核杆菌/HIV 合并感染相关的联防联控、公共卫生系统加强、人才交流培训和科学研究等领域的合作,共赢发展。

参考文献

1. 杨绍基,任红. 传染病学. 第 7 版. 北京:人民卫生出版社,2008.

2. World Health Organization. Global TB report,2016. Geneva,Switzerland:WHO,2016.

3. The Role of BCG Vaccine in the Prevention and Control of Tuberculosis in the United States.(ACET and ACIP. MMWR 1996,45(No. RR-4).

4. Knut Lönnroth,Mario Raviglione. The WHO's new End TB Strategy in the post-2015 era of the Sustainable Development Goals. Trans R Soc Trop Med Hyg 2016,110:148-150.doi:10.1093/trstmh/trv108.

5. Lillebaek T,Dirksen A,Baess I,et al. Molecular evidence of endogenous reactivation of mycobacterium tuberculosis after 33 years of latent infection. J Infect Dis. 2002,185(3):401 ± 4.doi:10.1086/338342 PMID:11807725.

6. Houben RMGJ,Dodd PJ. (2016) The global burden of latent tuberculosis infection:a re-estimation using mathematical modelling. PLoS Med 13(10):e1002152. doi:10.1371/journal.pmed.1002152

7. Orenstein EW,Basu S,Shah NS,et al. Treatment outcomes among patients with multidrug-resistant tuberculosis: systematic review and meta-analysis. Lancet Infect Dis. 20099,(3):153-161. doi:10.1016/S1473-3099(09) 70041-6.

8. https://www.cdc.gov/tb/publications/factsheets/drtb/MDRTB.pdf

9. BurkiT. Multidrug resistant tuberculosis:a continuing crisis. Lancet Infect Dis. 2016,16(12):1337-1338. doi:10.1016/S1473-3099(16)30479-0.Epub 2016 Nov 15.

10. BorrellS,GagneuxS. Infectiousness,reproductive fitness and evolution of drug-resistant Mycobacterium tuberculosis. Int J Tuberc Lung Dis. 2009,13:1456-1466.

11. 中国疾病预防控制中心.2016 年中国结核病监测年度报告.

12. Holmes KK,Bertozzi S,Bloom BR,et al. Major Infectious Diseases. 3rd edition.Washington(DC):The International Bank for Reconstruction and Development / The World Bank.2017.

13. Seaworth BJ1,Armitige LY,Aronson NE,et al. Multidrug-resistant tuberculosis. Recommendations for reducing risk during travel for healthcare and humanitarian work. Ann Am Thorac Soc. 2014,11(3):286-295. doi:10.1513/AnnalsATS.201309-312PS.

14. Martinez L,Blanc L,Nunn P,et al. Tuberculosis and air travel:WHO guidance in the era of drug-resistant TB. Travel Med Infect Dis. 2008,6(4):177-181. doi:10.1016/j.tmaid.2007.10.004.Epub 2007 Nov 26.

15. Martinez L,Thomas K,Figueroa J. Guidance from WHO on the prevention and control of TB during air travel. Travel Med Infect Dis. 2010,8(2):84-89. doi:10.1016/j.tmaid.2009.02.005.Epub 2009 Mar 28.

16. Plotkin BJ,Hardiman MC. The international health regulations (2005),tuberculosis and air travel. Travel Med Infect Dis. 2010,8(2):90-95. doi:10.1016/j.tmaid.2009.11.003.Epub 2009 Dec 29.